PRÉPARATION & STÉRILISATION

DES

LIQUIDES INJECTABLES

PAR

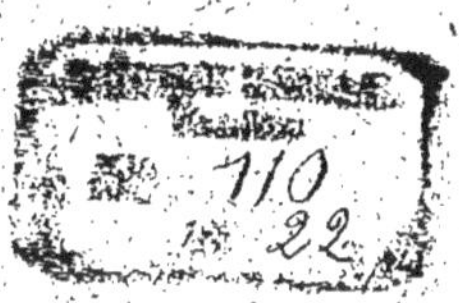

André LESURE

DOCTEUR DE L'UNIVERSITÉ DE PARIS
EX-INTERNE (1er) DES HOPITAUX DE PARIS
LICENCIÉ ÈS SCIENCES
MEMBRE DE LA SOCIÉTÉ DE PHARMACIE

4e Édition, revue et augmentée

PARIS
LIBRAIRIE E. LE FRANÇOIS
91, BOULEVARD SAINT-GERMAIN, 91

1923

PRÉPARATION & STÉRILISATION

DES

LIQUIDES INJECTABLES

ÉDITIONS ANTÉRIEURES

1ʳᵉ édition (Imprimerie Levé, 17, rue Cassette), 1910.

2ᵉ édition   —   —   1913.

3ᵉ édition, traduction italienne (Société éditrice de Librairie. Milan), 1914.

PRÉPARATION & STÉRILISATION

DES

LIQUIDES INJECTABLES

PAR

André LESURE

DOCTEUR DE L'UNIVERSITÉ DE PARIS
EX-INTERNE (1er) DES HOPITAUX DE PARIS
LICENCIÉ ÈS SCIENCES
MEMBRE DE LA SOCIÉTÉ DE PHARMACIE

4e Édition, revue et augmentée

PARIS
LIBRAIRIE E. LE FRANÇOIS
91, BOULEVARD SAINT-GERMAIN, 91

1923

AVANT-PROPOS

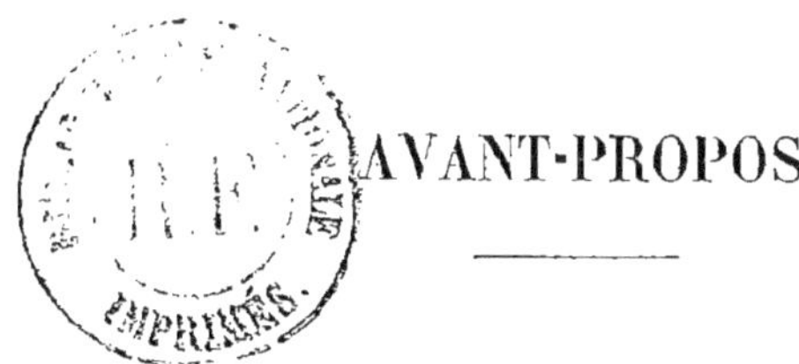

Après un exposé historique de la méthode hypodermique et de l'asepsie, je décrirai dans la 1re partie de cet ouvrage les opérations préalables à la stérilisation proprement dite. Je passerai ensuite en revue les divers modes de *stérilisation comparés*, au point de vue de la pratique de la préparation des médicaments injectables :

Action des antiseptiques, action de la chaleur sèche, action de la chaleur humide sous ses différentes formes, action des filtres poreux, action de l'électricité, action de l'ozone, action de la lumière et plus spécialement des rayons ultra-violets.

J'exposerai les raisons de la supériorité de l'emploi de la vapeur d'eau saturée, sous pression et au delà de 100°, sur les autres méthodes de stérilisation. *A mon avis, la plupart des substances habituellement employées en hypodermie peuvent être stérilisées à l'autoclave, entre 110 et 120° sans subir d'altération appréciable.*

S'il faut en croire certains auteurs, la chaleur fournie par la vapeur d'eau sous pression au delà de 100° ne devrait être utilisée que pour quelques rares solutions tout à fait inaltérables, tandis que le procédé de stérilisation applicable à la majeure partie des cas consisterait alors dans l'emploi de la vapeur fluente ou du bain-marie à la température de 100°. Mais, pour assurer par ce procédé une

a

asepsie tout à fait *rigoureuse*, trois chauffages de trente minutes au moins pendant trois jours consécutifs, sont nécessaires ; le procédé constitue alors une sorte de tyndallisation à température élevée.

Je ne pense pas que cette dernière méthode dans la plupart des cas présente beaucoup d'avantages sur celle qui consiste à utiliser la vapeur d'eau sous pression, d'abord parce que, en général, les décompositions qui se produisent à l'autoclave à 110-120° ne sont pas sensiblement plus accentuées que celles qu'on est susceptible de provoquer en prolongeant trop longtemps l'action de la chaleur à 100°; et d'autre part, parce que le système de tyndallisation a l'inconvénient d'être fort long. Si, pour abréger l'opération, on se contente d'un seul chauffage, on ne réalise plus qu'une asepsie *relative*.

Évidemment celle-ci pourra paraître en bien des cas suffisante.

Dans la pratique journalière, un grand nombre de pharmaciens ne stérilisent les liquides injectables que par une courte exposition au bain-marie à 100°. suivant. en cela, d'ailleurs, les prescriptions de notre ancienne Pharmacopée.

Cependant, il est hors de doute que la *stérilisation absolue*, réalisée par exemple à l'autoclave à 110-120°, constitue le meilleur procédé, elle détruit sûrement et rapidement toutes les spores ; elle assure une conservation à peu près indéfinie[1]; c'est d'ailleurs à elle qu'on aura recours pour les sérums artificiels et pour les solutions de gélatine pour lesquels une asepsie rigoureuse est exigée.

---

1. A l'abri du contact de l'air, c'est-à-dire en récipient scellé ou du moins parfaitement bouché.

Sans vouloir imposer l'emploi de l'autoclave, j'ai eu seulement pour but de faire le partage entre les différents facteurs qui peuvent rendre inapplicable cette stérilisation à la fois rapide, pratique et rigoureuse, et de vérifier dans quels cas, d'ailleurs assez rares, ce procédé d'aseptisation devient réellement impossible.

J'ai étudié de nombreuses substances utilisées en hypodermie, et il résulte des essais que j'ai effectués que, le plus souvent, l'altération observée après le passage à l'autoclave n'est pas imputable à l'action de la chaleur à 110-120°, mais à l'influence du verre des récipients, laquelle peut d'ailleurs s'exercer différemment suivant les cas.

Le rôle de l'*alcali* cédé par le verre des récipients, dans la décomposition de certains sels d'alcaloïdes (chlorhydrate de morphine, sulfate de strychnine, sulfate de spartéine, etc...) ou de certains sels minéraux (chlorure ou iodure de mercure, etc...), décomposition qui se traduit par le *déplacement de la base ou de l'oxyde correspondant*, avait été déjà signalé. Je me suis efforcé de préciser certains points restés obscurs ; c'est ainsi que, de nombreux auteurs persistant à considérer comme altérables par *la chaleur* plusieurs des substances que je viens de citer, j'ai établi qu'avec certains récipients aucune altération appréciable n'était à redouter pendant le chauffage à l'autoclave.

Dans le même ordre d'idées, je me suis préoccupé du rôle joué par la *chaux* contenue dans les verres, notamment quand il s'agit des solutions de phosphates ou d'arséniates.

Le verre est aussi la cause essentielle, en raison de son alcalinité, des décompositions que l'on observe souvent lorsqu'on stérilise à l'autoclave les solutions de *chlorhydrate de cocaïne*. En utilisant des récipients inaltérables, *en quartz* ou en *silice fondue*, je n'ai pas observé d'hydro-lyse. Dans le cas des solutions de *chlorhydrate de mor-phine*, l'alcali du verre peut intervenir de deux façons : soit en précipitant la base, soit indirectement, en favorisant l'oxydation de l'alcaloïde ; de telle sorte que la stérilisation à l'autoclave de ces solutions devient possible si l'on utilise des récipients inaltérables et si l'on prend soin de les pri-ver totalement *d'air*, ainsi que les liquides qu'ils con-tiennent.

Ces recherches m'ont conduit à définir les différentes espèces de *verre*, à étudier le rôle particulier des éléments qui le constituent, et les observations qui m'ont été ainsi suggérées se trouvent réunies dans un chapitre d'ensemble qui termine ce travail.

La *première partie* de cet ouvrage aura donc trait, ainsi que nous venons de le dire, aux *divers moyens d'assurer l'asepsie*.

La *seconde partie* sera consacrée à l'*application* de ces méthodes de stérilisation aux divers liquides injectables.

Dans un *premier chapitre* j'ai groupé d'abord les diverses substances dont la stérilisation à l'autoclave, sous pression, *au delà* de 100°, est possible sans difficulté, dans un *second* celles qui ne peuvent être ainsi chauffées qu'en pre-nant certaines précautions (solutions de chlorhydrates de cocaïne, de morphine, sérums artificiels, par exemple).

Dans les chapitres suivants, j'ai réuni les substances plus sensibles à l'action de la chaleur : celles d'abord qui supportent la température de 100° au bain-marie (solutions d'ergotine, d'adrénaline, de sels de scopolamine et d'hyos-cyamine, d'éméline, d'ésérine, d'apomorphine, etc.), celles ensuite qui doivent être seulement *tyndallisées*, (solutions d'atoxyl, de glycérophosphate de soude, de lécithine, d'aly-

pine, sérums et vaccins, etc...), celles qu'une température,
même modérée, décompose et qu'on stérilisera par *filtration*
(eaux minérales, eau de mer, produits opothérapiques,
etc...), celles enfin qui seront *préparées aseptiquement*
sans subir de stérilisation proprement dite.

Je rappellerai brièvement, pour ne plus revenir sur ce
sujet, en quoi consiste une *préparation aseptique*.

Flamber soigneusement à l'alcool le mortier et le pilon,
opérer la solution ou le mélange dans des conditions rigoureusement aseptiques. Verser le mélange ou la solution,
celle-ci filtrée (au besoin) au moyen d'un matériel (entonnoir, filtre, etc.) soigneusement stérilisé, dans un récipient
stérile. Quand il s'agira d'une solution ou d'un mélange
dont une ou plusieurs substances pourront supporter l'action de la chaleur, on devra stériliser séparément ces dernières avant d'effectuer la solution ou le mélange. C'est
ainsi qu'avant de préparer l'*huile grise*, on stérilisera la
graisse de laine et l'huile de vaseline, et qu'on emploiera
également de l'huile stérilisée pour préparer les huiles à
l'oxyde ou au tannate de mercure.

Quand le mortier sera inutile, on se contentera de verser
rapidement le liquide injectable dans le flacon préalablement stérilisé que l'on rebouchera aussitôt.

Parmi ces quatre procédés (bain-marie à 100°, tyndallisation, filtration, préparation aseptique), le dernier ne peut
assurer qu'une asepsie *relative*. Si l'on se place au *point
de vue de la pharmacie pratique*, on peut en dire autant
du troisième[1]. — Quant aux deux premiers procédés, ils

---

1. Nous développerons plus loin, dans un chapitre spécial, les raisons pour
lesquelles la *filtration* ne saurait réaliser dans la pratique qu'une asepsie
relative. Disons seulement dès maintenant, que ce procédé de stérilisation
exige, pour être rigoureux, une technique délicate et de minutieuses précau-

ne pourront réaliser une asepsie absolue qu'à la condition d'augmenter suffisamment le nombre ou la durée des chauffages.

Mon but dans la *deuxième partie* de ce travail a été surtout d'établir une nomenclature raisonnée, comprenant les divers liquides injectables et la façon de les stériliser ; et pour que la consultation en soit plus aisée, j'ai ajouté un *Index alphabétique* de toutes les matières traitées au cours de cet ouvrage.

Avant de commencer ce travail, il est un devoir que je suis heureux de remplir : celui de rendre un hommage respectueux à la mémoire de mon maître M. le professeur BOURQUELOT qui, après m'avoir accueilli dans son laboratoire, m'encouragea pendant tout le cours de mes recherches et me prodigua ses conseils éclairés.

Je ne saurais trop remercier également M. HÉRISSEY, agrégé près la Faculté de Pharmacie, qui voulut bien suivre pendant quatre ans les recherches que j'avais entreprises, et dont les précieux avis ainsi que les bienveillantes critiques me furent toujours du plus grand secours.

tions, lesquelles nous paraissent possibles à la rigueur dans un laboratoire de recherches, mais difficilement réalisables dans l'officine du pharmacien.

INTRODUCTION

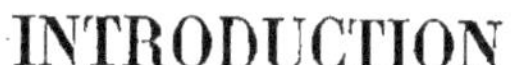

Définition et historique de la Méthode hypodermique et de la Stérilisation des préparations injectables. Considérations générales sur la nécessité de l'Asepsie.

On peut dire, avec DUJARDIN-BEAUMETZ[1], que l'organisme humain offre trois voies d'entrée aux médicaments : les muqueuses, la peau et les veines.

Nous dirons quelques mots seulement des deux dernières.

La pénétration par la peau peut être envisagée à trois points de vue. Tantôt le médicament est déposé sur l'épiderme (*méthode sus-dermique*), tantôt sur la peau préalablement dépouillée de son épiderme (*méthode dermique*), tantôt il est introduit dans le tissu cellulaire sous-cutané (*méthode hypodermique*).

La première méthode consiste dans l'administration de bains, de frictions, de pommades, etc...

La *méthode dermique* consiste à introduire le médicament, une fois l'épiderme enlevé. C'était autrefois la seule méthode employée pour faire pénétrer les médicaments sous la peau.

« Quand j'étais élève en médecine, dit DUJARDIN-BEAU-

---

1. DUJARDIN-BEAUMETZ. L'Art de formuler. Paris, 1894.

METZ, c'est ainsi que l'on faisait usage de la morphine. On appliquait de petits vésicatoires à l'ammoniaque, et une fois l'épiderme enlevé, on saupoudrait la plaie de morphine. »

Aujourd'hui la méthode dermique n'existe plus[1], elle a fait place à une méthode qui en a tous les avantages sans en présenter les inconvénients : la *méthode hypodermique*, dont nous allons exclusivement nous occuper. Signalons tout d'abord que l'on peut distinguer diverses sortes d'injections : injections sous la peau (*sous-cutanées* ou *hypodermiques* proprement dites); dans la profondeur du derme (*intra-dermiques* : anesthésies locales); dans les muscles (*intra-musculaires*); dans les veines (*intra-veineuses*); dans le canal rachidien entre la 4ᵉ et la 5ᵉ vertèbre lombaires (*rachidiennes*, après ponctions lombaires par exemple); dans le canal sacré (*épidurales*). Ajoutons encore les injections *intra-trachéales* faites au moyen d'une aiguille courbe spéciale, les injections *conjonctivales*, etc.

Certains auteurs[2] font remonter à FOURCROY l'honneur d'avoir eu, le premier, l'idée des injections hypodermiques, en 1785. En réalité, la pratique des injections doit être beaucoup plus ancienne : sans remonter à Pline et à l'antiquité, on peut trouver dans le *Journal des Savants* du 23 janvier

---

1. Signalons cependant la méthode récemment imaginée par UNNA qui consiste à provoquer la digestion de la couche cornée épidermique au moyen d'une application externe de pepsine chlorhydrique. La kératolyse ainsi produite permettrait l'introduction de médicaments tels que : cacodylate de soude, arsenobenzol, chlorhydrates de morphine et cocaïne, etc... (*Presse méd.* 1920, p. 325).

2. DUPUY et RIBAUT par exemple rappellent que FOURCROY écrivait en 1785 : « Pourquoi n'introduit-on pas sous la peau des substances actives qui trouveraient là les conditions de l'absorption intégrale. » *Cours de Pharm.*, II, p. 323. Paris, 1902.

1668 (Æ. 4.386.514. Bibl. Sainte-Geneviève) la curieuse note suivante :

Expériences sur l'Infusion de médicaments dans les veines, extraites du *Journal d'Angleterre,* et communiquée par M. Fabricius, médecin de Dantzic. — Infuser avec un siphon environ 2 dragmes de purgatif dans la médiane du bras droit de trois malades (un soldat syphilitique et deux épileptiques). Il y avait longtemps que nous avions envie d'expérimenter les effets que produirait l'infusion de quelques médicaments dans les veines d'un homme.

D'autres notes parues vers la même époque laissent penser qu'on connaissait déjà la transfusion du sang.

Beaucoup plus tard, le Dr LAFARGUE, de Saint-Emilion, communiqua à l'Académie de Médecine un mémoire ayant pour titre : *Sur les effets thérapeutiques de quelques médicaments introduits sous l'épiderme*[1].

Il donnait à sa méthode le nom d'*Inoculation médicamenteuse,* et voici comment, un peu plus tard, il s'exprimait à ce propos[2]. « Il faudrait employer une longue aiguille dans « laquelle on ménagerait d'un bout à l'autre un sillon pro- « fond qu'on remplirait d'hydrochlorate de morphine réduit « en pâte. Ainsi armée, cette tige serait dirigée selon l'art à « travers les tissus. »

D'après cette phrase, DUJARDIN-BEAUMETZ[3] fait remarquer qu'il eût suffi à LAFARGUE de fermer son aiguille et de se servir de préparations liquides pour avoir découvert la mé-

1. Mémoire lu par MARTIN SOLON. *Bull. Acad. Méd.,* I, p. 249; 1836. Séance du 27 décembre.

2 Des avantages thérapeutiques de l'inoculation de la morphine et de quelques autres médicaments énergiques. *Bull. Thérap.,* XXXIII, p. 19, 182, 349; 1847.

3. Ouvrage cité, p. 35.

thode hypodermique telle que nous la pratiquons aujour-
d'hui.

En tout cas, le procédé des *inoculations médicamenteuses*
fut bientôt abandonné[1].

Si la méthode hypodermique fut mise en œuvre par
MAGENDIE, CLAUDE BERNARD et quelques autres expérimentateurs dans leurs laboratoires, elle ne fut réellement appliquée à la thérapeutique humaine qu'en 1856 par ALEX.
WOOD, d'Edimbourg[2], qui imagina de se servir de la seringue inventée par PRAVAZ, de Lyon. En France, ce fut
BÉHIER qui fit connaître cette méthode en 1859[3].

C'est avec les injections de sulfate d'atropine que WOOD
inaugura la méthode hypodermique.

L'introduction des médicaments à l'aide d'*injections intra-
veineuses* est une méthode également employée. A l'heure
actuelle le nombre de ses indications s'est considérablement accru. Mais la crainte de produire des coagulations
sanguines avait longtemps arrêté beaucoup de praticiens.

L'utilisation de la voie veineuse a été préconisée au com-
mencement du siècle dernier par SCHEEL[4]. mais, c'est à
ORÉ, de Bordeaux, que revient l'honneur d'avoir proclamé
les avantages que pouvaient présenter les injections intra-
veineuses[5].

---

1. DUPUY et RIBAUT mentionnent que LANGENBECK, TROUSSEAU, etc., se ser-
virent aussi de la lancette pour introduire sous la peau les médicaments
solubles.

2. Voir DUJARDIN-BEAUMETZ. ouvrage cité, p. 35, et RIBAUT et DUPUY, ouvrage cité, p. 323.

3. Emploi des injections médicamenteuses sous-cutanées dans le traitement
des névralgies et d'autres affections. *Bull. Acad. Méd.*, XXIV, p. 1096;
1859.

4. Voir ARNOZAN. *Précis de Thérapeutique*; I, p. 35. Paris, 1907.

5. Le chloral et la médication intra-veineuse. Bordeaux, 1877.

Quelques accidents graves firent abandonner cette méthode, dit Dujardin-Beaumetz et, d'autre part, Arnozan écrit : « Soutenue par Deneffe et Van Vetter, violemment attaquée ensuite, la médication intra-veineuse était « à peu près retombée dans l'oubli, quand la découverte « de l'antisepsie et celle des propriétés thérapeutiques du « sérum artificiel ont rapidement refait sa fortune; la première en écartant les plus graves dangers qu'elle présentait, la seconde en multipliant ses indications. »

En Amérique, on a utilisé les injections intra-veineuses de lait, procédé dangereux en raison de ce fait que le lait renferme des globules de graisse susceptibles de provoquer des embolies. On a signalé récemment un cas de mort subite au cours d'une injection intra-veineuse d'huile camphrée. On a utilisé par la même voie le sang lui-même (transfusion[1]), et un grand nombre de médicaments : sublimé, fer, arsenic, bicarbonate de soude, etc.; toutefois la méthode fut surtout appliquée dans le cas des sérums artificiels que préconisèrent Dujardin-Beaumetz en 1875[2], et surtout Hayem[3] en 1883.

---

1. Le Dr Jean Bouquet (*Gazette hebd. des Sc. méd. de Bordeaux*, 1920, n° 21) a imaginé une technique assez simple de transfusion sanguine. Il suffit d'avoir : bock, caoutchouc, aiguille à sérum, bistouri, stérilisés et une solution de citrate de soude à 1 p. 10 qui empêchera le sang de se coaguler. Le coude du sujet, placé au-dessus du bock, est saigné. Dix centimètres-cubes de solution citratée ont été préalablement versés dans le bock. On secoue constamment le mélange, et on pratique chez le malade l'injection intra-veineuse à la manière ordinaire. H. Bourges et Marcandien (*Bull. Thérap.* 13 oct. 1920) indiquent un procédé du même genre pour leurs essais d'autohémothérapie ; au lieu du bock, c'est une seringue de 20 cc. qui renferme la solution citratée et qui sert à la prise de sang puis à la réinjection dans les muscles fessiers.

2. Ouvrage cité, p. 42.

3. *C. R. Ac. Sc.*, XCVII, 144, 1883.

Aujourd'hui on injecte dans les veines non seulement des solutions limpides, mais aussi certaines préparations métalliques colloïdales et même huileuses (huile iodée) à la condition de prendre certaines précautions (Voir *Bull. Société Thérap.* 9 juin 1920).

Je ne parlerai naturellement pas dans ce travail, exclusivement pharmaceutique, des instruments (seringues, aiguilles, etc[1]...) qui sont utilisés pour les injections, ni de la technique à suivre pour pratiquer ces dernières, pas plus que des diverses applications thérapeutiques de la méthode hypodermique ou intra-veineuse. Je me bornerai à l'étude de la préparation des liquides injectables, et plus spécialement de leur stérilisation.

Tout d'abord, il me paraît utile de démontrer la nécessité de l'asepsie des liquides destinés aux injections hypodermiques ou intra-veineuses.

Schimmelbusch[2] a relaté de nombreux cas d'infection dus à des injections pratiquées d'une façon non aseptique,

Ce sont par exemple les observations de Brieger et Ehrlich, de Redard, de Herschelmann, de Jacobi, de Konig et Eiselberg, concernant la transmission de l'érysipèle, de la tuberculose ou du charbon par des aiguilles contaminées.

Toutefois, il n'est pas démontré, par ces exemples, que l'infection provenait de la solution elle-même, il apparaît au contraire nettement qu'elle était due à la façon de pratiquer l'injection. Le lavage préalable de la peau, la stérilisation de l'aiguille et de la seringue étaient en effet

---

1. Pour la description des aiguilles et des seringues, voir Dujardin-Beaumetz, ouvrage cité, et Dupuy et Ribaut, ouvrage cité. p. 326.
2. L'Asepsie en chirurgie; traduction Debersaques. Paris, 1893, p. 125.

autrefois le plus souvent négligés. Mais les solutions injectables elles-mêmes peuvent être déjà infectées dans l'officine du pharmacien, et le devenir encore davantage au cours des manipulations ultérieures.

Hohl et Schimmelbusch[1] ont fait à ce sujet, dans la clinique de Von Bergmann, de nombreuses recherches portant sur des produits fournis par diverses pharmacies. La solution de sel de *pilocarpine* à 1 p. 100 contenait des germes en quantité innombrable, la solution d'*ergotine*, les solutions à 1 p. 100 de *chlorhydrate de cocaïne*, de *chlorhydrate* de *morphine*, de *sulfate d'atropine* renfermaient près de 10.000 germes par centimètre cube, des solutions de *chlorhydrate de morphine* en flacons bouchés à l'émeri, renouvelées toutes les 6 ou 8 semaines, contenaient « deux à trois cents schizomycètes par centimètre cube ». En revanche, les solutions concentrées d'alcaloïdes (à 10 p. 100 par exemple) ne renferment plus que de rares bactéries, et il en est de même évidemment pour les solutions qui sont plus ou moins antiseptiques (*glycérine iodoformée, huile camphrée*), et surtout pour l'*éther*, l'*alcool* les *solutions* d'*iode*, de *sublimé* et autres composés *mercuriels*, de *phénol*, de *bisulfate de quinine* à 1 p. 10, d'*antipyrine* à 5 p. 10, etc.

Au sujet du pouvoir antiseptique des solutions pharmaceutiques, Schimmelbusch rapporte[2] que Ferrari a constaté, en pratiquant des ensemencements, que « le *staphy-* « *lococcus pyogenes aureus* périt rapidement dans l'*éther*, « la *teinture de musc*, les solutions saturées de *quinine*, « mais reste vivant plus de deux heures dans la *solution*

1. Schimmelbusch, ouvrage cité, p. 126-127.
2. Id., p. 127.

« *de cocaïne* à 10 p. 100, au moins vingt-quatre heures
« dans la *morphine* à 2 p. 100 et plus de six jours dans la
« *glycérine*. Par contre, dans l'*eau distillée*, les *solutions*
« *de morphine* et d'*atropine* à 1 p. 100, ce microorganisme
« non seulement subsiste, mais encore se multiplie pendant
« plusieurs semaines avec la plus grande facilité. »

SCHIMMELBUSCH a constaté personnellement que les solutions de sels de *quinine* à 10 et 20 p. 100 tuent rapidement
les staphylocoques, de même que l'*antipyrine* à 50 p. 100,
et la *caféine* à 20 p. 100. Ces microorganismes, en
revanche, se conservent plus de huit jours dans la solution
de *nitrate de strychnine* à 0,15 p. 30; on en retrouve des
milliers après huit jours d'immersion dans la solution de
chlorhydrate de cocaïne à 1 p. 100, et leur nombre va en
s'accroissant dans les solutions de sels d'*atropine* et de
morphine à 1 p. 100. Ces expériences de laboratoire con-
cordent d'ailleurs avec les résultats trouvés par HOHL et
SCHIMMELBUSCH sur des échantillons prélevés dans des
pharmacies diverses.

Ces expériences établissent qu'il serait imprudent de se
fier à la nature plus ou moins antiseptique des liquides
injectables et démontrent que la stérilisation de ces
derniers n'est pas une opération superflue dont le pharmacien puisse à bon droit se dispenser.

Cependant, depuis 1856 jusqu'à l'époque où triomphèrent
définitivement les théories pasteuriennes, c'est-à-dire vers
1880, l'asepsie fut à peu près inconnue; les solutions
destinées aux injections hypodermiques étaient préparées
le plus souvent comme de simples potions, et les injections
pratiquées avec un minimum de précautions. Aussi les
accidents consécutifs aux injections n'étaient-ils pas très
rares; s'ils n'étaient pas plus fréquents ni plus graves,

cela tenait à ce que le tissu cellulaire sous-cutané, où le liquide est introduit, présente des conditions peu favorables à l'infection, et, d'autre part, à ce que la résorption rapide de la solution injectée diminue immédiatement les germes qu'elle contient et ne leur permet pas de se grouper en colonies. Ces conditions changent déjà, comme le démontre la formation assez fréquente d'abcès après des injections de préparations insolubles (huile grise, huile au colomel), quand la résorption est moins facile, ou encore quand le terrain, chez un cachectique par exemple, offre moins de résistance.

Une autre raison de la rareté des accidents est qu'en somme, à cette époque, la pratique de l'hypodermie était assez peu répandue. Elle ne s'est précisément généralisée qu'à partir du moment où l'on a su appliquer les règles de l'asepsie.

On trouve dans un ouvrage d'APPERT[1] de 1810, la première idée d'une stérilisation[2]. Il s'agit de la conservation des substances animales ou végétales et notamment des sucs végétaux. APPERT conseille de *boucher d'abord hermétiquement* les flacons, puis de les soumettre à l'action de l'eau bouillante du bain-marie pendant un temps variable suivant les substances. Ce qu'il faut éviter, dit l'auteur, c'est l'accès de l'air. APPERT n'avait alors en vue que l'influence chimique; PASTEUR sut, le premier, démontrer que l'action nuisible de l'air était due essentiellement aux

---

1. *Le livre de tous les ménages ou l'art de conserver pendant toute une année toutes les substances animales et végétales*; 2ᵉ édition, 69. Paris, 1811. — La 1ʳᵉ édition est de 1810.

2. Signalons à titre documentaire que, d'après Hérodote, Cyrus au VIᵉ siècle avant Jésus-Christ, ne buvait que de l'eau bouillie (Traduction de Larcher, Livre 1ᵉʳ, CLXXXVIII).

germes qu'il contient : un suc végétal ou un bouillon de culture quelconque, préalablement stérilisés, pouvant se conserver intacts, même en présence de l'air, à la condition que celui-ci soit parfaitement privé de germes (filtré sur du coton par exemple).

Établi sur des données théoriques fausses ou tout au moins très incomplètes, le procédé d'APPERT n'en constituait pas moins, au point de vue pratique, une stérilisation réellement efficace, et il eut à l'époque un succès considérable. HÉRISSEY[1] rappelle que le ministre de l'Intérieur, MONTALIVET, autorisa APPERT à faire un cours pratique sur la description de ses procédés, à l'École de Pharmacie de la rue de l'Arbalète. En 1810, APPERT avait déjà reçu, « de la bienveillance du gouvernement », un encouragement de douze mille francs.

Du jour où il fut indiscutablement démontré que la génération spontanée était un vain mot, que les liquides organiques les plus altérables, recueillis aseptiquement, pouvaient se conserver en vase stérile sans jamais se putréfier, que partout où il y avait décomposition, putréfaction, il y avait eu contact direct de l'air et, par suite, intervention des germes, la stérilisation devait s'imposer au médecin, au pharmacien, au bactériologiste.

Les nouvelles méthodes ne s'implantèrent pas d'ailleurs du jour au lendemain, de longues années s'écoulèrent encore avant que la stérilisation fût admise, puis exigée pour les produits de pansement, les instruments de chirurgie et les solutions injectables et surtout pour que l'on se rendit compte, afin de les résoudre, des difficultés que pré-

----

1. Altérations et conservation des médicaments. — *Thèse agrég. pharm.* H. HÉRISSEY, — 1906. Levé, édit., Paris.

sentait la destruction absolue et complète de tous les germes.

Tout le monde est d'accord aujourd'hui pour reconnaître que la plupart des progrès réalisés en chirurgie dans ces vingt-cinq dernières années sont dus beaucoup à l'application des doctrines de Pasteur sur l'asepsie et la stérilisation. Le développement extraordinaire de la méthode hypodermique, la grande extension prise aujourd'hui par la pratique des injections sous-cutanées qui permettent d'introduire directement dans l'organisme, dans les muscles ou même dans les veines, des substances dont l'action était souvent modifiée ou compromise lorsqu'elles étaient ingérées, reconnaissent aussi pour cause l'application des mêmes doctrines.

Je n'ai pas l'intention dans cet exposé bibliographique de faire l'historique des doctrines pasteuriennes, j'en rappellerai seulement les faits principaux qui peuvent se rattacher à mon sujet.

On pensait généralement, même au temps de Pasteur, que l'ébullition suffit à elle seule à détruire les germes. Or, Bastian[1] constata que des liquides stérilisés par l'ébullition pouvaient se peupler d'infusoires si on les rendait alcalins. L'auteur voyait dans cette expérience un argument en faveur de la génération spontanée, mais on sait que Pasteur et surtout son élève Chamberland constatèrent qu'un liquide bouilli peut contenir des germes sans que ceux-ci se développent. Ils sont affaiblis par l'ébullition et, en outre aussi, parce que les milieux acides, comme l'étaient les infusions ou décoctions employées par Pasteur, sont des milieux peu favorables à la première évolution des germes.

---

1. C. R. Ac. Sc., LXXXIII, 159, 362, 488 ; 1876.

En milieu neutre ou légèrement alcalin, la spore, même affaiblie par l'ébullition, peut se développer plus facilement; et c'est pourquoi, dit Duclaux, le lait, les solutions de sucre additionnées de carbonate de chaux ne sont pas toujours rigoureusement stérilisés par un chauffage à 100°. Il faut les porter à 105-108°[1].

De même, pour stériliser sûrement un liquide acide de façon qu'il puisse supporter l'épreuve de Bastian sans se troubler, il faut le chauffer à 110-120°, à cause de l'existence de certaines spores résistantes, comme celles du *b. subtilis*. C'est de cette notion[2] que date l'introduction de l'*autoclave* dans les laboratoires.

Les mêmes auteurs, dit encore Duclaux[3] constatèrent que la température de 120° stérilise sûrement les liquides, quelle que soit leur réaction, mais qu'elle est insuffisante

1. Duclaux. *Traité de microbiologie*, I, 92. Paris, 1898.

2. Je rappellerai que les conclusions de Chamberland sont les suivantes :
« 1° Les liquides *neutres* peuvent être portés très longtemps à la tempé-
« rature de 100° sans être rendus stériles. Le temps nécessaire pour leur
« stérilisation est variable avec la nature du liquide.
« 2° Les liquides *peu acides* (ceux dont l'acidité est inférieure à 5 cc. de
« SO³H² N/10 pour 20 cc. de liquide) se conservent lorsqu'on les fait bouil-
« lir dans des ballons flambés, mais ils ne sont pas stériles, au vrai sens du
« mot, car ils peuvent encore renfermer des germes vivants qui se dévelop-
« pent dans les liquides neutres.
« 3° L'ébullition de l'eau dans un appareil, même pendant plus d'une
« heure, peut ne pas être suffisante pour la priver de tous germes vivants.
« 4° Le *b. subtilis*, dont les germes offrent une si grande résistance à l'ac-
« tion de la chaleur, ne se développe pas du tout dans les liquides notable-
« ment acides. »
Ch. Chamberland. Recherches sur l'origine et le développement des organismes microscopiques. *Thèse doctoral ès sciences phys.* Paris, 1879.
Quant à Duclaux, voici comment il s'exprime sur le même sujet : « Nous
« avons dû chauffer les liquides à 115°, parce que c'est à cette température
« qu'on est le plus sûr de ne laisser aucune spore vivante. » Ouvrage cité,
p. 285.

3. Ouvrage cité, p. 92.

pour tuer les germes ou spores qui la subissent *à sec*. Un vase à moitié plein chauffé à 120° peut être stérile dans la partie occupée par le liquide, et non au-dessus, s'il se trouve des cols, anfractuosités, etc..., où le matelas d'air empêche la vapeur de se diffuser.

Ces expériences, qui montraient l'utilité du flambage des récipients, établissaient en outre la supériorité du chauffage en milieu *humide* sur le chauffage en milieu *sec*, et la supériorité de l'autoclave sur l'étuve à une même température ; elles expliquaient aussi pourquoi il est plus aisé de stériliser un liquide injectable que de la verrerie ou des objets de pansement.

Le *bouchage au coton*, dû à SCHRŒDER et VAN DUSCH, qui démontrèrent sa valeur au point de vue du filtrage de l'air la *filtration* sur parois poreuses, due à KLEBS et TIEGEL [1] le procédé de *chauffage intermittent* dû à TYNDALL, etc..., constituent autant de problèmes délicats qui furent soulevés dès le début de l'application des méthodes pasteuriennes et heureusement résolus.

Pour ce qui concerne en particulier la stérilisation des liquides injectables, de nombreux travaux ont été publiés jusqu'en 1894, toujours dans le but d'obtenir une asepsie suffisante et de garantir la conservation prolongée des solutions hypodermiques. Mais, dans la plupart des cas, il s'agit d'une simple ébullition du liquide, ou encore uniquement de la stérilisation du *véhicule,* eau distillée généralement, qu'on fait bouillir ou qu'on filtre à la bougie, ou enfin de l'addition au liquide d'un antiseptique convenable : le camphre (trop peu soluble dans l'eau), la créosote, le sublimé,

---

1. Emploi des filtres en terre poreuse pour la stérilisation à froid des liquides organiques. *C. R. Soc. Biol.* [8], II, 111, 120 ; 1885.

le phénol (II à III gouttes d'acide phénique liquide pour 30 cc. de liquide, indique Schimmelbusch).

Mais cette addition de substances étrangères n'était pas toujours sans danger et, d'autre part, on s'aperçut que la méthode dite *antiseptique* n'offrait pas une garantie absolue; aussi fut-elle désormais limitée à quelques cas particuliers que nous indiquerons, et détrônée en hypodermie par la méthode dite *aseptique* qui, tout en demeurant d'une innocuité parfaite, a pour effet de détruire complètement les germes et d'assurer ainsi une conservation indéfinie. Mais avant d'arriver à la méthode d'asepsie idéale, que de tâtonnements, que de difficultés surgirent dont la plupart, sinon toutes, sont aujourd'hui résolues.

En 1872, ADRIAN[1] recommandait déjà d'employer comme véhicule de l'eau distillée *bouillie*, contenant 20 p. 100 de glycérine pure; et, à propos des injections d'alcaloïdes, conseillait d'utiliser la base, de préférence aux sels dont la teneur en principe actif varie avec l'équivalent de l'acide, l'eau de cristallisation, etc... On devra, disait-il, préparer le sel au moment du besoin, en donnant la préférence à l'acide sulfurique au dixième sur les autres acides; voici quelle sera par exemple la formule d'une injection de morphine :

```
Morphine.....................   1 gr.  »
Acide sulfurique à 1 p. 10.....   2 gr. 50
Eau distillée glycérinée à 1 p. 5.   q. s. pour 100 cc.
Dissoudre à froid, ou chauffer légèrement au besoin.
```

Le *Codex de* 1884 ne parle pas encore de la stérilisation;

1. Sur la préparation des injections hypodermiques. *Journ. de Pharm. et de Chim.* [4], XVI, 288 ; 1872.

à la page 574, la formule du *soluté de chlorhydrate de morphine pour injections hypodermiques* est la suivante :

        Eau distillée.............................   24 gr.
        Chlorhydrate de morphine................   1 gr.
        Faites dissoudre et filtrez.

Or, l'eau distillée, qui est relativement aseptique au moment de sa préparation, ne l'est plus peu de temps après.

En 1886, on trouve dans le journal *Apotheker Zeitung* un procédé de stérilisation des solutions de cocaïne[1].

L'auteur conseille de dissoudre 5 grammes de *chlorhydrate de cocaïne* dans 450 grammes d'eau distillée, d'évaporer au bain-marie deux heures environ, jusqu'à ce que le liquide ait diminué d'un tiers; on remplit de suite les flacons (bouchés avec du coton stérilisé à 100°); de cette façon on obtient des solutions qui se gardent au moins un mois sans se troubler.

Vers la même époque, GIRLING[2] indique le procédé suivant : l'eau à employer doit être distillée deux fois avec environ 2 p. 100 de potasse caustique et de permanganate de potasse, en rejetant les premières portions, si le réactif de Nessler y décèle de l'ammoniaque. On agite cette eau avec 1 p. 100 de son poids de chloroforme, on dissout l'alcaloïde, et on chauffe jusqu'à 62° pour volatiliser le chloroforme; on filtre sur un papier qui a été maintenu une heure dans une étuve sèche à 130°, on complète le poids de la solution avec de l'eau distillée passée sur le filtre précédent. La solution est reçue dans une fiole qui a été rincée (ainsi

---

1. D'après *Journ. de Pharm. et de Chim.* [5], XIII, 472; 1886.
2. *Am. Journ. of Pharm.*, p. 601; 1886. D'après *Journ. de Pharm. et de Chim.* [5], XV, 145; 1887.

que le bouchon) avec la même eau distillée, puis chauffée à 130° à l'étuve sèche.

Ainsi qu'on peut s'en rendre compte, avec ce procédé, flacon et filtre sont stérilisés, mais restent ensuite exposés au contact de l'air; d'autre part, l'eau est distillée deux fois, mais cela ne suffit pas pour la rendre indéfiniment stérile, surtout si on la conserve au contact de l'air. Toutefois, la méthode indiquée marque un sensible effort dans le but d'améliorer la technique usitée jusqu'alors en pharmacie.

L'invention de *l'ampoule* semble bien être due à LIMOUSIN (1893[1]). Il préparait les solutions avec de l'eau bouillie et filtrée au filtre Chamberland, il prenait des récipients ayant la forme de petits ballons ovoïdes, terminés par un tube effilé, et ayant une contenance un peu supérieure à 1 cc. Il stérilisait ces petits récipients vides à l'étuve à 200°. Il les remplissait en introduisant la pointe chauffée dans le liquide froid, ou bien au moyen d'un petit injecteur à pointe effilée, et fermait enfin l'ampoule remplie.

DUPUY[2], en 1894, recommandait d'utiliser comme véhicule l'eau de laurier-cerise, ou de l'eau additionnée d'un peu de camphre, pour éviter le développement des algues; mais le procédé, bon pour la conservation, ne suffit pas à assurer l'asepsie.

Le supplément du Codex, paru en 1895, indiqua la méthode suivante :

Faire dissoudre dans un mortier de verre le médicament dans l'eau distillée bouillie et refroidie ; après dissolution, filtrez et recevez le liquide dans un flacon bouchant à l'émeri. Pour stériliser le soluté, interposez un fil entre le goulot et le bouchon pour prévenir l'adhérence et

1. Voir DUPUY et RIBAUT, ouvrage cité. p. 343.
2. DUPUY, *Cours de Pharmacie*, 1re édition, pp. 854, 856. Paris, 1894.

permettre la sortie de l'air, placez le flacon dans l'eau froide jusqu'à la naissance du col, puis portez l'eau à l'ébullition que vous maintiendrez pendant un quart d'heure, laissez refroidir et fermez ensuite exactement le flacon.

Ce procédé présentait encore les inconvénients suivants :
1° L'ébullition pendant un quart d'heure ne suffit pas à assurer l'asepsie parfaite;
2° L'air qui pénètre dans l'intérieur du flacon pendant le refroidissement n'est pas aseptique.

Depuis cette époque, l'emploi de l'autoclave, réservé jusqu'alors pour l'asepsie chirurgicale et pour les laboratoires de bactériologie, s'est généralisé de plus en plus, et le *nouveau Codex* de 1908 vient de lui donner une consécration définitive.

Ajoutons que les pharmacopées étrangères récentes ainsi que notre dernier Formulaire des Hôpitaux militaires consacrent une part importante aux formules des liquides injectables et à la pratique de la stérilisation. Nous aurons l'occasion d'en reparler au début de la 2ᵉ partie de cet ouvrage et nous signalerons également au point de vue bibliographique les principaux mémoires utiles à consulter.

Ainsi se perfectionnaient les moyens d'assurer l'asepsie. Nous avons vu que l'eau bouillante avait été reconnue insuffisante, la chaleur sèche également; on démontra la supériorité de la vapeur d'eau saturée sous pression sur la vapeur d'eau sans pression et sur la vapeur d'eau non saturée, l'action de la chaleur humide (vapeur d'eau saturée) au delà de 100° permettant, ainsi que l'avaient déjà établi les travaux de PASTEUR et de CHAMBERLAND, la destruction de tous les germes, même des spores les plus résistantes, c'est-à-dire réalisant l'*asepsie absolue*.

Or, cette asepsie absolue, les recherches et les travaux des chirurgiens et des bactériologistes : Guttmann, Von Esmarch, Truchot, Brun, Miquel, Schwartz, Arloing, Terrier, Morax, Sorel, Roux, Globig, etc..., en établirent la nécessité pour les objets de pansement et tout le matériel chirurgical. Pour la médecine pratique elle-même (les liquides d'injection notamment), on en vint à exiger une stérilisation parfaite, c'est-à-dire que l'on recommanda au pharmacien d'effectuer à l'autoclave la stérilisation dans le récipient même où devait être conservé le liquide à injecter, afin d'éviter les transvasements toujours dangereux.

D'autre part, et toujours pour éviter le contact de l'air, on préféra bientôt aux flacons, qu'on débouchait pour chaque opération, les ampoules contenant juste la quantité de liquide nécessaire pour une seule injection. On en vint aussi à préconiser la stérilisation en *vase clos* (ampoules pleines et scellées aux deux bouts), afin de supprimer toute manipulation, si courte fût-elle, postérieure à la stérilisation.

Grâce à ces perfectionnements techniques, on peut dire aujourd'hui que les accidents dus à un manque d'asepsie sont à peu près nuls; en ce qui concerne les injections, les liquides utilisés sont le plus souvent stérilisés à l'autoclave, ou du moins au bain-marie à 100°; l'injection est pratiquée suivant une technique sévère et rigoureuse : asepsie de la seringue, qui doit être stérilisable[1], flambage de l'aiguille, lavage de la peau à l'éther ou à l'alcool.

1. On emploie beaucoup aujourd'hui la seringue en verre, dont le premier type fut celui de Luer, lequel fut présenté le 3 novembre 1894 à la Société de Biologie par Malassez et à la même époque par Bergen à l'Académie de Médecine.

Au point de vue pratique, quelques essais ont été tentés dans le but de substituer à l'ampoule et à la seringue armée de son aiguille, des instruments plus simples et d'une seule pièce : les *ampoules auto-injectables* (tubes de Chevretin Lematte, ampoules pneumatiques de Leclère, ampoules-seringues de Robert, ampoules auto-injectables de Triollet, auto-injecteur de Paillard et Ducatte, ampoules-pistons de Carrion, ampoules auto-injectables Dausse). Je n'insisterai pas sur ce sujet, d'autant plus que l'emploi de ces instruments n'est pas toujours très pratique[1].

Je dirai deux mots aussi sur l'utilisation des *comprimés* en hypodermie. Cet essai a été réalisé dans le but de remédier à la non-conservation des liquides injectables. La forme *ampoule*, à cet égard, est incontestablement supérieure, d'autant plus que la stérilisation des comprimés paraît assez difficilement réalisable. C'est en Allemagne et en Angleterre surtout, que ces comprimés, sous le nom de *tabloïdes*, *discoïdes*, etc., ont été et sont encore utilisés. On les dissout au moment de l'emploi dans une quantité d'eau donnée, et l'on obtient ainsi, extemporanément, une solution hypodermique.

Comme le procédé de stérilisation de certains de ces comprimés ne paraissait pas parfait (chauffage à 70° répété durant trois jours), l'intendance militaire allemande a fait faire des recherches en vue de contrôler la stérilité de

---

1. Signalons aussi l'ampoule de *Darrasse frères*, dont le principe est assez original. L'ampoule ne diffère pas au premier abord d'une ampoule ordinaire sauf que la *bulle d'air* y est plus volumineuse. Cette bulle d'air est en réalité une chambre à gaz sous pression de 3 kgs, qui fera sur le liquide sous-jacent l'effort nécessaire à l'injection. L'aiguille est plantée d'abord dans les téguments, puis on adapte dans son manchon l'extrémité la plus large de l'ampoule; l'aiguille présente à l'intérieur de son manchon une contre-pointe qui perce le capuchon de collodion qui obture l'ampoule.

ces comprimés[1]. Il s'agissait de comprimés de novocaïne suprarénine, et de tropacocaïne-suprarénine, destinés à l'anesthésie lombaire ; or, si l'on observa la stérilité parfaite des comprimés dans des tubes de bouillon ordinaire de 10 cc., dans de plus grandes quantités de bouillon, 2 comprimés seulement sur 50 ne donnèrent pas de cultures (pour la tropacocaïne-suprarénine), et quant à ceux de novocaïne ils cultivèrent tous sans exception.

Il semble donc que dans les solutions concentrées ces comprimés entravent le développement des bactéries. Mais comme pour l'anesthésie lombaire une asepsie rigoureuse est indispensable, on a cherché à obtenir une stérilisation plus complète de ces comprimés. Or, la conclusion à laquelle on est arrivé, est la suivante : on ne peut stériliser complètement les comprimés qu'en les chauffant 30 minutes à 150°, mais alors la suprarénine se décompose. Il vaut mieux, le comprimé étant destiné à être dissous dans 100 cc. d'eau, stériliser la solution dix minutes dans la vapeur fluente. Il en résulte que la forme *comprimé*, pour ce genre de médicament, et en général pour les substances facilement décomposables par la chaleur, ne saurait offrir qu'une sécurité imparfaite.

L'*autoclave*, que nous avons considéré comme l'instrument le plus capable d'assurer l'asepsie rigoureuse, a luimême subi depuis une vingtaine d'années de nombreux perfectionnements. Malgré ceux-ci, il n'est pas encore cependant sans présenter certains inconvénients. L'action de la vapeur d'eau sous pression n'est pas applicable à tous les

---

1. V. HOFMANN. Sur la stérilisation des comprimés de tropacocaïne-suprarénine et de novocaïne-suprarénine *D. med. Wschr.*, n° 26 ; 1909, d'après *Pharm. Ztg.*, 604 ; 1909, et *Journ. de Pharm. et de Chim.*, [6], XXX, 362 ; 1909.

cas sans exception. SOREL, RADAIS, ROBERT et LESEURRE, ADNET, BELLANGER, etc., ont construit des appareils fort ingénieux permettant d'effectuer la stérilisation et la dessiccation des pansements, ainsi que la fermeture des boîtes qui les contiennent, dans l'autoclave fermé, en une seule opération; mais, dans la plupart des modèles courants du commerce, la *dessiccation aseptique des pansements* est très difficilement réalisable. Au point de vue de la stérilisation *en grand* : pour l'*eau d'alimentation* des villes par exemple, le chauffage sous pression est pratiquement impossible; d'autre part, l'altération de certains objets de pansement : *soies, catguts*, par la vapeur d'eau; l'altération du *lait* (destruction des ferments, précipitation de certains sels); la décomposition enfin de certaines *solutions employées en pharmacie...*, ont été observées depuis longtemps.

Je reparlerai longuement dans la seconde partie de ce travail des *solutions pharmaceutiques* qui ne supportent pas la stérilisation par la vapeur d'eau sous pression au delà de 100°.

Je viens de retracer les grandes lignes de l'histoire de la stérilisation, mais cette histoire à notre époque est loin encore d'être terminée. Journellement en effet, on s'applique à étendre le champ déjà si vaste de l'asepsie. Dans le seul domaine pharmaceutique, par exemple, on ne se contente plus aujourd'hui de demander aux praticiens la stérilisation des objets de pansement, de la verrerie, des liquides d'injection et de lavage; certains chirurgiens l'exigent également pour les collyres, les lavements, vaselines, pommades, pour les moindres objets comme pour les plus volumineux accessoires : éponges, pinceaux, brosses et limes à ongles, épingles de sûreté, cuvettes, blouses, gants de caoutchouc, amadou, crayons en ampoules scellées,

poudres (amidon, talc, oxyde de zinc). On prépare aujour-
d'hui des malles d'objets stérilisés, et l'on utilise fréquemment des boîtes métalliques autoclavées, renfermant
tout le matériel aseptique pour les plus graves opérations
comme pour les moindres pansements.

Une intéressante application de la stérilisation fut le traitement des *drogues végétales* par l'alcool bouillant, dont
BOURQUELOT eut le premier l'idée en 1896.

Ce n'est plus seulement dans le laboratoire du savant ou
dans l'officine du pharmacien que l'asepsie rencontre ses
adeptes; la stérilisation est en pleine vogue aujourd'hui
pour les besoins les plus courants de la vie.

Après avoir exigé du lait stérilisé, de l'eau stérilisée, on
s'est élevé contre les légumes et les fruits crus, on a réclamé
du pain préparé aseptiquement.

Les revues et journaux scientifiques publient des travaux
sur la stérilisation de l'air des chambres de malade[1], du
linge des nourrissons, etc.... La peur de l'infection est devenue pour certains une véritable phobie.

Cette exagération peut à bon droit paraître nuisible. On
sait que la stérilisation absolue de notre organisme est une
chimère, que nous sommes entourés de germes innom-
brables dont la virulence, pour une même espèce, est souvent très variable; que notre intestin, notre bouche, sont
peuplés de bactéries sans que souvent notre santé en soit
atteinte.

Depuis que la notion de réceptivité a pris jour, on sait
que la qualité du terrain joue souvent un rôle plus important que le bacille lui-même. L'existence de germes phi-

1. SARTORY. Stérilisation de l'air par l'électricité. *C. R. Soc. Biol.*, LXV,
302, 373; 1908.

lanthropes, utiles sans doute comme destructeurs de germes nuisibles, utiles peut-être aussi par leurs produits de sécrétion ; les théories de la concurrence microbienne, de la phagocytose, de l'immunité, etc… suffisent à montrer l'inutilité et même peut-être le danger des exagérations dans la pratique de l'asepsie, et elle a provoqué chez certains, par contre-coup, un scepticisme également mal fondé.

A aucun prix, dans tous les cas, le pharmacien ne doit partager ce scepticisme en ce qui concerne la pratique de son art, et spécialement lorsqu'il s'agit du matériel chirurgical ou de la préparation des liquides injectables. Dans tous les cas, lorsque la stérilisation sera possible, il devra y avoir recours, car l'abstention ou la négligence, en pareille matière, pourrait avoir les plus graves conséquences. Il ne faut pas se fier à la rareté des accidents, il suffit de quelques cas isolés pour démontrer l'importance de la méthode aseptique.

La stérilisation est une de ces opérations minutieuses et délicates, grâce auxquelles le pharmacien peut justement revendiquer le titre de collaborateur auprès du médecin ou du chirurgien.

D'autre part, c'est grâce à la stérilisation que nos industriels peuvent préparer pour la France ou pour l'exportation des solutions en ampoules dont la conservation est assurée pour de longues années.

Je dirai quelques mots pour terminer des méthodes nouvelles applicables à la stérilisation.

Les grands désinfectants naturels sont, on le sait, l'*air* et la *lumière*. On a tenté aussi d'utiliser l'*électricité*.

L'*air*, ou mieux l'*oxygène*, n'exerçant pas une action assez rapide, on a essayé de lui donner son maximum d'action en l'utilisant sous la forme condensée d'*ozone* et.

actuellement, la stérilisation de l'eau et du lait par l'ozone est entrée dans le domaine pratique. Pour les *solutions pharmaceutiques*, les altérations qui ne manqueraient pas de se produire sous cette influence oxydante rendent le procédé inapplicable.

Quant à l'*électricité*, son action s'accompagne de tant de phénomènes physiques et chimiques, qu'il est difficile de démêler dans ce chaos son rôle véritable. Dans tous les cas, elle ne saurait être utilisée pratiquement pour la stérilisation.

Il en est autrement de la *lumière*, mais on ne s'est que peu à peu rendu compte des raisons de son efficacité. On savait déjà depuis les expériences célèbres de Downes et Blunt (1877) que les rayons les plus microbicides du spectre solaire étaient les rayons les plus réfrangibles, mais c'est seulement depuis 1900, et grâce aux travaux de Finsen et Tappeiner et de leurs élèves, que la photothéraphie s'est généralisée.

La lumière paraissant insuffisante, par suite de l'absorption par l'atmosphère terrestre des radiations les plus actives, on lui préféra la lumière artificielle. On utilisa dans ce but le principe des tubes de Geissler et de Crookes à la fabrication de lampes susceptibles d'émettre sous l'excitation électrique peu de radiations calorifiques et beaucoup de radiations lumineuses. Mais c'est surtout la *lampe à vapeur de mercure*, dont le principe est dû à Way, en 1860, mais dont le premier modèle vraiment pratique remonte à Arons (1892), qui se montra une source particulièrement riche en rayons *ultra-violets* très microbicides. Il semble que cette découverte doive être particulièrement féconde en applications de toutes sortes. La question cependant est loin d'être complètement élucidée; il faut se garder d'adopter d'emblée un procédé qui n'en est encore qu'à ses débuts, et de rejeter le mode de stérilisation par la chaleur qui a déjà fait ses preuves depuis de longues années; d'autant plus que la lumière paraît susceptible de produire des réactions chimiques non négligeables. On a étudié aussi l'action stérilisante des *rayons X*[1] qui sont doués de propriétés assez analogues à celles des rayons les plus réfrangibles du spectre, mais les résultats obtenus jusqu'ici sont variables et contradictoires. Quant aux *rayons du radium*, si les expériences de CASPARI, ASCHKINASS, HOFFMANN, PFEIFFER, FRIEDBERGER, WICKHAM, M. et Mme FABRE, D'OSTROWSKY, etc... semblent prouver en faveur de leur pouvoir microbicide; celles de COURMONT et NOGIER[2] sont beaucoup moins affirmatives: de telle sorte que, si l'on a pu baser certaines méthodes thérapeutiques sur l'utilisation de ces deux espèces de radiations, on peut dire à l'heure actuelle qu'elles sont encore loin d'être entrées dans le domaine pratique de la stérilisation.

1. ATKINSON, MINCK, SCHOLTZ, LORTET, GENOUD, COURMONT, DOYON, HOLTZKNECHT, etc. Voir *Rayons X*, par H. GUILLEMINOT. Paris, 1910.

2. Les rayons γ du radium ne produiraient qu'une action atténuatrice faible sur les cultures de bacilles d'Eberth (*C. R. Soc. Biol.*, p. 853, 1920).

PREMIÈRE PARTIE

Méthodes de Stérilisation

I. — OPÉRATIONS PRÉALABLES A LA STÉRILISATION

Je grouperai dans ce chapitre les précautions indispensables que le pharmacien est obligé de prendre, ainsi que les opérations préliminaires qu'il doit effectuer, avant la stérilisation proprement dite.

Pureté des principes actifs et des excipients. Tout d'abord, les principes actifs devront, bien entendu, être *rigoureusement purs*. Les excipients eux-mêmes devront faire l'objet d'un essai particulier. Les principaux excipients utilisés en hypodermie sont d'abord l'eau distillée, puis l'huile d'olive et, quelquefois, la glycérine, l'éther, l'alcool, la vaseline, la lanoline anhydre, l'huile de vaseline, certaines huiles végétales (huiles de noix, d'amandes douces, etc. [1]).

---

1. L'alcool et la glycérine même dilués sont, on le sait, très douloureux et par suite peu employés. L'huile de vaseline dont la résorption est difficile, a fait l'objet de certaines critiques (formation de pseudo-tumeurs ou vaselinomes, Pr. Letulle et Alglave. Acad. Méd. 6 juillet 1920). Pour l'huile grise cependant elle constitue le meilleur des excipients ; grâce à sa neutralité, elle n'exerce aucune action chimique sur le mercure, et elle semble bien mieux tolérée que l'huile d'olive à l'injection.

Eau distillée. — *L'Eau distillée* devra être vérifiée avec soin. On a remarqué que les injections de sérum artificiel intra-veineuses — et même sous-cutanées chez les enfants — déterminent fréquemment une réaction thermique pouvant atteindre 1 ou 2°. Cette réaction fébrile désignée sous le nom de fièvre chlorurée et constatée même après des injections de petites quantités de sérum, fut attribuée généralement au chlorure de sodium lui-même, ou bien encore à la concentration de la solution (isotonique).

Or, l'emploi récent des injections de Salvarsan, dont le véhicule est également constitué par du sérum chloruré-sodique, a permis d'observer des phénomènes analogues d'hyperthermie, et a conduit incidemment quelques médecins à une nouvelle interprétation de la fièvre chlorurée. Un médecin allemand WECHSELMANN[1] a émis l'opinion que la réaction fébrile[2] n'était pas due au chlorure de sodium, mais bien à l'impureté de l'eau distillée employée, et plus spécialement aux matières organiques provenant de la destruction au cours de la stérilisation par la chaleur d'une flore et d'une faune qui se développent dans les eaux distillées au cours de leur séjour plus ou moins prolongé dans les pharmacies[3]. WECHSELMANN concluait en ces termes : il ne faut employer pour la préparation du sérum artificiel que de l'eau distillée le jour même et immédiatement stérilisée.

Un certain nombre de médecins adoptant l'hypothèse de

1. *Deutsche med. Woch.*, 1911, n° 19 et *Münch. med. Woch*, 1911, n° 28.
2. Voir pour l'interprétation de ce phénomène dans le cas du Salvarsan, EHRLICH. *Ph. Ztg.* 1912, LVII.
3. Suivant l'auteur, mais cette opinion n'est basée sur aucune expérience sérieuse, il y aurait en outre des bactéries qui échapperaient à la stérilisation.

WECHSELMANN admettent donc que les cadavres microbiens demeurent dans l'eau après sa stérilisation et avec. eux les produits de sécrétion cellulaire plus ou moins nuisibles qui ont été élaborés par ces bactéries. Il est seulement curieux que les phénomènes réactionnels soient constants avec les injections de solution chlorurée sodique et qu'on ne les observe jamais avec d'autres solutions hypodermiques faites avec des eaux distillées plus ou moins anciennes. ·

Il faut donc n'admettre que sous réserve l'hypothèse de WECHSELMANN[1], ce qui n'empêche pas qu'en tout état de cause, le pharmacien consciencieux devra la considérer comme possible et s'efforcer de fournir des sérums artificiels ou des solutions hypodermiques répondant à toutes les exigences, d'autant plus que les critiques formulées à l'égard des eaux distillées des pharmacies sont généralement assez bien fondées.

Si la faune microscopique (protozoaires, infusoires, helminthes) peut être considérée comme inexistante[2], il n'en est pas de même pour la flore. PAUL TH. MULLER a constaté que, dans la plupart des eaux distillées prélevées dans diverses pharmacies de Graz, le nombre de germes oscillait entre 100.000 et 700.000 par centimètre cube, ces microorganismes (bactéries, algues, champignons) pouvant être introduits dans l'eau distillée par les poussières de l'air ou par l'eau employée au nettoyage des récipients[3].

---

1. Voir *Journ. de Pharm. et de Chim.* (7), v. 399, 1912. Sulvarsan et Eau distillée. par RICHAUD.

2. Il faudrait admettre une contamination tout à fait exceptionnelle par des matières fécales.

3. Voir G. REBIÈRE. *Journ. de Pharm. et de Chim.* (7), vii, 490, 1912 et (7), v, 300, 1012.

Il s'agit là d'eaux distillées conservées sans précautions spéciales, dans des récipients qui, non seulement ne sont pas stérilisés, mais encore sont le plus souvent mal nettoyés et mal bouchés. Mais il arrive que des eaux distillées récemment soient également chargées de matières organiques dues alors à leur mode de fabrication. Certaines eaux distillées sont en effet des produits résiduaires, elles proviennent de la condensation de la vapeur des générateurs industriels (moteurs ou non). Or, l'industrie utilise souvent comme désincrustants, mélangés à l'eau, et dans le but d'éviter l'encrassement des chaudières, des sels divers additionnés de substances organiques végétales telles que : bourgeons de sapin, betterave, résine, sciure de bois, etc... ; d'autre part, les eaux de condensation sont parfois souillées par les lubréfiants des machines (graisses diverses).

Il en résulte que, pour avoir une eau distillée pure et propre à la préparation des sérums ou des solutions hypodermiques, le pharmacien devra n'employer que de l'eau distillée à l'alambic[1], suivant les indications du Codex.

On évitera ainsi les impuretés organiques et, dans une certaine mesure, le développement ultérieur des microorganismes, une eau pure étant *à priori* un mauvais milieu de culture. On devra conserver l'eau distillée dans des récipients stérilisés, ou du moins lavés à l'eau bouillante, et bouchés très soigneusement. Il faudra n'utiliser que de l'eau distillée récente, et d'ailleurs il sera bon de vérifier toujours sa pureté au moment de l'employer. Cette vérification se fera suivant les indications du Codex :

---

1. Éviter les condensateurs en cristal ou verre plombique qui risqueraient d'abandonner du plomb à l'eau de distillation si le verre surchauffé n'était pas suffisamment refroidi par l'eau du réfrigérant.

1° Recherche des substances salines par les réactifs appropriés.

2° Détermination de la réaction qui devra être neutre.

Les eaux distillées du commerce sont fréquemment acides : G. Rebière en a trouvé (*art. cité*) qui, par litre, absorbaient jusqu'à 15 centimètres cubes de soude décinormale, acidité due en partie à l'acide carbonique, en partie peut-être aussi à des acides organiques[1].

Comme réactif indicateur on peut employer la phtaléine, mais je me suis servi généralement d'un colorant plus sensible : *l'alizarine sulfoconjuguée* (alizarine-sulfonate de soude Poulenc en solution aqueuse à 1 p. 100). Cet indicateur, en outre de son extrême sensibilité, a encore l'avantage de marquer la neutralité par une teinte spéciale (chamois), qui vire au rouge en milieu alcalin et au jaune en milieu acide[2].

3° Enfin, il faudra vérifier avec soin l'absence de ma-

---

1. Sans même tenir compte dans ce cas de l'existence de matières étrangères plus ou moins nuisibles, l'acidité, en tant que *réaction* peut offrir de gros inconvénients. Quand on dilue par exemple une solution de Salvarsan légèrement alcaline avec du sérum artificiel, ce dernier est supposé neutre et ne doit pas amener de modification dans la réaction du milieu. Or, si l'eau distillée employée à la préparation du sérum est acide, on sature plus ou moins cette alcalinité à laquelle les médecins attachent une grande importance.

2. On peut aussi utiliser l'héliantine B (orangé Poirier n° III); voir l'article de Mestrezat sur les indicateurs colorants (*Journ. de Pharm. et de Chim.*, (7) XXI, 185, 1920). Mestrezat, qui recommande pour les acides forts l'alizarine sulfonate de soude, conseille de le rendre encore plus sensible en additionnant la solution à 1 p. 100 d'acide sulfurique normal jusqu'à ce que 3 gouttes du mélange ajoutées à 100 cc. d'eau *redistillée* donnent une coloration jaune chamois ou jaune franc et non plus une teinte rose.

Dans ces conditions 3 gouttes d'alizarine pour 100 cc. de solution neutre virent avec un centième de cc. de solution de soude n/10.

L'alizarine vire avec de nombreux acides organiques, toutefois, quand il s'agit de ces derniers la phtaléine est encore préférable.

tières organiques au moyen du permanganate de potasse.

Huiles et corps gras. — *Les huiles végétales, l'huile d'olive* en particulier qui est la plus employée, devront être neutres, ou à peine acides (c'est-à-dire que leur acidité libre ne devra pas dépasser sensiblement 0 gr. 50 en acide oléique[1] pour 100 grammes d'huile). Or, l'acidité des huiles d'olive par exemple, varie suivant les échantillons, d'après la provenance, le procédé de préparation, etc... Une bonne huile d'olive ne devrait pas contenir plus de 1 gramme environ d'acide libre ; on trouve cependant des huiles qui titrent 2 ou 3 p. 100 et même davantage sans présenter de caractères nettement visibles d'altération.

Bien que l'huile d'olive vierge ou fine, c'est-à-dire de première expression, puisse être rangée parmi les huiles d'assez bonne conservation, elle est aussi sujette à rancir. Berthelot a montré que le rancissement consiste surtout en une transformation des éthers des graisses en glycérine et acides gras, avec altération consécutive de ces derniers : (oxydations, polymérisations, etc..). A cet égard, les huiles de sésame et d'arachide sont encore plus altérables que l'huile d'olive.

Selon Van Thiegem, les microorganismes seraient la principale cause du rancissement, et Hérissey[2] en a conclu que, si l'on pouvait obtenir les huiles sans mélange d'aucune espèce étrangère, si l'on pouvait les protéger contre l'accès de la lumière, de l'air et de l'humidité, ces substances garderaient indéfiniment leur état de neutralité[3]. Il sera par

---

1. Le poids moléculaire de l'acide oléique est 282, c'est-à-dire que 1 cc. de soude normale correspond à 0 gr. 282 d'acide oléique.

2. *Altérations et conservation des médicaments chimiques et galéniques* (Thèse agrég. Pharm. 1909. Levé édit.).

3. Rappelons que l'on ne peut pas se baser uniquement sur la proportion

conséquent nécessaire de les conserver dans des vases pleins et bien bouchés.

Pour débarrasser l'huile d'olive des acides libres qu'elle contient, le Codex indique le procédé suivant :

> Huile d'olive.............................. 100 gr.
> Alcool à 95°.............................. 60 gr.

Mettre l'huile dans un flacon de 250 cc., ajouter 30 grammes d'alcool, mêler et laisser trois jours en contact en agitant de temps en temps. Décanter l'alcool surnageant. Ajouter le reste de l'alcool, agiter et décanter de nouveau. Chauffer l'huile dans une capsule de porcelaine 10 minutes au bain de sable à une température qui ne devra pas dépasser 115°.

Ce procédé, ainsi que nous l'avons démontré, le Pharmacien principal CORDIER et moi[1], est très imparfait et pourrait être avantageusement remplacé. Je relaterai seulement ici les principales conclusions de notre travail.

Quand on met en contact, en proportions quelconques de l'huile d'olive et de l'alcool à 95°, qu'on agite vigoureusement le mélange et, qu'après séparation, on dose l'acidité dans l'huile et dans l'alcool, on constate que la solubilité des acides libres dans l'alcool est égale à leur solubilité dans l'huile. Dans un mélange à volumes égaux il doit donc passer 50 p. 100 des acides libres dans chacun de ces deux dissolvants; mais *pratiquement*, il faut tenir compte des solubilités réciproques de l'huile dans l'alcool et de l'alcool dans l'huile.

d'acides libres pour affirmer l'altération d'une huile, ceux-ci pouvant subir des transformations. Une huile d'arachide manifestement rance que nous avons eu l'occasion d'examiner, avait une acidité normale.

1. *Purification des huiles acides.* Journ. de Pharm. et de Chim., (7), XV, p. 369, 1917. Nous indiquerons plus loin la modification apportée à notre procédé par ASTRUC et CAMBE.

. Dans l'essai à volumes égaux : 50 cc. d'alcool ne dissolvent guère plus de 0 gr. 50 d'huile, tandis que 10 cc. environ d'alcool passent en dissolution dans 50 cc. d'huile.

On a vu que le Codex prescrivait de chauffer l'huile pour la débarrasser de l'alcool de lavage, mais cet alcool évaporé laisse dans l'huile les acides qu'il tenait lui-même en dissolution. En opérant suivant le Codex, la quantité d'alcool employée pour le lavage est de 40 p. 100 du volume total et elle est utilisée en deux fois, si bien que *théoriquement* le 1er lavage devrait entraîner 20 p. 100 des acides libres et le 2e : 20 p. 100 du reste (soit moins de 16 p. 100) ; au total : 36 p. 100.

Dans la pratique, et pour la raison que nous venons d'indiquer, on n'obtient même pas ce rendement ; nous n'avons pu dans nos expériences dépasser 33 p. 100.

Le pourcentage est d'ailleurs souvent plus faible encore. En effet, si on ne laisse pas longuement reposer le mélange d'huile et d'alcool, si la séparation des deux liquides n'est pas complète, si les deux couches ne sont pas parfaitement limpides, l'huile entraîne à l'état de *mélange* une certaine quantité d'alcool, en surplus de celle qu'elle renferme déjà à l'état de dissolution. Dans un de nos essais où le repos avait été insuffisamment prolongé, le pourcentage d'acides libres éliminés atteignait à peine 20 p. 100.

On voit donc que le procédé du Codex donne un rendement médiocre ; il a en outre l'inconvénient d'être fort long, puisqu'il faut compter 3 jours pour chaque lavage, plus 1 ou 2 jours de repos chaque fois, afin de bien séparer les couches superposées.

On obtiendrait un meilleur rendement en augmentant la proportion d'alcool dans le mélange, mais l'alcool récupéré est pour le pharmacien d'un emploi difficile, le procédé deviendrait donc onéreux ; nous avons proposé une méthode de purification plus rapide et qui permet d'obtenir une huile rigoureusement neutre.

1° *Doser l'acidité de l'huile d'olive* : pour cela, introduire dans un récipient approprié : 10 cc. d'alcool à 95° et 10 cc. d'éther, neutraliser en présence de 10 gouttes de phtaléine, ajouter 10 cc. de l'huile à titrer ; verser dans le mélange de la soude décinormale jusqu'à coloration rose persistant 10 secondes.

En multipliant le nombre de centimètres cubes de liqueur alcaline employé par 0.282 on obtient en grammes le poids des acides libres pour 100 cc. d'huile.

2° *Opérer la neutralisation de l'huile* dans les conditions suivantes : Pour 100 cc. de cette huile, ajouter 50 cc. d'alcool à 95°[1] ; ajouter ensuite au moyen de la burette graduée la quantité de soude normale nécessaire pour neutraliser l'acidité de l'huile[2] ; agiter fortement pendant une heure ; laisser reposer. Le mélange se sépare en deux couches : l'une inférieure, l'huile ; l'autre, supérieure, l'alcool contenant en dissolution le savon formé par les acides libres et l'alcali.

L'huile, renfermant elle-même une certaine quantité d'alcool entraîné, est chauffée au bain-marie ou à feu nu progressivement, sans dépasser 115°, l'alcool évaporé, le savon qu'il tenait en dissolution se sépare à l'état solide et il suffit de filtrer l'huile à chaud pour l'obtenir limpide. L'huile ainsi obtenue est à la fois stérile et neutre ; l'alcool récupéré n'est pas perdu, car il peut servir à d'autres opéra-

---

1. On peut sans inconvénient réduire la quantité d'alcool employée.
2. Il est préférable de laisser une acidité infinitésimale plutôt que d'introduire un excès d'alcali.

tions semblables, ce qui était impossible avec l'alcool de lavage du procédé du Codex.

Quand il s'agit d'une huile altérée, l'élimination des acides libres ne constitue pas évidemment une régénération parfaite de l'huile primitive, d'autant plus que la rancidité ne se traduit pas uniquement par une mise en liberté d'acides gras ; d'autres produits plus ou moins bien connus d'oxydation ou de polymérisation peuvent aussi se former, surtout quand il s'agit des huiles d'œillette, de sésame ou d'arachide.

La lanoline qui devra être neutre, et répondre aux essais de pureté du Codex sera fondue, puis abandonnée à un repos prolongé, à l'étuve par exemple, à une température pas très élevée mais suffisante cependant pour qu'elle demeure liquide ; on pourra ainsi la débarrasser par filtration à chaud des impuretés ou de l'humidité qu'elle peut contenir.

La *vaseline* et l'*huile de vaseline* devront être également neutres et pures.

Les huiles, corps gras, vaseline, etc., étant contrôlés ainsi qu'il vient d'être dit, on aura avantage à les stériliser, d'abord pour en assurer la conservation, et aussi parce que très souvent les préparations dans lesquelles ils entrent à titre d'excipients, ne devront pas subir une stérilisation réelle. Nous en reparlerons dans le chapitre spécial, consacré à la stérilisation des corps gras.

Matériel et Récipients. — La verrerie devant servir à contenir les liquides injectables consiste en *flacons*, *ballons* ou *ampoules*.

Bouchage. — Les ballons peuvent être bouchés au coton (dans ce cas il importe d'employer *du coton non dégraissé, non hydrophile*), ou scellés au col à la lampe ; les

flacons sont fermés avec des bouchons de verre, de caoutchouc ou des bouchons système canette. Au besoin, on
peut utiliser un simple bouchon d'ouate ; mais on devra
autant que possible éviter le bouchon de liège, car la stérilisation de celui-ci est très difficile à réaliser. Dans un bouchon sain d'aspect des filaments mycéliens ou des spores
peuvent exister dans la profondeur du tissu, et les champignons ou moisissures se développer ensuite aisément
pour peu que le milieu soit favorable. L'ébullition dans
l'eau est insuffisante. Thomann conseille un chauffage de
30 minutes dans la vapeur fluente à la pression ordinaire
à 90-100°. Pratiquement, on stérilise les bouchons de liège,
placés au préalable dans un flacon bouché au coton, par un
chauffage d'une demi-heure à 120°, à l'autoclave. Malheureusement, ce chauffage altère toujours un peu les bouchons[1].

Greenwald conseille de soumettre les bouchons nettoyés
et séchés à des vapeurs de formol et d'alcool.

Nettoyage. — Toute la verrerie (les flacons surtout) devra être parfaitement nettoyée, on la fera au besoin bouillir dans une solution de carbonate de soude, puis on la
lavera avec une solution de HCl à 1 pour 100, et on la
rincera enfin avec de l'eau distillée à plusieurs reprises
jusqu'à ce que l'eau de lavage soit bien neutre. Pour le
lavage des ampoules, Thomann recommande le procédé
suivant : on les fait bouillir, ouvertes, dans un vase
émaillé contenant de l'eau distillée ; pendant l'ébullition les
ampoules surnagent ; on éteint le feu et on verse au milieu

---

1. Bonnas conseille (*C R Ac., Sc., CXXXVIII*, 1287 ; 1904) de mettre les bouchons dans une enceinte chauffée à 120° pendant 10 minutes, on fait ensuite
le vide, puis on rétablit la pression en laissant pénétrer de la vapeur
d'eau qu'on porte ensuite à 130° pendant 10 minutes.

sur les ampoules surnageantes de l'eau distillée froide;
par le refroidissement l'eau est aspirée dans les ampoules,
on fait bouillir à nouveau, ce qui a pour effet de chasser la
plus grande partie de l'eau des ampoules; l'eau restant
est chassée par des secousses, ou, si on fait le remplissage
immédiatement, en exposant les ampoules dans la flamme
d'un Bunsen pour expulser à la fois l'air et l'eau. Les ampoules sont plongées de suite dans la solution dont elles se
remplissent. Si l'on veut au contraire conserver les ampoules lavées, on achèvera leur dessiccation en les exposant
dans une étuve à 160° pendant une heure, puis on les conservera dans une boîte métallique stérilisée, jusqu'au moment de l'emploi. Ce procédé, on le voit, permet d'obtenir
des ampoules à la fois *lavées* et *stériles*.

Epreuve du verre. — Tous les récipients devont être non
seulement lavés, mais encore éprouvés au point de vue de
la *qualité de leur verre.*

Nous reviendrons sur la question de l'altérabilité du
verre ; pour l'instant nous nous contenterons de rappeler
que tous les verres cèdent à l'eau, à chaud et même à froid,
une certaine quantité d'alcali.

Ils en cèdent plus ou moins, et plus ou moins rapidement
suivant ce qu'on peut appeler leur résistance ou leur *qualité*.

Le verre des ampoules est généralement meilleur que
celui des flacons, et l'on doit même se montrer plus exigeant pour celui-là, car on trouve dans le commerce du
verre en tube de très bonne qualité, souvent presque neutre.

Le verre des bouteilles à eaux minérales est assez résistant ainsi que nous avons pu nous en rendre compte.

La qualité du verre pourra s'apprécier de la façon suivante :

Des ballons, flacons ou ampoules en nombre suffisant

pour réaliser une contenance totale très légèrement supérieure à 50 cc. sont remplis d'eau distillée *rigoureusement neutre*, après avoir été lavés comme il a été dit précédemment; puis on les chauffe une heure à l'autoclave à 120°. Après refroidissement on prélève exactement 50 cc. de cette eau qu'on additionne de V ou VI gouttes d'indicateur colorant[1], et l'on titre avec une solution de HCl centinormale. En rapportant à 100 cc. c'est-à-dire en multipliant par 2 le chiffre obtenu, on constate ainsi qu'un très bon verre exige moins de 1 cc. de réactif; j'ai trouvé quelques récipients remplissant ces conditions, notamment le verre Serax (maison Appert) et certains verres d'Iéna, qui donnent 0 cc. 5 en moyenne. Un bon verre exige moins de 5 cc., mais on trouve dans le commerce des verres défectueux qui cèdent des quantités d'alcali très supérieures quand on les chauffe à l'autoclave; DUFFOUR en a trouvé dont l'alcalinité cédée à l'eau atteignait, après 2 heures de chauffage à 130°, 40 cc. de soude *décinormale* pour 100 cc. d'eau. Ce cas, il est vrai, paraît exceptionnel.

Ce procédé qui permet de mesurer assez exactement l'alcalinité soluble d'un verre, et par suite ses qualités de résistance à l'eau, nous a paru supérieur aux procédés indiqués par SCHNEIDER, SUSS et BARONI, et sur lesquels nous reviendrons dans le chapitre consacré spécialement à l'altérabilité du verre.

Nous verrons également que le cristal et les verres plombiques doivent être évités, ainsi que dans certains cas les verres calcaires (particulièrement pour les solutions de phosphates et d'arséniates).

---

1. Solution de phtaléine, d'hélianthine B ou mieux : alizarine sulfoconjuguée.

En règle générale, on emploiera du verre *non coloré* qui permet en l'observant par transparence de se rendre compte dans une certaine mesure de l'état de conservation du liquide. Certains praticiens ont cependant recours au verre jaune quand il s'agit de liquides très altérables à la lumière (sels d'adrénaline, d'ésérine, d'apomorphine etc..), mais il est nécessaire de bien vérifier la qualité du verre employé.

Préparation proprement dite des liquides injectables :

Les préparations injectables devront être faites le plus aseptiquement possible [1]. Si l'on fait usage du mortier, celui-ci sera flambé ainsi que son pilon. Dans tous les cas où les liquides injectables ne devront pas subir une stérilisation parfaite (par exemple dans les cas de filtration, méthode aseptique et même tyndallisation) il sera nécessaire d'employer de la verrerie non seulement lavée, mais stérile, chauffée par exemple une demi-heure à 170° au four à flamber.

Les solutions seront faites à froid, ou en s'aidant de la chaleur si c'est nécessaire, mais il sera prudent de ne pas faire bouillir directement le liquide, d'abord parce qu'il pourrait en résulter une concentration de la solution, et ensuite parce que, dans certains cas, l'ébullition à l'air serait susceptible de provoquer une légère altération.

Filtration. — Les solutions devront être parfaitement limpides ; on les filtrera au coton hydrophile ou au papier. Le coton devra être vérifié car il est souvent acide ; quant au papier-filtre, j'en ai trouvé de si nettement alcalin

1. On doit toujours tenir compte du principe suivant : Il faut effectuer la préparation à stériliser de façon à y introduire le moins de germes possible.

qu'une solution de chlorhydrate de morphine devenait trouble après filtration, par suite de la précipitation de la morphine.

Le filtre ou le coton seront disposés à l'avance dans l'entonnoir et lavés à l'eau bouillante ainsi que le flacon récepteur, à moins que ces divers ustensiles n'aient été stérilisés.

Remplissage. — On procédera ensuite au remplissage des récipients ; celui des flacons ne présente aucune particularité.

Ampoules[1]. — Les *grosses ampoules* (supérieures à 10 cc.) pourront être remplies directement au moyen d'un tube de verre et d'un tube de caoutchouc, en s'aidant d'une certaine pression ; ou bien, au contraire et de préférence, par aspiration au moyen de la trompe à eau, en reliant une extrémité de l'ampoule à la trompe par un tube de caoutchouc, et l'autre au récipient contenant la solution injectable. On aura soin évidemment d'interrompre la communication avec la trompe avant d'arrêter celle-ci et dès que l'ampoule sera pleine.

On pourra faire un ou deux remplissages préalables avec de l'eau distillée et filtrée afin de bien rincer les ampoules.

Celles-ci, bien égouttées, seront de nouveau reliées à la trompe ; on remplacera l'eau distillée par le liquide injectable, puis on ouvrira *légèrement* le robinet de la trompe à eau pour obtenir une faible aspiration et éviter par suite l'entrée brusque du liquide dans l'ampoule.

Pour éviter d'entraîner les poussières qui se trouvent

1. On trouvera dans le 2ᵉ fascicule des « *Remèdes galéniques* » par A. JOANIN, (édité par les *Laboratoires Dausse* (1921) une description détaillée des ampoules : forme, vérification de contenance, remplissage, fermeture par les procédés industriels, etc...

parfois sur la surface du liquide on évitera de vider le vase qui sert au remplissage ; on aura soin également d'opérer dans un local fraîchement arrosé et à l'abri des courants d'air.

L'ampoule étant remplie, on applique le doigt sur l'extrémité supérieure pour que le liquide ne s'écoule pas, puis on renverse l'ampoule. On ferme l'autre extrémité au chalumeau, on laisse refroidir sur un support, puis la pointe fermée étant refroidie, on renverse l'ampoule et si le volume ne dépasse pas 25 cc., on ferme l'autre extrémité ; si le volume est supérieur, on recouvre la pointe ouverte d'un petit tube à essai.

Les ampoules étant introduites dans l'autoclave, placées sur des supports percés de trous, on les stérilise à la température voulue.

La stérilisation terminée, on retire le tube protecteur dans la flamme et on chauffe le verre ; lorsque celui-ci fond, on retire de la flamme tout en étirant à l'aide d'une pince en fer. On reporte la partie effilée dans la flamme du chalumeau pour bien fermer la pointe et lui donner plus de résistance.

Remplissage des petites ampoules.

1° Les ampoules sont ouvertes à leurs deux extrémités : on pourra dans ce cas les remplir par aspiration, au moyen de la bouche ou mieux d'une petite poire en caoutchouc, et par l'intermédiaire d'un tube en caoutchouc également (les ampoules d'huile peuvent être remplies par ce procédé).

2° Les ampoules, à une ou deux pointes, n'étant ouvertes qu'à une extrémité, un moyen pratique pour remplir assez rapidement plusieurs centaines d'ampoules, et n'exigeant aucun matériel spécial, est le suivant : On porte successivement le corps seulement de chaque ampoule dans la flamme d'un Bunsen pendant quelques secondes et on plonge cette ampoule dans un récipient contenant de l'eau distillée bouillie et filtrée (*à une hauteur inférieure à celle de la pointe de l'ampoule*). On plonge ainsi dans un ou plusieurs récipients toutes les ampoules qu'on veut remplir. La contraction de l'air pendant le refroidissement produit une diminution de pression à l'intérieur de l'ampoule et une petite quantité d'eau y pénètre. On retire les ampoules en les renversant, de façon à ce qu'une partie du liquide vienne mouiller la pointe fermée; puis on chauffe de nouveau l'ampoule, d'abord dans sa partie médiane, ce qui produit l'ébullition de l'eau; la vapeur émise chasse le liquide voisin de l'ouverture; à ce moment, en imprimant une légère secousse, ou encore en chauffant la pointe fermée, la petite quantité d'eau qui y restait adhérente s'échappe, et arrivant au contact de la paroi chaude, se vaporise et sort en fusant hors de l'ampoule. C'est à ce moment précis que celle-ci doit être plongée dans la solution par sa pointe ouverte; pendant le refroidissement qui s'ensuit le remplissage de l'ampoule se fait immédiatement. Il ne reste plus, et c'est d'ailleurs une opération assez délicate, qu'à fermer soigneusement la pointe ouverte; car, ainsi que nous le verrons, la stérilisation se fera de préférence en ampoules complètement scellées.

Ce mode de remplissage, bien réglé et exécuté méthodiquement, est en somme assez rapide et très commode.

Certains praticiens indiquent d'opérer à la fois sur plusieurs ampoules dont on fait tremper les pointes ouvertes dans l'eau d'abord, puis au moment du remplissage, dans la solution, en promenant la flamme sur toutes les ampoules à la fois; le procédé est peu pratique, à mon avis, et n'abrège pas sensiblement la durée de l'opération.

Avant de fermer l'extrémité ouverte, on doit chasser la petite colonne de liquide qui reste dans cette pointe, soit en chauffant la pointe opposée qui est fermée dans la flamme du Bunsen, — soit en opérant à la fois sur plusieurs ampoules, au moyen de la cloche à vide reliée à la trompe à eau : on aura soin d'interrompre l'opération en faisant rentrer l'air dès que sera sortie la petite colonne de liquide.

Celle-ci aurait l'inconvénient de provoquer la casse au moment de la fermeture de la pointe, ou encore, quand il s'agit de composés organiques, de provoquer, par décomposition pyrogénée, un dépôt de charbon.

La *fermeture des pointes* à la flamme constitue une opération assez délicate, surtout quand il s'agit de grosses ampoules. Les verres qui sont les moins attaquables par l'eau sont en même temps les moins fusibles et se travaillent difficilement à la flamme[1]. Il sera donc utile de vérifier la parfaite obturation des pointes. Des ampoules mal fermées sont d'une part exposées à une contamination ultérieure et, d'autre part, il peut résulter de ce fait, au moment de la stérilisation, le gros inconvénient suivant :

Lorsqu'on stérilise les petites ampoules au bain-marie bouillant, celles-ci, plongées dans un récipient rempli d'eau, peuvent se vider de leur liquide sous l'influence de la chaleur et se remplir aux dépens de l'eau du bain-marie pendant le refroidissement.

On évitera cette grave cause d'erreur, et on se rendra compte en même temps de la parfaite obturation des

---

1. Employer toujours un petit chalumeau pour avoir un jet de flamme assez fin, ou un bec à chauffage intensif (Neveu) ; chauffer d'abord au milieu de la flamme pour fondre le verre, et pour finir dans la partie extérieure afin de ne pas déformer la pointe.

ampoules en ajoutant à l'eau du bain-marie un colorant quelconque (éosine par exemple).

Quand il s'agit d'ampoules renfermant un liquide huileux la précaution devient superflue, le trouble que l'on constate dans le liquide huileux est un indicateur suffisant. Quand on opère la stérilisation à l'autoclave en grand, ainsi que nous le verrons plus loin, les ampoules sont alors disposées dans un panier ou sur un disque percé de trous; on reconnaît aisément dans ce cas les ampoules mal fermées à ce qu'elles sont plus ou moins vidées au sortir de l'autoclave. Toutefois, on peut également placer les ampoules dans un récipient quelconque contenant un liquide coloré, comme dans le cas du bain-marie, et l'on reconnaît alors les ampoules mal fermées à la coloration du liquide qu'elles renferment.

Appareils de remplissage d'ampoules. — Pour le remplissage d'un grand nombre d'ampoules, on fait généralement usage d'appareils spéciaux.

Le procédé le plus répandu consiste à utiliser la *cloche à vide*; on dispose sous celle-ci les ampoules, la pointe ouverte en bas[1] et plongeant dans un petit cristallisoir; ou encore on les place de la même façon, mais sur un disque de porcelaine percé de trous à cet effet, au-dessus dudit cristallisoir.

Le bouchon de caoutchouc qui obture la cloche est percé de trois trous : l'un donne passage au tube qui est relié à la trompe, le deuxième à un autre tube qui communique avec l'air extérieur, par le troisième enfin on introduira le liquide à mettre en ampoules, au moyen d'un entonnoir.

---

1. La réglette à curseur de *Barillé* permet de couper toutes les ampoules à la même longueur.

On fait le vide; quand la trompe commence à chanter et que le mercure du manomètre est monté à 70 centimètres environ, on interrompt par un robinet la communication, puis on laisse tomber la solution dans le cristallisoir disposé à cet effet, on ouvre enfin doucement le robinet de communication avec l'air extérieur dont la rentrée dans la cloche produit la pression nécessaire à la rentrée du liquide dans les ampoules.

L'appareil d'EURŸ, pour les substances altérables par la chaleur, est une simple modification de cet appareil qui permet l'introduction d'un liquide stérile obtenu par filtration à la bougie. J'en reparlerai ultérieurement. Le dispositif BERLIOZ et DUFLOCQ[1] consiste en un récipient de métal nickelé où l'on introduit le liquide; par-dessus est disposé un diaphragme métallique, percé de trous, par où s'engagent les pointes ouvertes des ampoules qui, tournées en bas, plongent dans le liquide. Le couvercle, percé d'un trou, laisse passer une tige munie d'un anneau; on laisse 20 minutes à 120° à l'autoclave; après refroidissement l'appareil est placé sous une cloche à vide, en 5 minutes le vide est réalisé par la trompe; on ferme le robinet de communication, on laisse rentrer l'air filtré sur de la ouate stérile, et les ampoules se remplissent.

CAZAUX[2] introduit dans l'autoclave les ampoules, la pointe ouverte plongeant dans la solution. On laisse le robinet d'échappement ouvert jusqu'après le premier jet de vapeur qui doit entraîner tout l'air contenu dans l'appareil, on chauffe à la température et pendant le temps

1. Voir Dʳ E. GÉRARD. *Technique de Stérilisation*, 3ᵉ édition, p. 84, *Vigot* édit.
2. G. CAZAUX. Stérilisation et remplissage des ampoules. *Bull. Comm.*, P. C., 33ᵉ année, nᵒ 1, p. 33; 1905.

nécessaire à la stérilisation. On laisse refroidir l'appareil; le vide s'est produit dans l'autoclave et dans les ampoules, il suffit alors d'ouvrir peu à peu le robinet pour que, l'air pénétrant et faisant pression sur le liquide, les ampoules se remplissent.

Le dispositif CAZAUX a deux inconvénients : la condensation de la vapeur d'eau dans l'autoclave vient modifier la composition du liquide injectable, et d'autre part la rentrée d'air non stérile risque de contaminer la solution; aussi aura-t-on avantage, ainsi que le recommande GÉRARD[1], à placer les ampoules dans un flacon à large ouverture qu'on recouvrira d'un entonnoir. La douille de ce dernier sera obstruée par un tampon de coton; quant à la rentrée d'air dans l'autoclave, elle se fera au moyen d'un tube de verre garni de coton aseptique. Avec l'autoclave SOREL, qui possède un tube de platine pouvant être chauffé au rouge, la rentrée d'air stérile sera encore mieux assurée.

Cette rentrée d'air stérile peut d'ailleurs être appliquée utilement à la stérilisation des flacons ou canettes qu'on place non fermées à l'autoclave.

Je ne m'étendrai pas davantage sur les appareils de remplissage d'ampoules, je citerai seulement les appareils de NEVEU, le *remplisso-doseur* de PAILLARD dans lequel le liquide passe par une série de petits tubes *gradués* munis de robinets et auxquels sont adaptées les ampoules, et l'appareil très pratique et fort ingénieux de BARILLÉ.

Il existe encore d'autres appareils du même genre mais leur description nous entraînerait à de trop longs développements[2]. Je citerai seulement l'appareil de MURAT et

1. Ouvrage cité, p. 88.
2. Voir E. GÉRARD. Ouv. cité, pages 81 à 101, et l'ouvrage de A. JOANIN cité plus haut.

LACOSTE[1] qui permet sans l'emploi du vide d'introduire dans les ampoules une quantité de liquide exactement mesurée. Il consiste en une burette graduée de 10 cc. se terminant par un tube effilé, lequel peut être relié au moyen d'un tube en caoutchouc avec l'extrémité de l'ampoule. Cette burette reçoit le liquide émanant d'un réservoir et un jeu de deux robinets permet le remplissage de la burette d'abord et des ampoules ensuite.

Je dirai aussi deux mots du dispositif imaginé par REDDÉ qui permet également de remplir les ampoules sans avoir recours à l'emploi du vide. Cet appareil se compose d'une sorte de pissette à laquelle est adaptée une poire en caoutchouc destinée à faire la pression nécessaire pour chasser le liquide dans chaque ampoule, par l'intermédiaire d'un petit tube très fin en platine. On peut également disposer au-dessus du bouchon de caoutchouc de la pissette un petit tube poreux destiné à stériliser les liquides qui ne peuvent pas être chauffés. Le dispositif REDDÉ offre surtout des avantages pour la manipulation des produits volatils : *éther*, *nitrite d'amyle*[2], etc... Pour les produits visqueux, on facilitera leur écoulement en les réchauffant quelques minutes au bain-marie[3].

1. Appareil construit par la maison Berlemont; voir *Journ. de Pharmac. et Chimie*, 1er juillet 1915, p. 22.

2. La fermeture des pointes au chalumeau, dans le cas des arsenicaux par exemple, peut causer des accidents (dermites) aux ouvriers chargés de ce soin. DAUSSE a imaginé pour obvier à cet inconvénient des petites hottes en verre munies de cheminée d'appel et qui permettent le chauffage d'ampoules en série. Signalons aussi que dans l'industrie on emploie aujourd'hui, au lieu de cloches à vide, des *caissons métalliques* à plusieurs étages, où l'on introduit les ampoules dressées sur leurs supports et à l'intérieur desquels on agit soit à l'aide du vide, soit à l'aide de l'air comprimé (Voir A. JOANIN, ouvrage cité).

3. Voir *Journ. de Pharm. et de Chim.* (7), V. 396 1912.

Je ne décrirai pas non plus les autres procédés de remplissage : appareil à soufflerie et aiguille de platine, pour ampoules d'éther, de nitrite d'amyle et, en général, pour les liquides volatils ou inflammables; ces catégories d'ampoules ne rentrant pas absolument dans le cadre que je me suis imposé, je renverrai à leur sujet aux ouvrages spéciaux[1]. Dans tous les cas, il sera utile d'introduire dans l'ampoule une quantité de liquide un peu supérieure à celle qui doit être injectée (1 cc. 1/4 au lieu de 1 cc.) afin de compenser les pertes inévitables qui se produisent au moment du remplissage de la seringue.

Dans le cas des ampoules *auto-injectables*, au contraire, on ne devra introduire que la quantité strictement nécessaire, et il sera préférable alors d'utiliser pour le remplissage les appareils doseurs indiqués plus haut.

Les récipients une fois remplis seront ensuite soumis à la stérilisation dans les conditions que nous indiquerons aux chapitres réservés aux divers modes de stérilisation. Signalons seulement que lorsque les liquides injectables ne devront subir qu'une stérilisation *relative*, la stérilisation préalable de la verrerie sera indispensable. Celle-ci se fera à l'autoclave; dans le cas des corps gras ou des huiles, à l'étuve sèche, ou mieux encore à l'autoclave, mais en récipients bien clos ou scellés.

Préparations insolubles. Suspensions. — J'ai dit précédemment que les solutions devaient toujours être filtrées; est-ce à dire que l'on ne puisse injecter que des liquides parfaitement limpides? Assurément non; on injecte couramment et avec succès, par voie hypodermique ou intra-veineuse,

---

1. Voir en particulier : *Formulaire des principales spécialités*, par R. Cerbelaud. Paris, 1920.

des préparations *colloïdales* (collargol, métaux colloïdaux obtenus par électrolyse).

. L'huile grise n'est qu'une émulsion de mercure; l'huile au calomel une simple suspension de poudre fine dans l'huile de vaseline; or, ces deux préparations servent journellement aux injections intra-musculaires. J'ai préparé, pour ma part, un *amalgame de platine* liquide (1 p. 10 de Pt et 9. p. 10 de Hg), que j'ai mêlé aux excipients indiqués par le Codex pour l'huile grise, et un *amalgame d'argent* solide, que j'ai pulvérisé très finement, passé au tamis de soie n° 150 et réparti dans l'excipient indiqué ci-dessus. Les docteurs Deguy et Queyrat ont employé avec succès ces préparations et ce dernier les a présentées à la Société médicale des hôpitaux[1]. J'ai préparé aussi des suspensions huileuses d'argent métallique, de magnésium, calcium, fer, étain, manganèse. arsenic, bioxyde de manganèse, antimoine, bore, bismuth, cadmium, cobalt, nickel, phosphore rouge, iode, tellure, vanadium, sélénium. etc., destinées à des injections intra-musculaires qui toutes étaient parfaitement indolores et fort bien tolérées[2].

Si l'on a observé consécutivement à des injections de corps insolubles, le plus souvent mercuriels, un certain nombre d'accidents. il faut en rendre responsable soit l'exagération de la dose, soit l'imperfection de la technique suivie par l'opérateur (j'ai insisté précédemment sur la nécessité d'une asepsie rigoureuse pour ce genre d'injection), soit même la toxicité du mercure; mais il reste

---

1. *Deux nouvelles préparations mercurielles. Bull. et Mém. Soc. méd. des Hôp.,* (3), XXVI, 189; 1909.

2. Exception faite du magnésium qui semble doué d'une action destructive très nette.

Voir *Journ. de Pharm. et de Chim.* 1ᵉʳ juin 1914, p. 537.

démontré que des préparations *insolubles* sont parfaitement injectables. Encore ne s'agissait-il dans mes expériences personnelles que d'injections intra-musculaires, mais C. Fleig[1] a observé que les sérums artificiels pouvaient être additionnés de sels de fer. La liqueur précipite dans ces conditions. On peut cependant sans inconvénient employer ce liquide trouble à dose massive, même en injections *intraveineuses*, après stérilisation à 110° à l'autoclave (en ampoules *scellées* pour éviter la décomposition des bicarbonates).

Cela s'explique, dit l'auteur, par l'état physique spécial de l'hydrate ferrique, corps gélatineux dont les particules doivent s'écraser facilement dans les capillaires; elles ne pourraient produire d'embolies qu'en masse énorme ou en émulsion trop épaisse.

Avec d'autres substances gélatineuses : silice, hydrocarbonate de cobalt, oxyde de nickel, sesquioxyde de chrome hydraté, ou avec certaines substances très fines et très divisées : carbonate de chaux, oxyde mercurique, utilisées en suspensions étendues, l'auteur a obtenu des résultats analogues. Le Dr Chevallier (*Union Pharm.* 1918, p. 130) a pu injecter du talc. du calomel et certaines substances insolubles dans la veine auriculaire du lapin, en suspensions concentrées. L'élimination s'effectuait lentement, les particules solides étaient englobées par les macrophages qui se multipliaient.

Les préparations insolubles, dont le type est l'huile grise du Codex, sont en général préparées aseptiquement ainsi qu'il a été dit page IX.

---

1. Les sérums artificiels à minéralisation complexe et à sels insolubles injectables dans les veines. *C. R. Ac. Sc.*, t. CXLV, p. 286; 1907.

Pour terminer le chapitre réservé aux opérations préalables à la stérilisation, il nous reste à dire quelques mots de l'*Isotonie*.

ISOTONIE

Pour être bien tolérés, les solutés injectables doivent être de préférence isotoniques ou hypertoniques. Cela est particulièrement nécessaire pour les injections intra-veineuses si l'on veut éviter une hémolyse possible.

Les solutés fortement hypertoniques conviennent quand on injecte de faibles doses, les solutés faiblement hypertoniques quand on injecte des doses élevées de liquides.

Le moyen le plus pratique pour rendre une solution *hypertonique* consiste à ajouter à un soluté isotonique (de $NaCl$, SO^4Na^2, glucose, saccharose, lactose, etc...), la dose du médicament actif que l'on doit employer; en d'autres termes, il suffit d'utiliser comme dissolvant un liquide isotonique au lieu d'eau distillée ordinaire. A. Lumière et J. Chevrotier (de Lyon) obtiennent la proportion de sel nécessaire à ajouter à une liqueur ayant un point de congélation supérieur à la normale (— 0° 56) d'après la formule:

$$X = \frac{0°\,56 - \triangle_1}{\triangle_2}$$

dans laquelle $\triangle_1$ représente le point de congélation du soluté hypotonique, $\triangle_2$ le point de congélation du soluté du sel additionnel à 1 p. 100, X le poids en grammes du sel à ajouter pour 100 cc. de liquide pour obtenir l'isotonie.

Par exemple, avec un soluté dont le point de congélation est

— 0°17, pour obtenir l'isotonie avec du NaCl, il faudra ajouter :

$$\frac{0,56 - 0,17}{0,585} = 0 \text{ gr. } 66$$

de NaCl p. 100, soit 6 gr. 60 par litre ; — 0° 585 étant le point cryoscopique d'une solution de NaCl à 1 p. 100. Supposons que nous voulions ramener à l'isotonie le soluté de ch. de cocaïne, à 1 p. 100 (hypotonique) dont le point de congélation est $\triangle_1 = - 0°12$, le point de congélation d'une solution de NaCl à 1 p. 100 étant — 0°585, il faudra ajouter au soluté de cocaïne :

$$\frac{0,56 - 0,12}{0,585} = 0,75213$$

de NaCl pour 100, soit 7 gr. 52 par litre.

D'après Van Itallie (*Bull. Sc. Pharm.*, N°s 9, 10, sept. oct. 1918, p. 257) il y aurait de légères différences entre le calcul et l'expérience et il serait préférable d'augmenter un peu la dose théorique de NaCl ou du sel à ajouter.

Cerbelaud (Formulaire, édition de 1920) a déterminé *expérimentalement* les points cryoscopiques des solutions au centième susceptibles d'être le plus souvent utilisées dans le but d'établir l'isotonie :

$$\triangle_2 \text{ pour la solution de NaCl} = - 0° 585$$

pour celles de saccharose, lactose, glucose, sulfate de soude benzoate de soude, les chiffres sont respectivement — 0°054, — 0°02, — 0°102, — 0°20, — 0°31.

Le calcul donnerait les mêmes chiffres d'après la loi de Raoult, en ce qui concerne les substances organiques, mais cette loi n'est pas applicable aux substances minérales, (par suite de leur dissociation électrolytique), on sait que l'abaissement cryoscopique des substances organiques est donné par la formule suivante :

$$\triangle = \mathrm{K} \times \frac{\mathrm{p}}{\mathrm{P}} \times \frac{1}{\mathrm{M}}$$

pour l'eau, la constante $\mathrm{K} = 1850$; on a donc avec une solution de saccharose à 1 p. 100

$$1850 \times \frac{1}{100} \times \frac{1}{342} = 0^\circ 054$$

342 étant le poids moléculaire de la saccharose[1].

Notons que la solution isotonique de sel marin devrait être au taux de 9 p. 1000 au lieu de 7, 7,50 ou 8 : chiffres adoptés généralement.

---

1. HATTIE (*Union Pharm.*, *1919, p. 263*) a donné les quantités de NaCl nécessaires pour rendre isotoniques certaines solutions d'alcaloïdes, par exemple :

Ch. morphine	à 1 %	0 gr. 76
—	à 2 %	0 gr. 62
—	à 3 %	0 gr. 43
Ch. cocaïne	à 1 %	0 gr. 74
Novocaïne	à 1 %	0 gr. 59
—	à 2 %	0 gr. 51
Ch. émétine	à 1 %	0 gr. 82
—	à 3 %	0 gr. 66
—	à 5 %	0 gr. 45

Stérilisation par les antiseptiques.

Les notions d'*asepsie* et d'*antisepsie* n'ont pas été toujours aussi nettement différenciées qu'elles le sont aujourd'hui parce qu'on attribuait autrefois aux antiseptiques une puissance microbicide exagérée.

On a reconnu depuis que tel antiseptique, efficace contre un germe déterminé, restait sans effet sur d'autres germes.

Guttmann a observé que les spores du charbon pouvaient encore végéter après avoir séjourné pendant 37 jours dans une solution d'acide phénique à 50 p. 1.000[1]. — Robert et Leseurre[2] citent également à ce propos les expériences de Truchot sur le virus de la septicémie puerpérale. Pour neutraliser ce dernier, suivant l'auteur, il faudrait un contact de 15 jours avec une solution de sublimé à 1 p. 1.000, ou de 25 jours avec une solution d'acide phénique à 50 p. 1.000.

Ne sait-on pas, d'autre part, que le phénol à 1 p. 1.000 sert à l'isolement du bacille typhique, espèce pourtant peu résistante. « Non seulement, dit Miquel, les solutions phéniquées à 1 p. 20 et à 1 p. 40 ne parviennent pas à tuer les

1. D'après Vinay. *Manuel d'asepsie*, p. 56. Paris.
2. *De l'asepsie dans la pratique chirurgicale.* Paris, 1893.

micro-organismes de vitalité faible, mais elles contiennent elles-mêmes fréquemment des germes vivants. » REDARD, FRANKEL, GEPPERT, BEHRING, SCHIMMELBUSCH sont arrivés aux mêmes conclusions[1].

Dans tous les cas, si l'on admet qu'après un contact plus ou moins long avec les solutions antiseptiques, les microbes sont détruits, il n'en est pas de même des spores[2].

Le chloroforme, l'alcool absolu, par exemple, exercent une action nettement microbicide sur les formes végétatives des bacilles et des cocci, tandis qu'ils restent sans effet vis-à-vis des spores.

En grande majorité, les substances chimiques sont donc loin d'agir aussi activement que la chaleur. Bien peu d'entre elles sont capables de détruire sûrement les spores du charbon dans les vingt-quatre heures, il leur faut souvent plusieurs jours, et même beaucoup n'exercent sur cet agent infectieux aucune action nocive.

Il va sans dire que les chiffres très différents obtenus par les auteurs pour la puissance microbicide des agents chimiques, résultent des conditions variables de leurs expériences, de nombreux facteurs entrant en jeu ; et l'on comprend que DUCLAUX, au lieu de classer les antiseptiques

1. D'après SCHWARTZ. *Pratique de l'asepsie et de l'antisepsie en chirurgie,* p. 90. Paris.

2. On a donné au sujet de cette résistance des spores l'explication suivante : les bactéries possèdent une enveloppe de nature protéique, comme le protoplasme qu'elle entoure ; or, l'action stérilisante des antiseptiques réside dans un processus d'insolubilisation. Il se formerait en présence de l'agent chimique une combinaison insoluble de celui-ci avec la matière albuminoïde, et cette combinaison se produirait surtout à la périphérie. En un mot, la membrane de la bactérie serait atteinte et non le contenu. Si, pour une cause quelconque, la bactérie vient à se débarrasser de cette combinaison insoluble qui la protége, elle reprend sa vitalité et libère ses spores.

suivant leur valeur absolue, ait conseillé de les ranger tout simplement par ordre alphabétique.

Dans le cas des préparations injectables, les conditions se trouvent évidemment réunies pour faciliter le plus possible la pénétration et, par suite, l'action de l'antiseptique. Dans ces milieux liquides on n'aura pas à redouter une agglomération de germes qui rendrait l'imprégnation lente et difficile. Il va sans dire évidemment que l'on devra écarter tout antiseptique qui pourrait former avec la solution à stériliser une combinaison chimique.

Toutefois, même dans ces conditions, il reste établi que la stérilisation par les antiseptiques n'est qu'une stérilisation *relative* (puisqu'elle laisse subsister certains microorganismes et principalement leurs spores), et que, par suite, la stérilisation des *solutions antiseptiques* elles-mêmes n'est pas toujours, comme on pourrait le penser de prime abord, une opération superflue.

Au point de vue clinique, l'introduction d'un antiseptique n'est pas non plus sans danger. Les accidents dus à l'emploi du *phénol*, du *sublimé*, etc..., surtout chez des malades dont l'élimination rénale est imparfaite, sont trop connus pour qu'il soit utile d'insister[1]; d'ailleurs, le seul fait de l'introduction d'une substance étrangère dans le liquide à stériliser n'est-il pas déjà un inconvénient assez sérieux pour justifier l'emploi d'une autre méthode de stérilisation?

Je me suis contenté, en citant des auteurs autorisés, d'exprimer, au sujet des antiseptiques, une opinion universellement admise aujourd'hui.

Il me reste à indiquer dans quels cas il faut cependant

---

1. Voir Brux. Des accidents imputables aux antiseptiques; *Thèse agrég.* 1886.

avoir recours à eux, NICOLLE et REMLINGER[1] s'expriment ainsi : « On conçoit que le rôle des antiseptiques doive se « borner à entraver le développement des microbes dans les « liquides de l'asepsie desquels on n'est pas absolument « certain. »

On s'explique ainsi aisément la parfaite conservation aseptique de certains liquides à base d'alcool ou d'éther, des solutions d'iode, de sublimé, de phénol, etc..., assez concentrées, pour lesquels une stérilisation *unique* par la vapeur (une séance de trois quarts d'heure, ou trois séances de 15 minutes, trois jours consécutifs) est suffisante pour prévenir le développement des germes, même à la rigueur au contact de l'air.

Pour conserver les liquides en récipients non scellés, les solutés, par exemple, qui sont destinés à être utilisés en plusieurs fois, l'addition d'un antiseptique paraît tout à fait recommandable. Le rôle de l'antiseptique apparaît ainsi de plus en plus nettement : ne pouvant être un *stérilisateur*, il sera du moins un agent précieux de *conservation*.

On emploie souvent l'eau de laurier-cerise pour la préparation des solutions de chlorhydrate de morphine, le phénol pour la préparation des solutions de cacodylate de soude (formule GAUTIER), ou de certains sérums artificiels (CHÉRON, BARDET, etc...). NICOLLE rappelle[2] qu'à l'Institut Pasteur on ajoutait autrefois dans les flacons de sérum anti-diphtérique ou antitétanique une parcelle de thymol ou de camphre, et qu'actuellement encore, on additionne le sérum de la peste bovine de 0,4 p. 100 de phénol.

---

1. NICOLLE et REMLINGER. *Traité de technique microbiologique*, p. 78. Paris, 1902.

2. Ouvrage cité, p. 78-79.

Les vaccins sont fréquemment aussi additionnés d'anti-septiques, après avoir été chauffés, en vue d'assurer leur parfaite stérilité et leur conservation. Même pour certains vaccins, et à condition que la concentration microbienne ne soit pas trop forte, les antiseptiques (ac. phénique, iode, etc...) sont parfois utilisés comme seuls agents de stérilisation. Il est vrai que l'on contrôle toujours au moyen d'ensemencements la stérilité de ces préparations, ainsi que nous le verrons au chapitre des vaccins. Une autre application des antiseptiques sur laquelle nous n'insiste-rons pas, car elle ne rentre pas dans le cadre de notre sujet, est la purification des eaux de boisson.

Stérilisation par la chaleur.

On sait que la destruction des germes se traduit par une coagulation protoplasmique et que, par suite, la tempé-rature mortelle n'est pas la même pour tous les proto-plasmes. Toute matière coagulable a sa température de coagulation qui dépend à la fois de la matière coagulable et du milieu[1]. Il n'y a pas d'ailleurs de *température mor-telle* proprement dite, non plus que de température de coa-gulation. Entre certaines limites, toute coagulation exige pour se produire un certain temps, d'autant plus court que la température est plus élevée. Il en est de même pour l'action bactéricide entre certaines limites de température; c'est-à-dire qu'il y a en réalité une *zone* de températures mortelles, et qu'il est indispensable, dans tous les cas, de

---

1. Pour la plupart des matières albuminoïdes l'acidité abaisse et l'alcalinité élève la température de coagulation.

tenir compte à la fois de la température et de la *durée d'action*. D'après Yersin, Grancher, Ledoux-Lebard, Forster, les cultures de b. de Koch, par exemple, perdent leur virulence quand on les chauffe 10 minutes à 70°. D'après de Man[1], les bacilles en milieu liquide sont tués en 1 heure à 60°, en 15 minutes à 65°, en 10 minutes à 70°, en 5 minutes à 80°, en 2 minutes à 90°, en 1 minute à 95°.

D'autre part, une matière albuminoïde se coagule d'autant moins facilement qu'elle contient moins d'eau; tout à fait sèche elle ne se coagule plus. Ainsi la dessiccation augmente le degré de résistance des microbes à la chaleur, et c'est une des raisons pour lesquelles la spore, pauvre en eau et riche en matières grasses, résiste davantage que le bacille adulte à l'action de la chaleur[2].

Sternberg a constaté[3] que la température mortelle pour les bactéries sans spores (dans leur milieu de culture et pour 10 minutes d'action) paraît être comprise entre 50° et 65°; mais Duclaux, rappelant les résultats obtenus par Miquel, Van Tieghem[4], Globig, Lydia, Rabinowitch, et par lui-même (sur les *tyrothrix*), a fait remarquer que ces températures mortelles deviennent pour certaines espèces thermophiles des températures de prédilection; aussi, comme entre ces espèces et d'autres plus fragiles il existe peut-être tous les intermédiaires, la seule conclusion à tirer est celle-ci : L'échelle des températures mortelles pour les bactéries *sans spores* s'étend de 50 à 100°.

---

1. Voir Duclaux, ouvrage cité, p. 282.
2. Une autre raison de la résistance de la spore est l'existence d'une membrane d'enveloppe très résistante à tous les agents physiques et chimiques.
3. *Manual of Bacteriology.* New-York, Wood et Cie, 1892.
4. « Sur les Bactériacées vivant à 74° » (*Bull. Soc. Botan.*, 1881, p. 35).

Ces chiffres s'appliquent à des bactéries contenues dans leur milieu de culture, et non aux bacilles en milieu *sec*, qui sont moins vulnérables. Nous savons en outre qu'il faut distinguer au point de vue de l'action bactéricide : la chaleur sèche et la chaleur humide.

Quant aux spores : beaucoup supportent l'ébullition sans dommage. « Nous savons, dit Schimmelbusch[1], qu'il existe « des spores en assez grand nombre qui peuvent être sou-« mises pendant des heures à l'action de l'eau bouillante et « de la vapeur sans éprouver d'altération. Les spores du « bacille du foin et du bacille qui existe dans la terre des « jardins résistent à l'action de la vapeur pendant 2 heures, « et Globig nous a fait connaître un bacille se développant « sur la pomme de terre et dont les spores conservent leurs « fonctions vitales après une ébullition de quatre heures « dans l'eau. » Il est vrai, ajoute le même auteur, que si nous devions régler la puissance de nos méthodes de désinfection d'après la résistance de ce bacille, nous créerions des exigences irréalisables dans la pratique. Heureusement, ces espèces si rebelles aux méthodes de stérilisation ne sont pas pathogènes pour l'homme.

Tyndall[2] a vu certaines liqueurs supporter sans devenir stériles deux heures d'ébullition. Il existe des spores[3] qu'une température de 160°, à *sec*, ne suffit pas à détruire.

On peut dire, en résumé, avec Duclaux, que la très grande majorité des bactéries adultes périt au-dessous de 100°, tandis que la grande majorité des spores résiste à

---

1. Ouvrage cité, p. 46.
2. Voir Duclaux, ouvrage cité, p. 281.
3. Id., ibid., p. 275.

quelques minutes d'ébullition ; aussi considère-t-on habituellement comme nécessaires pour la stérilisation :

Soit une température dans l'air sec de 150-160° pendant 3 heures : soit une température dans l'air sec de 180° pendant trois quarts d'heure, soit une température de 115-120° (vapeur d'eau sous pression) pendant 15 minutes; soit enfin une température moins élevée, mais plusieurs fois renouvelée. Nous allons passer sommairement en revue ces différentes méthodes de stérilisation par la chaleur[1].

1° Chaleur sèche.

La stérilisation par la chaleur sèche, au moyen des étuves ou des fours à flamber (four de Pasteur, four de Chantemesse, etc...) a été et est encore utilisée, surtout pour la verrerie et les objets de pansement.

Les pharmaciens dépourvus d'autoclave ont encore quelquefois recours à ce procédé. Je rappellerai brièvement plus loin les raisons de la supériorité d'action de la chaleur humide sur la chaleur sèche. Je me contenterai seulement de rappeler dès maintenant que l'*étuve à eau*, qui ne permet pas de dépasser 100°, doit être abandonnée[2]; que l'*étuve à air* convient parfaitement, mais exige l'emploi

1. On a essayé aussi l'action du *froid* sur les bactéries. SCHUMACHER, FRISCH, etc., ont constaté par exemple que certaines bactéries résistaient aux températures de — 87° et même de — 113°. PICTET et YOUNG ont pu exposer 20 heures à — 130° des spores charbonneuses, sans atteindre leur virulence. Il en résulte que la réfrigération ne saurait être utilisée comme méthode de stérilisation.

2. LEQUEUX a construit une étuve électrique avec alvéoles, contenant un assez grand volume d'eau dans ses parois et dont la température est la même en tous les points; elle convient surtout pour les cultures ou la bactériologie.

d'un régulateur (régulateurs de Roux, Chancel, d'Arsonval), ou tout ou moins une surveillance fréquente, si l'on veut éviter les élévations trop considérables de température. *L'étuve à huile* nécessite la même surveillance que la précédente, elle a le double inconvénient d'être longue à chauffer et de dégager pendant la chauffe une odeur d'huile désagréable. L'industrie fabrique des étuves en cuivre soudé à l'étain qui suffisent pour la dessiccation des précipités, mais ne peuvent servir pour la stérilisation ; aussi le pharmacien doit-il les rejeter et adopter de préférence les étuves en *cuivre brasé* qui supportent facilement 200° et plus.

Comme thermomètres, on emploie des thermomètres à mercure, spéciaux pour étuves, et gradués de — 10° à 300° ou 360°.

A défaut d'étuve, on peut utiliser un *four-à-poêle de cuisine*.

D'une façon générale la stérilisation complète dans la *chaleur sèche* est obtenue après un séjour d'au moins une demi-heure à 180°. Avec une heure on a une certitude absolue.

Robert et Leseurre ont fait une critique approfondie de la chaleur sèche et des étuves[1]. « La température élevée à « laquelle il faudrait chauffer les étuves, en rend le réglage « très difficile. Les pertes brusques de chaleur sont d'autant « plus inévitables que la différence entre la température ex- « térieure et la température intérieure de l'étuve est plus « considérable. »

En outre, il n'existe pas d'étuve sèche où la chaleur se répartisse régulièrement en tous les points. On observe des différences pouvant atteindre au moins 30°.

---

1. *De l'Asepsie dans la pratique chirurgicale*. Paris, 1903, p. 12 à 17.

« Dans ces étuves, c'est la conductibilité des parois qui
« agit principalement, la chaleur se transmet aux produits
« par rayonnement et par convection[1]. »

L'air, chauffé au contact direct de la paroi, transporte la
chaleur ainsi absorbée sur les produits à stériliser, les zones
plus froides viennent se substituer à l'air chaud dont la
densité est moindre. Suivant la distance qui le sépare du
foyer et de la paroi, l'objet à stériliser reçoit une somme
très inégale de chaleur ; dans tous les cas, la température
y est très inférieure à celle marquée par le thermomètre de
l'étuve. Dans le cas d'une solution hypodermique il est
facile de s'en assurer en y plongeant un thermomètre à
maxima avant d'effectuer le chauffage. Au contraire, nous
le verrons, avec la vapeur saturée : une série de condensations successives se produit, et la pénétration de la chaleur se fait rapidement jusqu'au centre.

Certaines spores résistant à des températures supérieures
à 160°, il faut, nous l'avons dit, dépasser cette température
et la maintenir assez longtemps pour que la répartition de
la chaleur se fasse en tous les points.

Cette action prolongée de la chaleur a pour effet d'attaquer, de décomposer certaines substances chimiques.

Ainsi : *mauvais réglage, mauvaise pénétration, altération des produits, grande dépense de combustible*, tels sont
les multiples inconvénients des étuves sèches, inconvénients qui sont d'ailleurs plus sensibles quand il s'agit de
produits ou de matériel de pansement, que lorsqu'il s'agit
de solutions, où les germes se trouvent *mouillés* et par
suite plus vulnérables.

On a perfectionné les étuves à air chaud par l'adoption

---

1. RODERT et LESSEURNE, ouvrage cité, p. 12.

de doubles parois entre lesquelles circule la vapeur d'un liquide bouillant à haute température (xylène, camphène, paraffine, etc.). Ces étuves donnent une chaleur plus égale, mais elles ont d'ailleurs tous les autres défauts des étuves sèches.

En résumé, la stérilisation par la chaleur sèche, au moyen des étuves (même munies de régulateurs) me paraît constituer un procédé assez peu pratique et insuffisamment rigoureux[1].

2° Ebullition. — Bain-marie bouillant.

Il y a une trentaine d'années, de nombreux auteurs admettaient que l'ébullition était le meilleur moyen de réaliser l'asepsie.

« Une ébullition pendant deux minutes suffit à tuer les « spores si résistantes du charbon. Si donc l'on fait bouillir « l'eau pendant cinq minutes, elle peut être considérée « comme suffisamment stérilisée pour les nécessités de la « chirurgie », dit Schimmelbusch[2]. Le nombre de germes qui se retrouvent dans l'eau portée à 100° est très restreint. D'après Miquel, sur 1.000 bactéries, 99,5 p. 100 y sont détruites rapidement. L'eau du Rhône, qui contient 33.000 germes par litre, en perd par ébullition 97 p. 100 ; le chiffre tombe à 941, d'après les recherches de Dor et Vinay[3].

1. Gérard (ouvrage cité, p. 7), a conseillé de contrôler la température des étuves, en introduisant dans de petits verres de montre un peu d'acide tartrique pulvérisé qui fond à 170-180° en donnant une masse spongieuse.
2. Ouvrage cité, p. 143.
3. D'après Schimmelbusch, ouvrage cité, p. 144.

On sait cependant que les recherches de Miquel et Lattraye ont démontré qu'il ne fallait pas moins de cinq heures pour stériliser *complètement* un milieu de culture à 100°. Terrier et Morax ont constaté que l'eau déjà passée au filtre Chamberland devait être chauffée encore pendant une heure à l'ébullition, pour être *complètement* stérile[1]. D'autre part, Brefeld et Perronato estiment qu'il faut soumettre les spores charbonneuses pendant deux heures à l'action de l'eau bouillante pour les tuer. Bien plus, Miquel et Lattraye ont dû maintenir l'ébullition pendant 5 heures pour détruire une culture de *bacillus subtilis*.

Ces résultats et ceux déjà cités de Globig, ne sont d'ailleurs pas en contradiction avec ceux qu'avait signalés Schimmelbusch. La seule différence est dans l'interprétation qui s'attache à ces résultats.

Pour certains auteurs, une stérilisation *complète* doit être exigée ; pour les autres, elle n'est pas absolument nécessaire, car les germes qui pourraient subsister ne sont pas pathogènes pour l'homme.

Ajoutons que l'ébullition prolongée d'un liquide à l'air peut avoir deux inconvénients : 1° celui de concentrer le liquide (il est vrai qu'on peut remédier à cet inconvénient en remplaçant par de l'eau stérile celle qui a été évaporée) ; 2° celui d'altérer dans certains cas la substance ainsi chauffée.

Au lieu de chauffer le liquide lui-même, on peut utiliser indirectement la chaleur de l'eau bouillante, en ayant recours au bain-marie.

La stérilisation des solutions hypodermiques de l'ancien Codex se faisait au bain-marie bouillant.

---

1. F. Terrier. De l'asepsie en chirurgie ; *Revue de chirurgie*, t. XIV, p. 845.

« La stérilisation par l'eau bouillante, dit GÉRARD[1], est
« utilisable pour les appareils de verrerie, de porcelaine, et
« pour les divers instruments; mais il est nécessaire que
« l'ébullition soit maintenue une demi-heure et quelquefois
« plus. Même dans ces conditions on ne réalise jamais une
« asepsie absolue. » L'insuffisance de l'eau bouillante
comme moyen de stérilisation provient de son degré de
température relativement peu élevé[2]; mais elle dépend
surtout de ce qu'on peut appeler *la valeur de sa puissance
calorifique*; toute puissance calorifique, ainsi que l'ont rappelé ROBERT et LESEURRE, étant en proportion, pour une
même température (100° par exemple), de la *chaleur spécifique* du liquide considéré[3], et de la *chaleur latente de
vaporisation*[4]. L'importance de celle-ci est essentielle; il
est bien évident que la quantité de chaleur totale nécessaire pour porter l'eau à 100° est inférieure à celle qui est
nécessaire pour la porter à la même température, mais à
l'état de vapeur; par conséquent la quantité de calorique
restituée lors du refroidissement est plus grande dans le
deuxième cas que dans le premier, ou, ce qui revient au
même, *l'eau bouillante a une puissance calorifique et par
conséquent un pouvoir stérilisant moins considérable que sa
vapeur*.

1. Ouvrage cité, p. 9.
2. En additionnant l'eau de 2 °/₀ de carbonate ou de borate de soude, la
température d'ébullition est portée à 104-105°, mais il est indispensable de
laver ensuite les objets ainsi bouillis avec de l'eau stérilisée avant leur
emploi. Le procédé est utilisable pour la stérilisation des instruments de
petite chirurgie, bien que cette température n'assure pas absolument la destruction des spores du tétanos et du charbon; il ne saurait suffire pour la
préparation des objets de pansement ou des liquides injectables.
3. Quantité de chaleur nécessaire pour élever la température de 1°.
4. Chaleur nécessaire pour transformer le liquide en vapeur, la température restant invariable.

Nous avons vu pour quelles raisons la *chaleur humide* devait être préférée à la *chaleur sèche* en tant qu'agent stérilisant ; nous venons de voir comment et pourquoi l'eau bouillante a un pouvoir stérilisant inférieur à la vapeur.

En résumé, l'ébullition directe et le chauffage au bain-marie bouillant, pour être complètement efficaces, devront être prolongés au moins une heure ou deux (ce qui est long et coûteux) et, même dans ces conditions, n'assureront pas toujours une asepsie *rigoureuse*, dans le sens bactériologique du mot.

Est-ce à dire que l'ébullition doive être rejetée comme moyen insuffisant de stérilisation? Certainement non. En dehors des cas où l'autoclave est absolument de rigueur (matériel et pansements pour la grande chirurgie, sérums artificiels à dose massive, injections intra-veineuses, solutions hypodermiques en ampoules destinées à une longue conservation), l'ébullition peut rendre de grands services ; et d'ailleurs, n'est-ce pas le bain-marie bouillant pendant un quart d'heure, qu'indique le Codex de 1908, pour stériliser les solutions hypodermiques de caféine, morphine, cocaïne, etc..., *à défaut d'autoclave*.

3º Vapeur.

A. — Vapeur à la pression ordinaire.

La vapeur d'eau à la pression ordinaire présente déjà, nous l'avons vu, un grand avantage sur le bain-marie bouillant ou l'ébullition. On peut utiliser les stérilisateurs de Koch ou de Buddenberg-Wiessnegg, ou mieux encore l'autoclave ordinaire en laissant ouvert le robinet de l'appareil. On obtient ainsi rapidement (en une demi-heure), au moyen de la vapeur d'eau à 100°, une stérilisation suffisante dans la plupart des cas. Nous verrons ultérieurement que THOMANN a préconisé ce mode de stérilisation à l'exclusion des autres.

Pour réaliser cependant une asepsie *parfaite* on sera obligé de répéter au moins trois fois le chauffage ; et encore, lorsqu'il s'agira d'objets de pansement, on ne sera pas absolument sûr du résultat.

Avec la vapeur sans pression (à 100°) et les appareils du type LAUTENSCHALGER, la température ne pouvant dépasser 100°, est insuffisante ainsi que l'ont démontré les expériences de TERRIER sur la ouate poussiéreuse[1] et celles de BAUDOIN sur des voiles de *bacillus subtilis* exposés pendant une démi-heure à l'action de la vapeur d'eau à 100°.

B. — Vapeur surchauffée, air chauffé.

La stérilisation par la vapeur surchauffée n'est guère applicable en pharmacie.

La vapeur d'eau surchauffée, on le sait, est de la vapeur chauffée *à l'abri de son liquide générateur* au delà de sa température normale ; elle ne doit donc pas être confondue avec la vapeur saturée sous pression, laquelle est en contact en vase clos avec son liquide générateur. L'action de la vapeur surchauffée est sensiblement identique à celle de l'air chaud et sec, c'est-à-dire qu'elle est très inférieure à celle de la chaleur humide, et d'autant plus qu'elle est plus sèche. Il y a plus : RUBNER a constaté que les spores du

1. *Revue de Chirurgie*, t. XIV, p. 899.

charbon restaient vivantes deux fois plus longtemps dans la vapeur d'eau surchauffée à 110°, trois fois plus longtemps dans la vapeur surchauffée à 120° et dix fois plus longtemps dans la vapeur surchauffée à 127°, que dans la vapeur *saturée* à 100°[1].

C. — Vapeur sous pression.

La stérilisation par la vapeur d'eau saturée sous pression constitue le procédé le plus sûr et le plus pratique d'assurer l'asepsie parfaite.

La vapeur saturée agit à la fois par sa *température élevée* et par son *humidité*. On sait que les spores sont très vivaces, surtout grâce à leur membrane; or, l'humidité agissant sur cette membrane, augmente sa perméabilité, et la vapeur d'eau, diffusant par osmose au travers de la membrane, vient insolubiliser par coagulation le protoplasma intérieur. Ce phénomène osmotique est d'ailleurs accru, ainsi que l'a démontré BAUDOIN, si on utilise la vapeur saturée *sous pression* comme agent stérilisant.

La vapeur saturée agit aussi par sa *puissance calorifique*[2] laquelle, on le sait, pour une température donnée, dépend à la fois de la *chaleur spécifique*, de la *chaleur latente de vaporisation* et de la *hauteur de la tension*.

J'ai dit précédemment que la chaleur latente de vaporisation permettait d'expliquer la supériorité de la puissance

---

1 Ce phénomène curieux est explicable en raison de ce fait que, plus la vapeur est surchauffée plus elle s'éloigne de son point de saturation, puisqu'elle n'est plus en contact avec son liquide générateur.

2. C'est l'eau qui, de tous les liquides, a la puissance calorifique la plus grande, l'alcool vient ensuite et c'est ce dernier qu'on utilisera pour les produits altérables par la vapeur d'eau (catguts, soies, laminaires).

calorifique de la vapeur sur celle de l'eau bouillante, pour une même température. Nous allons voir maintenant que la puissance calorifique de la vapeur *saturée* est supérieure à celle de la vapeur *non saturée,* en empruntant à ROBERT et LESEURRE l'explication suivante[1]. Cette supériorité consiste surtout dans une plus grande rapidité d'action : *la restitution du calorique est immédiate avec les vapeurs saturées*; c'est-à-dire que l'effet utile de la chaleur latente de vaporisation se produit immédiatement.

En effet, si nous chauffons un autoclave de 1 mc. de capacité, contenant une quantité d'eau *suffisante*, à mesure que la température s'élèvera, la pression et le poids d'eau vaporisée augmenteront dans les proportions suivantes :

Température	Pression	Poids d'eau vaporisée
100°	1 atm	· 591 gr
120°	2	1.115
134°	3	1.620
144°	4	2.108
152°	5	2.584

Supposons qu'arrivés à 134°, nous cessions de chauffer, la température par exemple descend de 14°. Il s'est condensé 1620 — 1115 = 505 grammes d'eau.

Considérons maintenant la vapeur *non saturée* : pour cela mettons dans notre autoclave une quantité d'eau insuffisante, juste assez, par exemple, pour qu'il n'en reste plus à l'état liquide quand la température ayant atteint 120°

1. Ouvrage cité, p. 22 et suivantes.

l'aura entièrement vaporisée. Continuons de chauffer; la température et la pression s'élèvent, la vapeur se surchauffe et s'éloigne de plus en plus de son point de saturation. A 134° cessons de chauffer et laissons refroidir. Aucune condensation ne se produit immédiatement, il faut descendre à 120°, température à laquelle la vapeur redevient saturée, pour que cette condensation commence.

En comparant ces deux expériences, nous constatons que, pour une chute de 14°, 505 grammes d'eau liquide ont été restitués par la vapeur saturée, et 0 gramme par la vapeur non saturée. La condensation, et par conséquent la *restitution du calorique*, avec les vapeurs non saturées est donc d'autant plus tardive que la surchauffe est plus grande, ou, en d'autres termes : *la rapidité avec laquelle une vapeur restitue son calorique est en rapport direct avec son degré de saturation.*

Enfin, la *pression* à laquelle agit une vapeur saturée influe aussi sur la puissance calorifique. Un petit tableau que nous empruntons à Robert et Leseurre[1] va nous permettre de calculer la chaleur dégagée par la vapeur pour une chute de pression de 1 atmosphère :

Chute de pression	Chute de température	Eau condensée	Chaleur dégagée par cette condensation	Puissance calorifique ou chaleur dégagée par chute de 1° de température
De 2 à 1^{atm}	20°6	524^{gr}4	275^{cal}6	13^{cal}3
3 2	13°3	504 6	260 6	19 5
4 3	10°1	487 9	248 5	24 6
5 4	8°2	475 9	239 7	29 2

1. Ouvrage cité, p. 25.

Pour une chute de 2 à 1 atmosphère, chaque chute de 1° de température dégage 13 calories ; tandis que pour une chute de 5 à 4 atmosphères la quantité de chaleur dégagée pour un abaissement de 1° est de 29 calories.

La puissance calorifique d'une vapeur saturée est donc en raison directe de la hauteur de sa tension.

En résumé, nous venons de voir les raisons de la supériorité d'action de la vapeur saturée : *température élevée, humidité, puissance calorifique* (celle-ci dépendant de la *pression*, de la *chaleur spécifique*, de la *chaleur latente de vaporisation*), laquelle se trouve immédiatement restituée au moyen d'une série de *condensations successives* s'exerçant de proche en proche, et qui assurent une pénétration complète des objets à stériliser (objets de pansement).

Autoclaves.

La stérilisation par la vapeur d'eau sous pression s'effectue dans une sorte de marmite de Papin perfectionnée qu'on appelle autoclave.

La température doit y atteindre 115° à 120°, et la durée de chauffage doit être de 15 à 30 minutes.

Le type de cet appareil que je supposerai connu, sa description figurant dans tous les ouvrages classiques, est celui de CHAMBERLAND.

Je dirai deux mots seulement sur son fonctionnement.

On sait que la température intérieure est évaluée en fonction de la pression, c'est-à-dire d'après les indications d'un *manomètre*.

Si le gaz contenu dans une enceinte fermée est constitué uniquement par de la vapeur d'eau saturée, à une température donnée correspond une pression donnée qui est *la tension maxima de la vapeur d'eau à cette température*. En connaissant la pression on déduira donc aisément la température, mais les indications manométriques ne peuvent être exactes qu'autant que l'autoclave a été complètement purgé d'air; sinon la force élastique de celui-ci viendra s'ajouter à celle de la vapeur d'eau, et la température indiquée par le manomètre sera supérieure à la température réelle. Voici, par exemple, les résultats trouvés par Duffour[1].

1° Un flacon de 60 cc. rempli d'eau est introduit, non bouché, dans l'autoclave. On ne ferme le robinet qu'une *demi-minute* après l'apparition du 1er jet de vapeur. On maintient une demi-heure à 128° (indication manométrique). Après l'opération le poids du liquide s'est abaissé de 6 p. 100; un thermomètre à maxima indique 127°5. Ainsi l'évaporation produite a été assez notable, mais d'autre part les indications thermométrique et manométrique sont restées sensiblement les mêmes, grâce à l'expulsion presque totale de l'air contenu dans l'appareil.

2° Répétons cette expérience en fermant le robinet de purge *dès l'apparition* du 1er jet de vapeur, et chauffons une demi-heure à 134° (indication manométrique), la perte de poids est de 2 p. 100; le thermomètre marque 129°. Dans ce cas, par conséquent, la perte de poids est assez faible, mais la température manométrique est sensiblement supérieure à la température réelle.

3° Fermons le robinet *dès le début* de l'opération; l'autoclave renferme ainsi la totalité de l'air. L'évaporation est *nulle*, mais l'indication fournie par le manomètre est 126°, tandis que celle du thermomètre est 113°.

Lorsque les solutions seront mises à l'autoclave, en *vase clos*, ce qui peut être, par exemple, le cas des petites ampoules dont le verre est assez fort pour résister à la

1. P. Duffour. Étude sur la stérilisation et l'emploi des solutions hypodermiques. *Thèse Doct. Univ. (Pharm.)*. Toulouse, 1905.

pression qu'il supporte (la casse ne dépasse pas en général 1 p. 100), on aura avantage à expulser complètement l'air contenu dans l'autoclave, afin d'opérer la stérilisation à la température, exacte dans ce cas, fournie par le manomètre (manœuvre n° 1).

Au contraire, dans le cas où les solutions seront en flacons, flacons-émeri par exemple, la fermeture de ceux-ci, qu'il serait possible de réaliser en attachant solidement le bouchon, outre qu'elle pourra parfois produire la rupture par excès de pression, aura surtout l'inconvénient de causer pendant le refroidissement le scellement du bouchon de verre au goulot, ce qui rendra le débouchage très difficile. Il faudra donc alors stériliser ces flacons ouverts, ou du moins incomplètement fermés (en interposant par exemple un fil entre le bouchon et le goulot de la bouteille). Cela obligera l'opérateur à fermer celle-ci postérieurement à la stérilisation, c'est-à-dire *au contact de l'air*.

On utilise fréquemment aussi des flacons à *fermeture-canette* qu'on stérilise fermés (non sans risques de rupture), ou presque complètement fermés, ce qui permet à l'opérateur, en appuyant sur le levier, d'obturer complètement le flacon, à l'intérieur même de l'autoclave, la stérilisation terminée. Dans ce cas encore, le contact de l'air non stérile n'a pas été tout à fait évité.

Je conseillerai de procéder de la façon suivante : le flacon sera muni d'un bouchon de verre de préférence, celui-ci sera recouvert de coton non dégraissé que l'on maintiendra en l'attachant par un fil autour du goulot ; on aura eu soin d'interposer entre le bouchon et son goulot un petit fil pour empêcher l'adhérence ; l'extrémité de ce fil, dépassant sous le coton, pourra être facilement saisie avec les doigts. Après la stérilisation il suffira de tirer le fil interposé et on retirera ensuite le coton protecteur. Le contact de l'air aura été ainsi à peu près complètement évité.

La stérilisation en vase ouvert présente encore un second inconvénient : l'*évaporation* possible et, par suite, le changement de concentration de la solution médicamenteuse. Cette évaporation serait réduite à son minimum, et deviendrait même négligeable si l'on opérait comme il a été dit plus haut (manœuvre n° 2), c'est-à-dire en fermant l'autoclave avant la sortie complète de l'air. On sait en effet que celui-ci ne peut être chassé entièrement que grâce à un fort courant de vapeur d'eau, lequel est fourni par l'eau de l'autoclave, mais un peu aussi au détriment de la solution à stériliser.

Or, nous avons vu que lorsqu'on enfermait dans l'autoclave un mélange d'air et de vapeur, l'indication du manomètre était inexacte; certains auteurs conseillent donc de calculer dans ce cas (stérilisation en vase ouvert), *une fois pour toutes* : l'écart entre la température réelle et celle indiquée d'après la pression. Il suffit pour cela de comparer le chiffre de l'échelle manométrique avec celui d'un thermomètre à maxima placé dans l'autoclave au sein même de la solution.

Tout en opérant dans des conditions toujours semblables et bien déterminées (durée de chauffage, etc.), certains facteurs indépendants, tels par exemple que la pression du gaz[1], rendent forcément ces calculs très approximatifs.

Une autre cause, non négligeable, d'évaporation pour les solutions stérilisées en vase ouvert, consiste dans le fonctionnement de la *soupape de sûreté*. Celle-ci, on le sait.

---

1. On peut, il est vrai, adjoindre à l'appareil un régulateur.

est destinée à éviter que la pression intérieure ne dépasse une certaine valeur que l'appareil ne pourrait supporter. Un ressort maintient cette soupape, et l'on peut, en faisant varier la compression, régler la pression intérieure[1]. Pendant la majeure partie de l'opération, il s'échappe de la vapeur d'eau par l'ouverture de la soupape. Or, cette vapeur est produite, non seulement par l'eau de l'autoclave, mais aussi par celle de la solution à stériliser et il en résulte pour celle-ci une concentration plus ou moins appréciable On devra donc, dans ce cas, fermer la soupape au maximum de pression, et l'on ne pourra plus régler que par tâtonnements la chauffe de l'appareil. D'autre part, quand la soupape reste constamment ouverte, le courant continu de vapeur d'eau qui se produit dans l'appareil régularise la température dans toute l'étendue de l'enceinte. Dans le cas où la soupape reste fermée, ce courant ne se produit plus avec autant d'intensité. Toutefois, la régularisation de la température se fait encore assez bien dans ces conditions, et le thermomètre à maxima, placé dans les parties supérieures de l'autoclave, est à moins de un demi-degré au-dessous de la température existant au voisinage de l'eau.

La plupart des opérateurs, pour stériliser à l'autoclave les solutions en vase non clos, ferment donc la soupape, et d'autre part le robinet de purge, dès l'apparition du premier jet de vapeur; mais, pour être sûrs que la température nécessaire est atteinte, ils chauffent à un degré suffisant, supérieur au degré voulu (130° au manomètre par exemple), établi une fois pour toutes, ainsi que je l'ai dit précédemment.

---

1. L'industrie fabrique aujourd'hui des soupapes à poids, réglables par le déplacement d'une boule sur une tige filetée. Il existe aussi des régulateurs automatiques de pression pour autoclaves.

Ils peuvent vérifier d'ailleurs que le degré réel de 120° a bien été atteint, au moyen d'un thermomètre à maxima placé dans l'autoclave à côté de la solution ou encore au moyen des *témoins de température* dont je vais maintenant parler.

On a utilisé quelquefois des métalloïdes cristallisés ou certains alliages de métaux purs, mais parmi les composés le plus souvent utilisés comme témoins de température, on peut citer surtout :

L'exalgine......................	qui fond à 101°
L'acétanilide....................	— 114°
La terpine......................	— 116°
La résorcine....................	— 119°
L'acide benzoïque cristallisé.......	— 121°
Le sulfonal.....................	— 123°
Le naphtol β....................	— 125°
L'urée desséchée................	— 132°
La phénacétine.................	— 135°

Un des élèves de TERRIER, LATHAM, a perfectionné le procédé en additionnant la substance fusible d'une matière colorante ; on teinte très légèrement le corps fusible ; à la température indiquée le mélange donne un composé très foncé.

DEMANDRE[1] a constaté que les colorants ci-dessous. ajoutés en très faible proportion. colorent énergiquement leurs véhicules à des températures fixes :

Safranine (ou fuchsine) 0 gr. 40 et *benzonaphtol* 100 gr.......... mélange rose devenant vineux à 110°.
Vert brillant 1 gr. et *acétanilide* 100 gr..................... — azuré dev. vert foncé à 115°.

1. *Union pharm.*, p. 313 ; 1903.

Violet de méthyle 1 gr. et *terpine*
  100 gr. . . . . mélange blanc violacé devenant bleu
                                                     violet à 117°.
Vert brillant et *acide benzoïque.*   —   fondant à 121°.
Violet de gentiane et *urée*. . . . . . .   —   —   130°.

Dans le service de TERRIER, dit DUFFOUR[1], on emploie
le mélange suivant :

Acide phtalique[2].	25 gr. »
— *picrique*.	0 gr. 50
Hélianthine.	0 gr. 05

qui, légèrement jaune, devient rouge cinabre à 129°, point
de fusion. Les mélanges fusibles sont donc introduits dans
de petits tubes cylindriques, en verre blanc, de forme à
peu près analogue à celle des petites ampoules ; on les scelle
à la lampe, et on en introduit trois ou quatre (car il peut s'en
briser sous l'influence de la chaleur) au milieu des objets
de pansement, par exemple ; ou à côté des flacons contenant les solutions, ou dans les boîtes métalliques renfermant les instruments à stériliser.

Le thermomètre et les mélanges fusibles permettront en
outre, dans le cas où le chirurgien ou le pharmacien confie-
raient à un aide le soin d'une stérilisation, de s'assurer que
le degré utile a bien été atteint. On aura également recours
à eux pour vérifier le fonctionnement du manomètre de
l'autoclave, vérification qui devra se faire au moins tous
les ans[3].

---

1. Thèse citée, p. 25.
2. Il s'agit évidemment de l'anhydride.
3. DOYETTEAU a imaginé des ampoules (*Testampoules*) portant à leur
extrémité un petit tube supplémentaire rempli d'un indicateur colorant (acé-

En résumé, *l'emploi de la vapeur d'eau saturée, à l'autoclave, sous pression, pendant 20 minutes et à 115-120° (température réelle) constituera la méthode de choix pour les stérilisations en général.*

Dans le cas des récipients scellés, on ne fermera le robinet de purge que 1 minute environ après l'apparition du premier jet de vapeur; dans le cas des vases ouverts, au contraire, on fermera dès que la vapeur commencera à sortir de l'appareil, on se basera sur l'écart trouvé entre le degré du manomètre et le degré réel (en opérant dans des conditions déterminées, toujours semblables), et on chauffera à une température suffisante pour que le degré réel atteint soit de 115-120° (en moyenne 125-130° au mano·mètre). On aura eu soin, en outre, de fermer la soupape de sûreté. On pourra utiliser comme garantie des témoins de température; enfin il sera utile, malgré les précautions prises pour diminuer l'évaporation, de contrôler par pesée si la perte est restée négligeable et n'a pas besoin d'être compensée, auquel cas il faudrait additionner la solution d'eau stérilisée afin de la ramener au titre voulu.

Critique de l'autoclave Chamberland.

Le premier reproche qu'on peut adresser à l'autoclave Chamberland, comme d'ailleurs à la plupart des autoclaves, est que *l'air ne peut en être chassé totalement.*

Il en résulte toujours, nous l'avons vu, une erreur dans

tanilide éosine par exemple) qui sert de contrôle et permet de constater que la température de stérilisation 114° a bien été atteinte. *Société de Thérap.,* 27 nov. 1912.

l'indication de température fournie par le manomètre.
D'autre part, l'air résiduel offrirait aussi, suivant certains
auteurs, l'inconvénient de faire obstacle à la pénétration
parfaite des produits (objets de pansement surtout) par la
vapeur d'eau; il séjourne dans le fond de l'autoclave,
formant une sorte de *matelas*. Le robinet de purge
devrait donc toujours être placé de préférence au bas de
l'appareil, tandis qu'il est généralement placé à la partie
supérieure[1].

La résistance opposée par l'air à la pénétration de la
vapeur causera encore des inégalités de température assez
considérables (pouvant atteindre 30° ou 40°) entre le segment supérieur pénétré et le segment inférieur non pénétré.
Dans l'autoclave de VAILLARD, le robinet de purge est situé
au bas de l'appareil, de façon à assurer la circulation de
la vapeur de haut en bas; malheureusement, font remarquer
ROBERT et LESEURRE[2], cet autoclave ne peut être chauffé au
delà de 106°, ce qui est insuffisant, puisque les condensations ou restitutions de calorique sont d'autant plus rapides
que la température est plus élevée.

Un deuxième inconvénient de l'autoclave Chamberland,
en ce qui concerne surtout la stérilisation des objets de
pansement, est l'impossibilité d'obtenir des produits secs.
Je n'en parlerai pas dans ce travail consacré aux *liquides
injectables*.

Je ne décrirai pas non plus les modèles d'autoclaves
perfectionnés dont les principaux sont dus à SOREL, RA-
DAIS, ROBERT et LESEURRE, ADNET, NEVEU, BELLANGER,

1. Il résulte des expériences très rigoureuses de GUIMBERT, sur lesquelles
nous reviendrons à la fin de ce chapitre, que la résistance de l'air à la pénétration de la vapeur d'eau a été très exagérée.
2. Ouvrage cité, p. 26.

Flicoteaux, etc...[1] Je rappellerai seulement que le premier de ces appareils, qui est à double paroi, permet de réaliser le chauffage préalable des pansements avant l'introduction de la vapeur, ce qui diminue les condensations, c'est-à-dire l'inondation des produits. La dessiccation, rendue plus facile est assurée au moyen de la trompe à eau et la rentrée d'air, à la fin de l'opération, se fait par un tube de platine porté au rouge. Dans l'appareil Robert et Leseurre également, on effectue, grâce à une double paroi, le chauffage préalable des pansements, mais en outre le robinet de purge est situé au bas de l'appareil et la dessiccation parfaite des pansements est assurée grâce à un procédé spécial (détente en double paroi chaude); enfin la fermeture des boîtes métalliques se fait automatiquement dans l'autoclave fermé. Dans l'autoclave Radais[2] la circulation de la vapeur se fait aussi de haut en bas, ce qui facilite l'expulsion de l'air, et la double paroi permet également le chauffage des produits avant l'arrivée de la vapeur; l'appareil présente en outre de nombreux perfectionnements au point de vue du réglage du gaz, du maniement, du nettoyage, etc.

L'autoclave d'Adnet permet d'effectuer la stérilisation et le séchage des pansements en se passant de la trompe, et peut être utilisé dans les localités non pourvues d'eau sous pression; le séchage se fait au moyen d'un serpentin placé à l'intérieur de l'autoclave.

L'étuve-autoclave du même inventeur est formée de deux autoclaves accouplés; le premier contient les boîtes à pansement, le second sert de générateur et d'autoclave de comptoir. On porte les pansements vers 100° dans l'air sec,

---

1. Voir Gérard, ouvrage cité, p. 13 et suivantes; Adnet, *La Stérilisation pratique en pharmacie*; et Robert et Leseurre, ouvrage cité, p. 42.
2. Voir *Journal de Pharm. et de Chim.* (6), XI, p. 165; 1900.

on stérilise dans la vapeur 15 minutes à 134°, et on sèche en chauffant de nouveau dans l'air sec à la même température. Cet appareil ne nécessite ni la trompe, ni le serpentin de l'appareil précédent.

Citons encore l'*autoclave à serpentin réfrigérant* et l'*autoclave à immersion* de BELLANGER.

Ces différents appareils présentent surtout des avantages quand il s'agit de la stérilisation des objets de pansement. Bien que cette dernière question sorte un peu du cadre de cet ouvrage, nous dirons quelques mots des expériences récentes de GRIMBERT.

Stérilisation des objets de pansement et des instruments de chirurgie.

La vapeur d'eau, à la température de 120°, et même 110° à la rigueur, pendant au moins 15 minutes suffit à détruire les germes les plus résistants à condition que les objets à stériliser soient au contact immédiat de la vapeur d'eau, ce qui n'est pas le cas, en général, quand il s'agit des produits de pansement, masses de gaze ou de coton plus ou moins tassées. Il faut tenir compte de la mauvaise conductibilité de ces objets et donner à la chaleur le temps de pénétrer dans toute la masse. Il faut en outre prendre certaines précautions que nous allons résumer brièvement. Tout d'abord, il faut bien entendu purger parfaitement d'air l'autoclave, afin que l'indication du manomètre (la température étant évaluée en fonction de la pression) soit exacte. Nous avons dit plus haut pourquoi l'air résiduel faussait l'indication manométrique.

GRIMBERT a constaté, par contre, que l'air emprisonné

dans les tissus à stériliser ne fait pas sensiblement obstacle à la pénétration de la vapeur d'eau et que, d'ailleurs, même en l'absence de celle-ci, la stérilisation s'opère parfaitement, pourvu que le chauffage soit effectué à un degré et pendant un temps suffisants. C'est ainsi que GRIMBERT a introduit des tissus souillés de microorganismes très résistants dans des boîtes qu'il a fermées hermétiquement et que, même dans ces conditions, c'est-à-dire sans chasser l'air contenu dans les boîtes et sans que la vapeur d'eau ait pu pénétrer dans ces dernières, la stérilisation s'est parfaitement effectuée en 1 heure à 120°.

Les spores du *bacillus subtilis* elles-mêmes ont été détruites en récipients clos ou scellés, *grâce à l'humidité naturelle du coton* au milieu duquel elles se trouvaient réparties, après 1 heure de chauffage à 120°.

Il en résulte que l'on peut à la rigueur stériliser à l'autoclave des objets de pansement (coton, compresses, etc...) même à l'intérieur des boîtes métalliques hermétiquement closes.

GRIMBERT en conclut que la température de 130° au maximum est parfaitement suffisante pour effectuer la stérilisation des objets de pansement; le temps de chauffe dépend du degré de température, ces deux facteurs (température et durée de chauffe) étant en fonction inverse l'un de l'autre; on chauffera 1 heure à 120° et moins longtemps (une demi-heure par exemple) à 130°.

Comme indicateur, GRIMBERT recommande les tubes à acide benzoïque.

On devra chasser l'air de l'autoclave, uniquement pour cette raison que les indications manométriques seraient inexactes s'il restait de l'air dans l'autoclave; on pourra avoir recours à des boîtes percées de trous ou même à des

boîtes complètement fermées puisque, même avec une circulation de vapeur défectueuse, l'humidité naturelle des
produits de pansement suffit, dans les conditions de chauffe
indiquées plus haut, à assurer la stérilisation complète.

Quant aux *instruments de chirurgie*, on les stérilise
quelquefois par flambage, soit à sec, soit dans la flamme de
l'alcool, mais ces procédés sont insuffisants, ainsi que l'ont
démontré CLAUDOT, NICLOT, BÉRARD, A. LUMIÈRE, BAU-
DOIN, etc...

Certains praticiens utilisent l'ébullition dans une solution
de borate, de benzoate ou de carbonate de soude à 2 p. 100 :
ce procédé encore imparfait est très suffisant pour les
besoins de la petite chirurgie, et il offre l'avantage de ne pas
rouiller les instruments. Toutefois, le procédé le plus rigoureux consiste à chauffer 1 heure à 200° dans l'étuve à air
sec. On introduit dans celle-ci la boîte métallique renfermant les objets à stériliser et, après la stérilisation, on
ferme cette boîte hermétiquement. Si l'on emploie l'autoclave, on fait plonger les objets dans une solution de borate
ou de benzoate de soude (DESFOSSES), ou on les recouvre
d'une compresse garnie de cette même solution (POZZI),
afin d'éviter la rouille des instruments.

Les *seringues* pour injections, en verre ou en métal stérilisable, peuvent se stériliser à l'autoclave une demi-heure
à 130°, introduites par exemple à l'intérieur de tubes à
essai fermés au coton cardé non dégraissé ; mais pour l'u-
sage courant on se contente d'un flambage ou d'une ébullition prolongée. Les *aiguilles* en platine iridié peuvent se
flamber à la lampe à alcool ou au gaz. Les aiguilles de
nickel pur peuvent à la rigueur être flambées, celles en
acier nickelé seront stérilisées par ébullition : quant à
celles d'acier, susceptibles de se rouiller, on les fera bouil-

lir dans une solution de borate de soude à 2 p. 100. Les aiguilles peuvent être stérilisées au besoin à l'autoclave; en tube à essai fermé au coton non dégraissé[1]. Dans la pratique on se contente souvent de les conserver dans du chloroforme paraffiné à 2 ou 3 p. 100.

4° Tyndallisation.

La stérilisation par les hautes températures, et même déjà à 100°, n'est pas applicable dans tous les cas. Certaines substances se trouveraient ainsi décomposées; on les chauffera donc d'une manière discontinue, plus longtemps, mais à une température inférieure.

Cette méthode doit son nom à ce qu'elle a été imaginée par TYNDALL[2]. Ce savant avait réussi à rendre des liqueurs stériles par un chauffage de 1 minute à 100° répété trois jours de suite, alors que ces mêmes liquides pouvaient supporter trois heures d'ébullition continue sans être stérilisés. Pour faire disparaître cette apparente contradiction entre les résultats obtenus à une même température, on avait émis l'hypothèse suivante : les spores contenues dans les liqueurs résistent à l'ébullition, mais entre le premier et le second chauffage elles commencent, sinon à germer du moins à amincir leur enveloppe et à y donner *une forme jeune* que le deuxième chauffage, fait après 24 heures, pourra détruire. Un troisième chauffage fait de même le

1. Pour les détails concernant la stérilisation des objets de pansement, instruments de chirurgie, soies, catguts, fils à ligature, etc., ainsi que pour la stérilisation de l'eau et du lait, consulter GÉRARD .Ouv. cité.

2. TYNDALL. Essays on the matter floating in air, 1881. Voir DUCLAUX, ouvrage cité, p. 290; TYNDALL. Les Microbes (traduction française, 1881); et KOCH (*Berliner Klinischer Woch.*, 1882, n° 15).

troisième jour, détruira les spores à évolution plus lente et qui ne s'étaient *rajeunies* qu'après le second chauffage.

DUCLAUX[1] a trouvé cette hypothèse invraisemblable. La chaleur, dit-il, atteint et affaiblit toujours les spores, même les plus résistantes ; or, on ne voit pas bien celles qui ont subi 1 minute d'ébullition le premier jour, se hâtant d'évoluer, de se *rajeunir* en 24 heures, avant le second chauffage. Certains auteurs ont si bien senti la faiblesse de cette conception, qu'ils ont insisté sur la nécessité de maintenir les milieux à stériliser dans une étuve modérément chauffée, entre chacun des chauffages successifs, dans le but d'aider au développement et au rajeunissement des spores. DUCLAUX a fait remarquer cependant que l'on peut sans rien changer aux résultats, laisser séjourner dans la glace la liqueur à stériliser, dans l'intervalle de deux chauffages, ce qui supprime presque toute possibilité de rajeunissement. Suivant DUCLAUX, il est donc plus probable qu'il s'agit d'un effet purement physique et en rapport avec la teneur en eau de la spore. Le chauffage à 100° gonfle celle-ci et en fait exsuder quelque chose, en revanche il y fait pénétrer un peu d'eau. L'équilibre entre cette eau et le protoplasma s'établit pendant les 24 heures de repos ; puis cette masse homogène et devenue plus coagulable en raison de la pénétration de l'eau, se coagule au deuxième chauffage qui recommence les effets du premier. Le troisième atteint les spores les plus résistantes, et l'expérience montre qu'il suffit habituellement. Il y a cependant des cas où il faut recommencer l'ébullition plusieurs jours, et c'est surtout quand il s'agit de liquides albumineux qui sont beaucoup moins osmotiques que l'eau.

1. Ouvrage cité, p. 290.

On sait que la mort d'un protoplasma correspond à sa complète coagulation ; si celle-ci n'est qu'incomplète, les spores ne sont que malades, le coagulum est susceptible de se défaire et le microbe revient à la santé. A cet égard l'action incomplète des antiseptiques est à rapprocher de l'action incomplète de la chaleur : les coagulations produites peuvent ne pas être totales et définitives, et par suite l'asepsie réelle n'est pas réalisée.

Quels doivent être le nombre et la durée des chauffages nécessaires pour avoir, quant à l'asepsie, une garantie suffisante ?

Duclaux s'exprime ainsi[1] : « Pour stériliser par la méthode de Tyndall, il suffit... de trois chauffages à 100°, de 5 minutes chacun, et à 24 heures de distance l'un de l'autre. » D'autres auteurs font chauffer un quart d'heure au lieu de 5 minutes. Quelques-uns effectuent les trois chauffages dans la même journée ; il est évident qu'en opérant ainsi la tyndallisation offre beaucoup moins de garantie.

Quoi qu'il en soit, en multipliant suffisamment le nombre et la durée des chauffages, on peut être à peu près certain de l'efficacité du procédé. — Pour les substances qui se décomposent déjà à 100°, la tyndallisation se fera à 80°, 70°, 60°, et même 58° (sérum) ou 54° (certains sérums thérapeutiques).

Il est évident que moins la température sera élevée, plus il faudra augmenter le nombre et la durée des chauffages. Il ne faut pas oublier, en effet, que certaines bactéries, même non sporulées, même en milieu humide, résistent encore à la température de 60° prolongée pendant plus d'un quart d'heure ; quant aux spores, il faut admettre une

1. Ouvrage cité, p. 101.

transformation notable de leur constitution pour expliquer leur destruction à d'aussi basses températures.

Dans tous les cas, la température de 54-58° paraît être un minimum pour les tyndallisations ; jusqu'à 60°, il faudra cinq ou six chauffages d'une heure ; à 70-80°, trois chauffages seront suffisants ; à 90-100°, la durée de chaque chauffage pourra au besoin être réduite de moitié.

On voit que les théories qui servent de base à la tyndallisation ne peuvent trouver leur complète application que dans certaines limites d'expérience, assez variables suivant les cas, et qu'on n'a pu régler que par tâtonnements.

Pour opérer la stérilisation par chauffage discontinu, on peut avoir recours au bain-marie spécialement construit à cet effet par WIESSNEGG ; on peut aussi utiliser les appareils à chauffage électrique. On peut se passer d'un appareil spécial, à la condition de bien surveiller la température ; employer par exemple une lessiveuse, un bain-marie quelconque. Quand on opère à 100°, on peut utiliser la vapeur d'eau à la place de l'eau bouillante, et employer alors l'autoclave, muni d'un *régulateur* de Roux, en laissant le robinet ouvert.

On devra de préférence se servir de flacons déjà stérilisés à l'autoclave, car sur les parois *non mouillées* de ces récipients, des germes pourraient subsister qui, en milieu sec, ne seraient pas tués, surtout si la tyndallisation est effectuée au-dessous de 100°. Pour les petites ampoules, qu'on stérilise à peu près pleines, les parois se trouvant complètement mouillées, la précaution sera superflue.

En résumé, ce procédé de stérilisation, applicable avec avantage aux substances altérables au delà de 100°, a l'inconvénient de demander beaucoup de temps ; or, le plus souvent, le pharmacien est obligé d'exécuter ces préparations dans un court délai. D'autre part, la dépense de chauffage est assez élevée, et il faut opérer avec des *récipients stériles*. Si l'on joint à ces inconvénients, propres à la tyndallisation, celui de ne pas assurer toujours une aussi rigoureuse asepsie que la stérilisation par la vapeur sous pression à 120°, on conviendra qu'il faudra n'avoir recours à ce procédé que dans les cas de nécessité.

Stérilisation par filtration.

La filtration, comme la tyndallisation, convient aux substances altérables par la chaleur. Mais ce nouveau procédé, étant moins pratique, ne trouvera son application en pharmacie que pour les substances qu'une température de 60°, pourrait déjà altérer.

On sait depuis longtemps que l'action des filtres n'est pas due à la petitesse de leurs pores ; je n'insisterai pas sur la théorie de la filtration, qui est exposée d'ailleurs dans tous les ouvrages classiques.

La plupart des filtres ont la forme de bougies, leur fonctionnement s'explique aisément : le liquide à filtrer dans lequel la bougie est immergée, doit traverser de dehors en dedans toute l'épaisseur de celle-ci, pour en gagner le centre par où il trouvera son écoulement : la bougie étant creuse intérieurement. D'autres fois, au contraire, comme dans le filtre de Kitasato, la filtration s'effectuera de dedans en dehors.

Dans tous les cas, pour effectuer cette traversée, dans un sens ou dans l'autre, le liquide devra parcourir une série de petits canalicules aux sinuosités sans nombre. Le courant viendra se briser de proche en proche contre les parois de ces canalicules et s'y débarrassera de ses germes, il en sortira finalement tout à fait purifié ; mais il va sans dire que les premières voies (les plus superficielles, soit en dedans, soit en dehors) seront les premières obstruées ; c'est là que les germes se déposeront d'abord, formant bientôt une sorte de pellicule protectrice plus ou moins épaisse, obstruant le passage aux nouveaux germes et ne laissant pénétrer dans l'épaisseur de la porcelaine qu'une eau déjà épurée.

Le dépôt se fait donc surtout à la surface de la bougie ; l'abondance de celui-ci va, bien entendu, en augmentant ; la rapidité de la filtration s'en trouve à son tour progressivement diminuée. Cela explique la nécessité d'entretenir les bougies régulièrement, et même parfois de les *régénérer* comme nous le verrons plus loin.

Mais d'autre part, les microbes ainsi *immobilisés* ne sont pas tués, ils peuvent continuer à croître et, tout en restant collés aux parois, s'allonger dans le tunnel où ils se trouvent ; ils peuvent même finir par traverser ainsi toute l'épaisseur du filtre sous la poussée du liquide.

Bourquelot et Galippe, qui déjà, en 1883, avaient essayé en vain de stériliser à froid les liquides organiques, au moyen de vases en terre poreuse affectant une disposition analogue à celle du filtre Pasteur (dû, on le sait, à Klebs et Tiegel), tentèrent la même expérience, en 1885, avec le filtre, nouveau à cette époque, de Chamberland[1]. Ils en modifiaient seulement le dispositif, de façon à effectuer la filtration de dedans en dehors, c'est-à-dire qu'ils introdui-

---

1. Chamberland. Sur un filtre donnant de l'eau physiologiquement pure C. R. Ac. Sc., t. XCIX, 247 ; 1884.

saient la bougie dans un appareil à filtration par le vide.
Cet appareil était stérilisé à 150-160°, puis scellé au mas-
tic de Golaz. Les auteurs constatèrent que les liquides organiques (salive, urine) cultivaient même après filtration
et que, d'ailleurs, il existait des différences notables dans
les bougies au point de vue de leur pouvoir de filtration ;
celle-ci pouvant être plus ou moins rapide et plus ou moins
parfaite[1].

« Un filtre quel qu'il soit, — dit DUCLAUX, — finit tou-
« jours par donner de l'eau contenant quelques germes[2] ».
D'après TERRIER et MORAX[3] l'eau déjà passée au filtre
Chamberland exige encore une ébullition prolongée pour
être privée de tout germe.

Le *contrôle* et l'*entretien* des filtres seront donc indispensables, qu'il s'agisse du filtre de CHAMBERLAND (porcelaine
dégourdie), du filtre GARROS (porcelaine d'amiante), du filtre de d'ARSONVAL (alumine), ou des bougies de BERKE-
FELD en terre d'infusoires[4].

Quelle que soit la bougie employée, une première précaution à prendre consiste à vérifier son *homogénéité* ; pour
cela on peut la plonger, son extrémité fermée en bas,
dans une éprouvette pleine d'eau ; on relie la tétine à une
poire en caoutchouc destinée à y insuffler de l'air. S'il se

---

1. BOURQUELOT et GALIPPE. Emploi des filtres en terre poreuse pour la stérilisation à froid des liquides organiques. *C. R. Soc. biol.* (8), II, III, 120 ;
1885.

2. Ouvrage cité, t. I, p. 547.

3. Voir GÉRARD. ouvrage cité, 1ᵉ édit. p. 50,

4. La bougie *Berkefeld* est plus perméable aux microbes que la bougie
Chamberland. Celle-ci comporte deux types différents : B et F ; la pâte de la
bougie B est plus compacte et se laisse moins traverser ; elle convient aux
filtrations de liquides non albumineux sous pression de plusieurs atmosphères, alors que la bougie F plus perméable est indiquée pour les filtrations par aspiration et sous pression faible et pour les liquides albumineux.

produit des bulles c'est que la bougie est fêlée et, dans ce cas, on doit la rejeter.

Une bougie étant bonne, devra être cependant entretenue régulièrement, si l'on veut la conserver telle. On brossera la surface, tous les deux jours environ, sous un courant d'eau bouillante ; la désinfection sera faite de temps en temps (au moins tous les mois), à froid et sans démonter la bougie, avec une solution de permanganate de potasse à 10 p. 100, puis une solution de bisulfite de soude à 15 p. 100.

Quand il y aura obstruction des pores par des dépôts calcaires, on devra faire un lavage à l'eau acidulée.

Lorsque les bougies commencent à s'encrasser, ce qu'on reconnaît à la diminution du débit, il faut les *régénérer* ; un des meilleurs procédés consiste à les porter au rouge dans la flamme du chalumeau, ou mieux dans un four à moufle, mais il ne faut les soumettre à la chaleur que quand elles sont tout à fait exemptes d'humidité.

Tout ce qui vient d'être dit s'applique à l'usage industriel et domestique des filtres poreux ; pour le pharmacien, quand il s'agira de préparer des solutions hypodermiques, les précautions d'asepsie qu'il devra prendre seront encore plus minutieuses[1].

Chaque fois qu'il utilisera la bougie, il devra d'abord la brosser avec une brosse dure et la laver à grande eau, ou mieux, la plonger quelque temps dans l'eau chaude, pour la débarrasser des produits solubles enfermés dans les pores du filtre. La bougie sera ensuite séchée à l'étuve entre 37° et 40°, puis on la *stérilisera à l'autoclave*, en recouvrant la

---

1. Pour l'entretien, la vérification et la régénération des filtres, voir les traités de bactériologie (DOPTER et SACQUÉPÉE par exemple).

tétine de coton, et en la coiffant d'un tube de verre effilé et fermé à la lampe [1].

Je rappellerai enfin que la *Pharmacopée suisse* pousse la méfiance à l'égard des filtres jusqu'à recommander de vérifier leur imperméabilité au passage des bactéries, en recevant quelques centimètres cubes du filtrat dans des bouillons de culture (gélatine et bouillon).

La filtration à la bougie étant assez lente, il faut la faci-

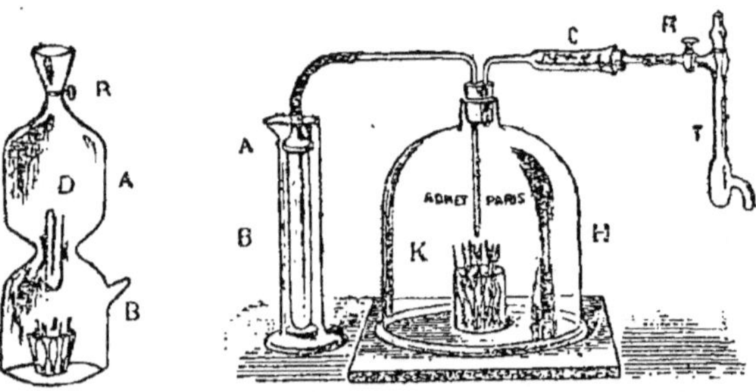

Fig. 1   Fig. 2

liter, soit en soumettant le liquide à une certaine *pression*, soit au contraire en produisant une *aspiration*.

L'appareil de CHAMBERLAND, celui de KITASATO, celui de MARTIN (pour les laboratoires de bactériologie), sont des appareils à aspiration.

Au contraire, l'appareil spécial de CHAMBERLAND, qui est relié à une pompe aspirante et foulante de GAY-LUSSAC, et est utilisé surtout dans l'industrie pour filtrer les eaux de

1. Quelques auteurs indiquent, au lieu de la stérilisation à l'autoclave, le procédé moins sûr, mais plus commode, qui consiste à porter la bougie au rouge dans la flamme d'un Bunsen.

boisson, est un appareil à pression. La filtration s'y opère
très rapidement, mais elle nécessite des instruments com-
pliqués et assez coûteux. Je ne décrirai pas ces appareils
bien connus, et me contenterai seulement de dire quelques
mots des petits appareils qui servent en
pharmacie à la stérilisation et au remplissage des ampoules.

1° Quand il s'agit de quelques ampoules, on utilise une petite bougie
placée sur un vase à ouverture laté-
rale B (fig. 1), qui servira, reliée à la
trompe, à faire le vide. Celui-ci provo-
quera le passage du liquide au travers
de la bougie, le filtrat tombant dans le
vase qui contient les ampoules. La filtration terminée, on laissera rentrer l'air
par la tubulure B garnie de coton aseptique, après avoir fermé le robinet, et
les ampoules se rempliront[1].

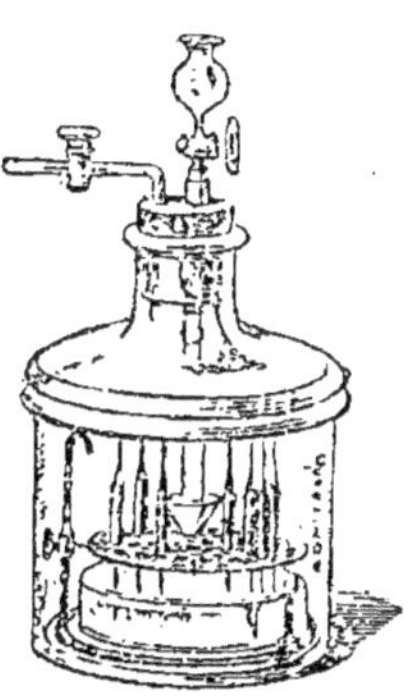

Fig. 3

2° L'appareil d'Eury (figure 2) se compose d'une éprouvette A, d'une bougie B, d'une cloche rodée H sur plan de
glace, d'un cristallisoir K, d'un tube C contenant de la
ouate, d'une trompe à eau, munie d'un robinet.

On stérilise l'appareil à l'autoclave. Les ampoules placées
dans le cristallisoir, on remplit l'éprouvette avec le liquide
à filtrer. On fait le vide ; le liquide tombe dans le cristallisoir. Pour terminer l'opération, on ferme le robinet, on arrête la trompe, on rouvre le robinet; l'air rentre, filtré sur
le coton, les ampoules se remplissent.

L'appareil d'Eury a été modifié par certains auteurs.

1. Les ampoules, sont placées, bien entendu, la pointe ouverte en bas.

Dans l'appareil de HUBAC, par exemple, le bouchon de la cloche à vide laisse passer un tube contenant la bougie poreuse qui servira à filtrer le liquide aspiré au moyen de la trompe. Le dispositif de NEVEU est à peu près semblable, mais il comporte en outre un indicateur de vide, ce qui permet de déterminer à l'avance le niveau auquel on veut faire monter le liquide dans les ampoules par rapport à leur capacité totale. Enfin, la *bougie-pipette* de LUTZ[1], dont la forme est un peu différente mais qui repose sur le même principe que les appareils précédents, a l'avantage de comporter une extrémité effilée exactement graduée en fractions de centimètre cube, ce qui permet la répartition en quantité rigoureusement dosée du liquide filtré dans les ampoules. Je noterai pour finir l'appareil de d'ARSONVAL qui sert à filtrer les liquides opothérapiques[2], le petit dispositif imaginé par REDDÉ dont nous avons parlé antérieurement et les petites *ampoules-filtres* récemment utilisées pour les solutions de Salvarsan par exemple[3].

Nous recommanderons seulement un appareil de filtration et de remplissage d'ampoules très pratique pour le pharmacien : *l'appareil spécial du professeur* LUTZ (figure 4) qui comprend :

1° Un récipient cylindrique (R') dans lequel on place les ampoules verticalement ; ce récipient est bouché par un bouchon de caoutchouc portant deux trous : dans l'un passe un tube courbé muni d'un robinet et d'un élargissement en

----

1. *Bull. Sc. Pharm.* (IV), p. 99 ; 1901.

2. La filtration dans cet appareil est favorisée par une pression d'acide carbonique, et les bougies sont en alumine.

3. L'ampoule-filtre est une ampoule où l'on a fait le vide ; en brisant l'extrémité, la solution injectable y pénètre et passe d'abord dans un filtre poreux microscopique, il ne reste plus qu'à adapter l'aiguille.

forme d'ampoule contenant de la ouate hydrophile. Ce tube T peut être relié à la trompe au début de l'opération, et, à la fin il sert pour la rentrée de l'air.

Par le second trou s'engage l'extrémité (en forme de tube) d'un autre récipient cylindrique R bouché à sa partie supérieure par un bouchon de caoutchouc ; ce dernier laisse passer une bougie filtrante.

L'appareil tout entier est stérilisable au four à flamber (ou à l'autoclave en ayant soin d'ajouter quelques gouttes d'eau dans les récipients); on verse le liquide injectable (au moyen d'un entonnoir) à la partie supérieure du récipient R, on fait jouer la trompe; le liquide passe au travers de la bougie puis tombe dans le récipient R', et le vide se produit dans les ampoules. En ouvrant le robinet, l'air entre dans le tube T, filtre sur le coton et la pression fait monter le liquide dans les ampoules.

Citons encore l'appareil de Leune, qui est plus compliqué et sert au remplissage d'un grand nombre d'ampoules.

A défaut des appareils Leune, Lutz, Eury, etc... on pourrait utiliser les appareils de remplissage à pression (à soufflerie) de Reddé ou autres, en engageant dans le goulot des récipients (flacon à deux tubulures ou matras-pipette) un petit filtre poreux.

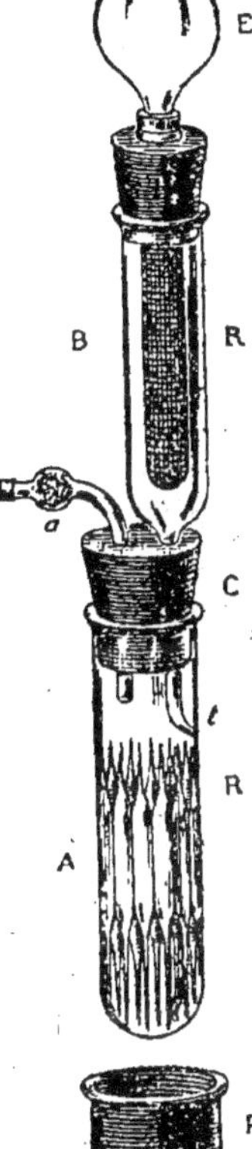

Fig. 4.

Quand on n'a à sa disposition ni trompe, ni pompe de compression, on peut dans certains cas y suppléer de la façon suivante : on prend un ballon dans le goulot duquel on fixe, à l'aide d'un bouchon de caoutchouc, la bougie filtrante. Dans le ballon on met une petite quantité de liquide à stériliser, ou d'eau (si le liquide est altérable par la chaleur), et l'on porte à l'ébullition avant de fermer par le bouchon qui porte la bougie. On remplit celle-ci du milieu à purifier et on abandonne tout le système au refroidissement. Par suite de la condensation, un vide partiel se produit et la filtration s'opère.

Ce procédé ne pourra convenir que pour de petites quantités de produit à filtrer.

Une fois la filtration terminée, il reste à effectuer le *transvasement*. Celui-ci s'effectuera tout seul, et d'une façon automatique, ainsi qu'on l'a vu. lorsqu'il s'agira des petites ampoules; malgré tout, il restera encore à fermer les pointes à la lampe.

Quand il s'agira de récipients ou flacons divers, le transvasement devra se faire avec toutes les précautions possibles, et de préférence au moyen des matras-pipettes, munis d'une tubulure effilée scellée à la lampe, dans lesquels on reçoit le liquide au sortir de la bougie.

Toute la verrerie destinée à contenir le liquide stérile devra être, elle-même, stérilisée à l'autoclave: au moment du transvasement, on ôtera le coton qui bouche les récipients, on flambera le goulot dans la flamme, on y introduira la tubulure effilée du matras [1] préalablement ouverte et

---

1. Les matras-pipettes possédant une autre tubulure (celle qu'on relie à l'aspirateur) qui n'est fermée qu'au coton, le liquide s'écoulera facilement par l'autre tubulure.

flambée. On pourra évidemment utiliser pour les transvasements la tubulure effilée du matras des appareils MARTIN ou CHAMBERLAND, la bougie-pipette de LUTZ ou la tubulure du filtre KITASATO.

Dans l'impossibilité où nous sommes de discerner immédiatement s'il y a ou non contamination, nous ne pouvons admettre comme stériles que les liquides qui, postérieurement à la stérilisation, *n'ont jamais subi le contact direct de l'air*. En d'autres termes, on ne peut pas, s'il faut en croire certains auteurs, considérer les microbes de l'air comme inoffensifs.

Il semble qu'il y ait, en ce qui concerne les solutions hypodermiques, un peu d'exagération dans cette manière de voir. Théoriquement, un liquide stérile qui aura subi quelques secondes le contact de l'air ne sera plus aseptique; pratiquement, on ne saurait cependant lui refuser cette épithète.

Quoi qu'il en soit, le contact inévitable de l'air peut être considéré comme un premier inconvénient de la stérilisation par filtration.

Un deuxième inconvénient est inhérent à la qualité et à l'état du filtre. Nous avons vu combien était délicat l'entretien des bougies poreuses. Même en admettant qu'on ait à sa disposition un filtre bien entretenu, et parfait quant à la régularité et à la petitesse des pores, on ne sera jamais absolument certain que le liquide filtré n'a pas entraîné quelques germes[1].

---

1. La filtration doit être effectuée rapidement et sous faible pression, car à la longue tout filtre, la bougie Chamberland B elle-même, finit par laisser passer les microbes : quand il s'agit d'un liquide pathologique virulent, il faut le diluer dans vingt fois son volume d'eau, car la présence d'une grande quantité d'albumine assure rapidement le colmatage des bougies.

Un troisième inconvénient, au point de vue pharmaceutique, tient à la longueur et à la complexité du procédé.

Un quatrième, enfin, résulte de la modification subie par les solutions au cours de la filtration (perte de liquide, modifications de titre). En même temps qu'elle arrête les microbes, la paroi filtrante retient souvent, et par le même mécanisme, certaines substances chimiques. Quand on filtre des liquides contenant en suspension de fines particules, celles-ci se trouvent, comme les microbes, attirées par les parois; si l'on filtre des solutions, les résultats varient selon que la solution est plus ou moins parfaite, c'est-à-dire plus ou moins éloignée de l'état de coagulation.

Ainsi, parmi les albuminoïdes : le sérum passe intégralement, mais l'albumine étendue de son volume d'eau, et surtout la caséine, sont partiellement retenues. Parmi les diastases : la pepsine filtre très bien, la trypsine très mal; entre ces deux ferments on trouve tous les intermédiaires. Il en est de même pour les toxines végétales ou microbiennes.

On ne devra donc pas filtrer, autant que possible, les solutions de ferments, les sérums thérapeutiques qui doivent leur activité à des diastases, des toxalbumines, des antitoxines.

La filtration, d'ailleurs, cause souvent une perte plus ou moins accentuée. Cordier[1] a montré que, pour une solution de morphine au cinquantième filtrée à la bougie, la solution peut être affaiblie du vingt-cinquième.

Les solutions alcalines passent plus lentement que les solutions acides, parce qu'elles *mouillent* les canaux des filtres.

---

1. Les bougies, dit Cordier, retiennent une certaine quantité de *sel* variable avec la concentration de la solution. *Bull. Sc. Pharm.*, II, p. 13; 1900.

En résumé, la filtration constitue un mode de stérilisation très complexe et souvent fort long, applicable dans les laboratoires de recherches, mais qui, en raison des précautions minutieuses et délicates que le pharmacien sera obligé de prendre, ne devra être réservé que pour quelques cas assez rares de substances très altérables par la chaleur. Chaque fois que cela sera possible, on devra lui préférer la tyndallisation. Nous rappellerons d'ailleurs que certains microbes, au nombre de 38 selon certains auteurs, seraient susceptibles de traverser les filtres[1].

Stérilisation par l'électricité.

L'action microbicide de l'électricité constitue une question beaucoup plus complexe encore que celle de la chaleur, aussi la question n'est-elle point encore élucidée[2].

C'est à l'*électricité dynamique* qu'on a d'abord songé, mais une première difficulté se présentait : quand un courant électrique passe au travers d'un milieu de culture, il n'agit sur les microbes que s'ils sont plus conducteurs que le liquide qui les contient. S'ils sont au contraire dans un milieu nutritif surtout riche en sels, l'électricité les contourne et n'agit que sur le milieu ambiant.

En admettant que le courant atteigne les microbes, il faut encore qu'il les traverse *tous*, et pénètre dans les coins des récipients.

1. Rapport du Professeur Loeffler (de Griefswald) sur les microbes filtrants de la péripneumonie, du choléra des poules, de la polyomyélite, fièvre aphteuse, vaccine, diphtérie aviaire, etc...
2. Voir Duclaux, ouvrage cité, p. 297.

L'action électrique sera donc souvent incertaine, et d'ailleurs, admettrait-on qu'elle s'exerce réellement, qu'il faudrait encore prouver qu'elle est due au courant lui-même, et non aux effets secondaires chimiques ou calorifiques qui en sont la conséquence. Les décompositions chimiques résultant du courant : production d'ozone ou d'eau oxygénée quand il s'agit de l'eau pure, de chlore et d'hypochlorites quand il s'agit de solutions chlorurées, de l'acide au pôle $+$ et du métal au pôle $-$ quand il s'agit, en général, des solutions salines, ont pour effet d'abord de masquer, par leur action plus ou moins antiseptique, l'effet bactéricide propre au courant lui-même, et ensuite de détruire l'homogénéité du liquide électrisé.

On peut éviter en partie ces décompositions électrolytiques en employant des courants alternatifs rapides au lieu de courants continus ; les dislocations et recombinaisons moléculaires arrivent alors à se neutraliser, mais il reste à tenir compte de l'élévation de température.

Quand le courant est faible, on peut éliminer ce dernier facteur par immersion dans la glace ; mais pour un courant un peu intense, les rapides élévations de températures locales qui se produisent, notamment au voisinage des électrodes, sont à peu près inévitables.

Il en résulte qu'aucun des auteurs qui se sont occupés de cette question n'a pu réussir à mettre en évidence l'action stérilisante du courant électrique.

Dans le but de supprimer les effets chimiques du courant, on a essayé les *courants d'induction*. Les effets obtenus ont été très médiocres.

Quant à l'*électricité statique*, dit DUCLAUX, son action n'a pas été étudiée.

Il résulte de ces différents travaux que la stérilisation

par l'électricité est toujours incertaine et que, d'autre part, la composition des liquides ainsi traités se trouvant modifiée de façon notable, on ne pourra songer à stériliser par ce moyen les solutions médicamenteuses [1]. Le courant électrique peut cependant être utilisé comme bactéricide, en tant que producteur d'*ozone* ou de *lumière ultra-violette*.

Stérilisation par l'ozone.

Il était naturel que l'ozone fût un puissant agent microbicide, puisqu'il agit, et plus fortement encore, à la façon de l'oxygène qui, on le sait, est un grand agent naturel d'épuration.

OPPERMANN nous avait appris que l'électricité agissait comme bactéricide surtout grâce à l'ozonisation de l'air. OHLMULLER (1893) montra, le premier, que la stérilisation électrique des eaux de rivière destinées à l'alimentation pouvait être économique. Il s'était servi d'un petit ozonisateur peu différent des tubes de SIEMENS, et il utilisait un moteur à gaz d'un cheval-vapeur et une dynamo de 65 volts et 8 ampères. La quantité d'ozone produite varie dans ces conditions avec la vitesse de circulation de l'air.

Dans ses expériences, l'auteur constata l'impossibilité d'atteindre aussi les microbes répandus dans les poussières sèches, sur les parois des murs ou la surface des objets. La stérilisation n'est vraiment possible qu'en milieu liquide, et en y faisant barboter l'air ozonisé. Ainsi, en faisant

---

1. On a récemment utilisé l'électricité pour la stérilisation de l'*air*. Une pièce de 100 m³ serait stérilisée en 2 heures avec un courant de 10 ampères et 110 volts. L'air stérilisé est ensuite rejeté au dehors, après filtration sur tissu d'amiante (A. SARTORY, *C. R. Soc. Biol.*, LXV, p. 302, 373; 1908 — et LXVI, p. 298; 1909). L'ozone formé doit vraisemblablement jouer le rôle principal.

passer pendant 10 minutes, 5 litres d'air dosant 15 mgr. 2 d'ozone par litre, dans un litre d'eau distillée contenant 3.717.000 spores charbonneuses par centimètre cube, le liquide est stérilisé complètement.

La quantité de matières organiques contenue dans l'eau peut mettre obstacle à la destruction des germes ; plus le titre en permanganate est élevé et plus grande est la quantité d'ozone nécessaire pour la stériliser. L'ozone, dans ce cas, est utilisé non seulement comme microbicide, mais aussi comme oxydant des matières organiques. Au contraire, il semble que le nombre des microbes renfermés dans l'eau soit sans grande influence.

Dans l'industrie, le baron TINDAL a utilisé l'ozone pour l'épuration des eaux du Vieux Rhin (à Oudshoorn, près de Leyde[1]). Ces eaux, d'abord épurées par filtration sur le sable, entraient ensuite dans les ozonisateurs que parcouraient des courants de haute fréquence.

VAN ERMENGEN (1895) a constaté que, dans l'eau ainsi traitée, la proportion d'eau oxygénée formée est négligeable, et que l'ozone n'y persiste pas au delà de quelques heures, soit qu'il y ait oxydation, soit qu'il y ait décomposition. Quant aux microbes, leur destruction est quelquefois complète, mais le plus souvent quelques espèces résistantes subsistent (*b. subtilis*).

La stérilisation est assez rapide ; en opérant dans de bonnes conditions, 10 minutes suffisent.

On sait que l'oxygène, pour se transformer en ozone réclame 29,6 calories par molécule d'ozone, la réaction est donc endothermique ; l'ozone ne peut naître spontanément et sa formation nécessite une dépense d'énergie.

1. Voir DUCLAUX, ouvrage cité, p. 306.

Pratiquement, c'est à l'électricité qu'on a le plus souvent recours.

C'est l'*étincelle électrique* qu'avait utilisée Van Marum; c'est l'*effluve électrique* qui fut employée par Berthelot; les appareils connus sous le nom d'*ozonateurs* ou *ozonisateurs* sont essentiellement constitués par des condensateurs dont les armatures sont soumises à des potentiels égaux et de signes contraires. Ils utilisent l'action de la décharge électrique sur l'air ou l'oxygène.

Dans sa forme élémentaire, un ozonateur se composera donc d'une surface placée vis-à-vis d'une pointe ou d'une autre surface, l'air ou l'oxygène circulant dans l'espace intercalaire.

Pratiquement, et suivant les usages auxquels ils sont destinés, on modifie un peu ces appareils ; c'est ainsi que pour éviter la production d'arcs voltaïques, on intercale dans certains ozonateurs des *diélectriques* entre les électrodes. De Moncel a, le premier, démontré la propriété que possède l'étincelle d'induction de traverser le verre sans le rompre, et ainsi de produire de l'ozone. Ce phénomène tient, dit-il, à ce que sous l'influence de la condensation, les molécules de la substance isolante sont polarisées, de même que les molécules liquides dans l'électrolyse. Un appareil de ce type sera constitué schématiquement par deux électrodes métalliques EE' fixées sur deux lames diélectriques VV', séparées par un intervalle suffisant a; on pourra imaginer aussi un autre appareil dans lequel un seul diélectrique séparera les deux électrodes, à égale distance de chacune[1].

---

1. Ces appareils sont décrits en détail dans l'ouvrage de Et. Douzal : *Production électrique de l'ozone et applications*. Ed. Béranger ; Paris, 1909.

Le plus souvent, l'énergie électrique est partiellement absorbée par des influences étrangères à la production de l'ozone, ce qui diminue un peu le rendement.

Parmi ces facteurs étrangers, on peut citer l'élévation de température ; aussi l'air à ozoniser doit-il être laissé un temps relativement court au contact des électrodes.

Pour éviter les diminutions de rendement, on cherche aujourd'hui : 1° à obtenir une grande surface électrique, malgré les dimensions réduites des électrodes ; 2° à supprimer l'élévation de température ; 3° à éliminer les poussières et l'humidité de l'air, en le filtrant d'abord, et en le dirigeant ensuite dans un dessiccateur ; 4° à éviter toute oxydation des électrodes, en les recouvrant d'un vernis.

C'est dans cet esprit qu'ont été construits les OZONEURS DOUZAL. Je ne décrirai pas ici ces divers appareils[1], dont les applications sont multiples, mais dont je ne retiendrai que ce qui a trait à la stérilisation de l'eau. Le fonctionnement des modèles domestiques est très simple : le robinet de canalisation de l'eau est réuni à l'ozoneur ; si l'on ouvre ce robinet, l'eau qui s'écoule fait appel d'air, et celui-ci se trouve conduit sur le trajet des décharges électriques engendrées par un circuit fermé automatiquement par la manœuvre d'ouverture du robinet d'eau. Il est transformé en ozone et se mélange à l'eau dont il assure ainsi la stérilisation. De même qu'en ouvrant le robinet d'eau le courant a été établi, de même en fermant le robinet le courant se trouve supprimé.

Si l'on possède le courant électrique du secteur d'éclairage, on branche directement l'appareil sur le conducteur en intercalant une résistance n'absorbant qu'un dixième

1. Ouvrage cité, p. 39. Citons aussi les appareils OTTO.

d'ampère. Dans ces conditions, l'eau reviendrait à une somme assez modique[1]. Faute de cette source électrique, on peut employer de petits accumulateurs ou une batterie de piles alimentant une bobine. Il faut 4 volts et 2 ampères.

Quelle est la valeur d'une stérilisation ainsi pratiquée?

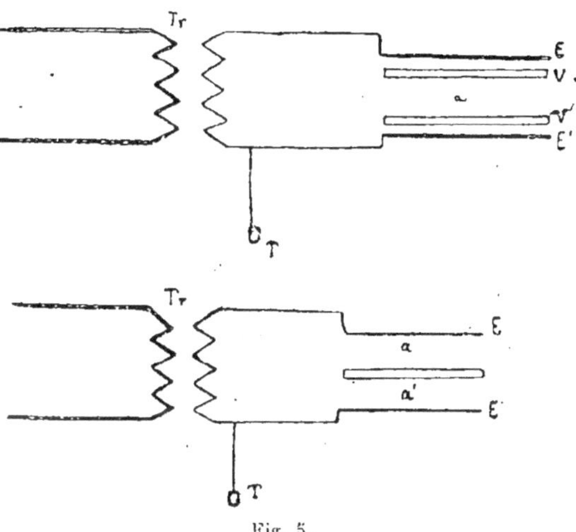

Fig. 5.

Répin[2] a écrit que la stérilisation des eaux par l'ozone avait reçu une consécration définitive à la suite des expériences de Van Ermengen en Belgique, et de Marmier en France (à l'Institut Pasteur).

D'après E. Bonjean et Ogier[3], aucun antiseptique n'est

1. Environ à 1 centime le litre.
2. *Revue gén. des Sc. pures et appl.*, 15 juillet 1896.
3. *La Nature*, 8 avril 1905.

6

comparable à l'ozone pour assurer la destruction des germes dans l'eau ; cette puissance d'action, chose curieuse, s'exerce seulement *dans l'eau*, il suffit de 0 gr.60 d'ozone pour stériliser 1 mètre cube d'eau de source. L'ozone n'y introduit aucun élément étranger nuisible, au contraire ; l'oxygène qui résulte de la dissociation de ce gaz après son action d'épuration rend l'eau plus légère et plus digestible.

Douzal rapporte[1] qu'une Commission composée de Calmette, Staes, Brame, Buisne et Bourier a conclu que l'ozonisation de l'eau présentait de grands avantages.

L'eau souillée se trouve notablement épurée : non seulement les germes y sont détruits, mais les matières organiques et les toxines y sont oxydées, l'acide sulfhydrique ou l'ammoniaque, quand ils existent, sont transformés en sulfates et en nitrates, les carbonates et sulfates alcalino-terreux sont partiellement précipités.

L'ozone détruisant le ferment lactique, on a essayé aussi de l'employer à la stérilisation et à la conservation du lait.

D'après Douzal, il y aurait seulement dissociation du gaz oxydant et formation d'oxygène, mais les principes gras ne seraient pas modifiés (?).

Il existe des *ozoneurs* pour stériliser le *lait* mais, à mon avis, la question a besoin d'être étudiée davantage.

Pour les liquides médicamenteux, dans tous les cas, on ne peut guère songer à les stériliser par l'ozone, qui les modifierait trop notablement.

En résumé, l'ozone ne paraît guère être applicable à l'heure actuelle qu'à la stérilisation de l'eau[2].

---

1. Ouvrage cité, p. 95.
2. Pour la bibliographie de la question, outre les ouvrages de Duclaux et de Douzal mentionnés, on pourra consulter celui de H. de la Coux : *L'Ozone*

Stérilisation par la lumière.

L'étude de l'action microbicide de la lumière, comme celle de l'électricité, est très complexe.

En effet, d'autres facteurs que la lumière elle-même sont susceptibles d'intervenir : l'élévation de température, les modifications chimiques du milieu, par exemple.

On peut éliminer le premier de ces facteurs secondaires en séparant dans le spectre, au moyen d'écrans colorés, les rayons calorifiques des rayons lumineux, mais il en résulte une diminution notable d'intensité. Il subsiste d'ailleurs encore d'autres causes d'erreur : par exemple l'influence du *verre* des récipients utilisés, qui absorbe les rayons ultra-violets, phénomène qui avait déjà conduit MARSHALL WARD à remplacer le verre par du quartz dans ses expériences.

Quant aux modifications chimiques du milieu où se trouvent les germes, elles exercent aussi une influence notable ; on sait que la lumière solaire détruit les matières organiques avec production intérimaire d'acide formique, qu'il se forme souvent aussi de l'ozone, de l'eau oxygénée, autant de substances dont le pouvoir antiseptique n'est pas négligeable.

DUCLAUX a relaté les recherches principales effectuées sur l'action stérilisante de la lumière[1], recherches qui sont dues notamment à DOWNES et BLUNT (1877), à TYNDALL (1878) DUCLAUX (1885), ARLOING (1885), ROUX (1887), BUCHNER

et ses applications industrielles. Paris, 1910; et *Ann. Inst. Pasteur*, t. XIII, p. 356.

1. Ouvrage cité, p. 330.

(1892), MARSHALL WARD (1893). Il résulte de cet ensemble de travaux que l'action nocive de la lumière solaire sur les microorganismes est hors de doute (même en dehors de toute élévation de température), mais qu'il faut distinguer dans cette action deux degrés, suivant qu'elle aboutit à la destruction complète des germes, ou simplement à l'arrêt de leur développement. La stérilisation exige un temps d'action très prolongé, des semaines ou des mois; tandis que l'action simplement retardatrice est assez rapide; toutefois, l'action bactéricide de la lumière en général est très complexe; un grand nombre de facteurs étrangers interviennent :

Influence des diverses radiations du spectre[1]

Influence de l'intensité

Influence de la dessiccation[2]

Influence de la résistance individuelle.

Influence du milieu.

L'Influence de l'air surtout est à signaler : L'oxydation s'exerce à la fois sur les microbes et sur leur milieu de culture; les modifications chimiques subies par celui-ci peuvent être multiples : oxydation et saponification des corps gras, oxydation des sucres. Il peut se former aussi certaines substances antiseptiques (acide formique, eau oxygénée[3]). Toutefois, l'action de la lumière s'exerçant même dans le vide, il est certain que son effet stérilisant

---

1. Les rayons violets agissent à l'exclusion des autres.

2. MOMONT a constaté que les spores charbonneuses supportent plus de 100 heures d'insolation à l'état sec, mais périssent après 44 heures, si elles sont en suspension dans l'eau.

3. On sait que RICHARDSON, MARSHALL WARD, BERTHELOT, ont constaté la production d'eau oxygénée dans la décomposition des substances organiques par la lumière.

n'est pas sous la dépendance exclusive des changements
survenus dans le milieu de culture. Les rayons chimiques,
en particulier, exercent sur les germes eux-mêmes une
action *protoplasmique*, ainsi que l'ont établi d'abord les
recherches de LAURENT[1], de D'ARSONVAL et CHARRIN[2]; et
plus récemment, celles de MAQUENNE, DEMOUSSY et
RAYBAUD[3].

L'action de la lumière sur le milieu nous intéresse d'ailleurs particulièrement, puisqu'elle explique pourquoi la
lumière solaire ne saurait être utilisée pratiquement à la
stérilisation.

HÉRISSEY[4] a rappelé les nombreuses recherches faites notamment par P. CHASTAING, G. CIAMICIAN et P. SILBER, sur
l'action décomposante de la lumière.

Stérilisation par les rayons ultra-violets.

J'ai dit dans le chapitre précédent que la lumière solaire
avait un pouvoir bactéricide certain, mais que son action
était trop lente et trop complexe pour qu'elle pût être utilisée à la stérilisation avec autant de sûreté que la chaleur;
d'autant plus que l'action prolongée, s'exerçant aussi sur le
milieu, altérerait celui-ci trop profondément.

1. Etude sur la variabilité du bacille rouge de Kiel. *Ann. Inst. Pasteur*, IV,
p. 465; 1890.
2. Influence des agents atmosphériques sur le b. pyocyanogène. *C. R. Ac.
Sc.*, CXVIII, 151; 1894.
3. Nous indiquerons plus loin de quels travaux il s'agit.
4. Altérations et conservation des médicaments chimiques et galéniques.
Thèse agrégation (Pharm.), Paris, 1909. Levé, édit. Voir aussi : Action de la
lumière sur les sels ferriques (*Biochem Ztschr*, XLIV, p. 494, 501. 1912).

Mais on peut renforcer (et par suite abréger) l'action de la lumière, en éliminant les radiations les moins actives, pour conserver seulement celles dont le pouvoir bactéricide est le plus accentué, c'est-à-dire les *rayons chimiques*; ou plutôt : on peut utiliser, au lieu de la lumière solaire, d'autres sources lumineuses très riches en radiations actives, ainsi que nous le verrons plus loin. On sait que Scheele (1770) observa la décomposition du chlorure d'argent par les rayons violets du spectre solaire, et que Wollaston, un peu plus tard, constatant que cette action s'étendait bien au delà du spectre visible, en conclut qu'outre les rayons qui agissent sur notre rétine, il existe des rayons plus réfrangibles, invisibles pour nous, qui furent appelés *ultra-violets*.

On observa que cette région ultra-violette était composée de radiations de longueur d'onde très courte, et de plus en plus courte à mesure que l'on s'éloignait du violet. Toutefois, pour obtenir des longueurs d'onde plus courtes encore que celles fournies par le soleil, c'est aux sources artificielles qu'il fallut avoir recours.

On comprit très vite en effet les analogies qui existaient entre la lumière solaire et les autres sources de radiations.

Faraday, puis Maxwell (1868), avaient, les premiers, pressenti ces analogies. On sait que les découvertes de Helmholtz et surtout de Hertz, fournirent la vérification des théories de Maxwell sur l'analogie de la lumière et de l'électricité.

La lumière solaire qui nous arrive n'est jamais composée exactement de la même façon; quand notre atmosphère contient beaucoup de vapeur d'eau, une partie des radiations calorifiques est arrêtée au passage et ne nous parvient pas. Le soleil est sans doute une source très riche également en rayons ultra-violets, mais l'atmosphère terrestre, avec la vapeur d'eau et les poussières qu'elle renferme, forme écran pour les radiations de courte longueur d'onde, dont nous ne recevons ainsi qu'une infime quantité[1]. C'est pourquoi, en biologie comme en thérapeutique, on a cherché à remplacer les rayons émanés du soleil par les sources de lumière artificielle, dont les radiations obéissent aux mêmes lois et se propagent à peu près de la même façon.

On sait que les lumières artificielles sont constituées par l'incandescence d'un corps conducteur solide, liquide ou gazeux; qu'il s'agisse d'huile, de gaz, de pétrole, d'acétylène ou des filaments de charbon ou d'autres substances portées à l'incandescence par le courant électrique; qu'il s'agisse des molécules de charbon volatilisées qui, dans l'arc voltaïque, sont transportées d'un pôle à l'autre et réciproquement, et dont la chaîne continue vient augmenter par son incandescence l'éclat du conducteur gazeux : le même phénomène est toujours en jeu : la lumière produite est constituée par des radiations qui se propagent, comme celles de la lumière solaire, en ondulations, et qui obéissent aux mêmes lois (réflexion, réfraction, etc.).

Seulement, ces diverses lumières ne sont pas composées des mêmes radiations : celles que fournissent le pétrole, l'huile, la bougie, le gaz d'éclairage, même muni du manchon Auer, les filaments de charbon de la lampe à incandescence, sont riches en rayons calorifiques, mais pauvres en rayons ultra-violets; l'arc électrique est déjà plus riche mais on peut augmenter la quantité de rayons chimiques émis par l'arc voltaïque en employant des charbons creux

---

1. Jusqu'à la longueur d'onde 2.800 A au minimum.

dans lesquels on a glissé une baguette de fer, de magnésium, de zinc ou d'aluminium. Les rayons ultra-violets
donnés par le métal à l'état de vapeur incandescente,
s'ajoutent alors aux rayons ultra-violets émis par le carbone
à haute température. C'est le principe des appareils photo-
thérapiques de BANG et de BROCA-CHATIN. L'étincelle électrique et l'effluve électrique sont des sources assez puis-
santes de rayons ultra-violets, mais ni l'une ni l'autre n'ont
reçu d'application pratique.

On sait que toute espèce de lumière fournit un spectre
caractéristique et que l'étude de ces divers spectres a fait
l'objet de recherches importantes. Je ne m'étendrai pas
sur ces faits bien connus, et me contenterai de rappeler
que c'est PLUCKER qui, en 1856, étudia le premier les
spectres des gaz; or, ses observations semblent être le point
de départ d'une série de recherches qui ont abouti de nos
jours à la découverte de la *lampe à vapeur de mercure*,
source lumineuse particulièrement riche en rayons ultra-
violets de très courte longueur d'onde. PLUCKER avait constaté la *fixité* du tube de GEISSLER. On sait ce que sont
les tubes de GEISSLER : des tubes de verre contenant une
vapeur ou un gaz très raréfiés, et dans lesquels on fait
passer la décharge électrique. Le gaz ou vapeur étant introduits, on fait le vide avant de sceller le tube (à 2 ou 3 millimètres de mercure, au moyen de la machine pneumatique
à mercure). Aux deux extrémités de ce tube sont soudés
deux fils de platine, qui y pénètrent de 1 ou 2 centimètres,
et qu'on peut relier aux pôles de la bobine de Rhumkorff.
Il se produit alors dans toute la longueur du tube des stries
lumineuses séparées par des bandes obscures; mais l'éclat,
la couleur, la forme de ces stries, ainsi que la *nature de
ces radiations* et le *spectre qu'elles fournissent* après leur

passage au travers du prisme, varient suivant la nature des gaz ou des vapeurs considérés.

PLUCKER, qui a étudié la lumière des tubes de GEISSLER, a observé qu'elle dépendait uniquement du milieu traversé et pas du tout de la substance dont sont constituées les électrodes.

Si le degré de vide est poussé plus loin, on arrive au vide de CROOKES, et l'on constate que l'anode devient peu à peu complètement obscure, tandis que la lumière de la catode se concentre en une sorte de pinceau constituant les *rayons catodiques* découverts par HITTORF en 1868.

Le *tube de* CROOKES est constitué par une ampoule de verre munie de deux électrodes, l'une reliée au pôle négatif, l'autre au pôle positif de la source. Il y a généralement dans les modèles actuels deux anodes réunies par une *connexion*; l'une de ces anodes, appelée *anticatode*, est destinée à recevoir le faisceau de particules catodiques venu de la catode. Les rayons jaillissant de la catode sous l'influence de la décharge électrique, vont frapper la paroi de verre de l'anticatode; les rayons catodiques proprement dits y sont réfléchis, ils illuminent tout le tube en phosphorescence, tandis qu'en même temps prennent naissance de nouveaux rayons : les *rayons X*, qui constituent un groupe de radiations dont la longueur d'onde est inférieure à $0\mu.005$. Ces radiations peuvent être aussi produites spontanément par certains corps, tels que le *Radium*, et constituent une fraction de leur rayonnement total, connue sous le nom de rayons γ.

Je rappellerai, pour finir, la découverte des *ampoules de* TESLA, dans lesquelles des courants électriques de haute fréquence permettent également de réaliser l'illumination des gaz raréfiés (dans de longs tubes de verre enroulés en spirale), et fournissent ainsi abondamment des rayons *actiniques* sans chaleur.

Les *rayons X*, les *rayons du radium*, les *rayons ultra-violets* possèdent un grand nombre de propriétés communes, surtout au point de vue de leur action chimique, mais ils se différencient par leur *longueur d'onde* (λ); on peut d'ailleurs les répartir dans un tableau général, où l'on groupera du même coup les autres radiations[1]. De toutes ces radiations, seules celles qui ont un pouvoir bactéricide pouvant être utilisé nous intéressent, ce sont : les rayons X, les rayons du Radium[2], les rayons ultra-violets. L'action microbicide des deux premières sortes de radiations est encore peu connue et incomplètement étudiée; pour les rayons ultra-violets au contraire, la question a fait de grands progrès.

---

1. Nous prenons pour unité le μ ou millième partie du millimètre.

Rayons X et rayons γ du radium.................... $\lambda < 0,005$ probablement
Rayons ultra-violets........................... $\lambda = 0,11$ à $0,40$
Spectre lumineux............................. $\lambda = 0,40$ à $0,80$
Infra rouge. Rayons Rübens. Bec Auer.......... $\lambda = 0,80$ à 40 et 60
Rayons hertziens. Rayons électriques........... $\lambda = 5.000$ et davantage, plusieurs mètres, plusieurs kilomètres.

Rayons X et radiations diverses, par H. Guilleminot. Paris, 1910.

Dans le spectre des radiations, une lacune existait entre les rayons X et les rayons ultra-violets. Holweck a récemment démontré que les rayons X ne sont bien comme on le supposait, qu'une forme particulière de la lumière: la liaison continue existe maintenant entre la lumière et les rayons X dits de Röntgen; Holweck étant arrivé à obtenir de ces derniers, des longueurs d'onde de plus en plus grandes jusqu'à rejoindre les rayons ultra-violets. *Acad. Sc.* 21 février 1921.

2. Suivant Becquerel (*Revue gén. des Sc. pures et appl.*, 15 août 1912), ce sont les radiations α qui produiraient les actions abiotiques les plus énergiques; le mélange des radiations β et γ à très haute dose produirait aussi une décomposition et une coagulation des substances protoplasmiques. Les radiation α ont un pouvoir pénétrant beaucoup moins accentué que les radiations β et surtout les radiations γ.

Il faut en attribuer la plus grande part tout d'abord à deux savants étrangers : Finsen (de Copenhague), et Tappeiner (de Münich) et à leurs élèves. Je ne m'étendrai pas sur les recherches de ces auteurs et me contenterai de décrire l'origine et le développement des *lampes à vapeur de mercure*. Si le principe de construction en avait sans doute été donné par Way, en Angleterre (1860), on peut dire que la lampe à vapeur de mercure a été en réalité inventée par le savant allemand Arons, en 1892. Sa lampe consistait en un tube en forme d'U renversé, où l'on avait fait le vide partiel, et dont les extrémités fermées contenant du mercure renfermaient les électrodes (fils de platine scellés dans le verre amenant le courant électrique). Cette lampe fonctionnait avec une bobine d'induction de faible puissance fournissant une étincelle de 10 centimètres de longueur.

Peter Cooper-Hewitt, de New-York, perfectionna l'appareil en le rendant plus puissant, et put ainsi le faire entrer dans le domaine industriel. Sa lampe, que construit la Société Westinghouse, se compose d'un tube cylindrique dans lequel on a fait le vide aussi parfait que possible; chaque extrémité de ce tube constitue un réservoir contenant du mercure et qui est en relation, par deux fils de platine, avec une source du *courant continu*[1]. Aux deux fils de platine sont fixées deux électrodes en charbon, et le tout est maintenu par deux calottes en métal qui forment les bornes de la lampe. Pour établir l'incandescence de la vapeur de mercure, on fait couler le métal d'une électrode à l'autre, par basculement; on forme ainsi un filet liquide continu qui détermine un *court-circuit* momentané; la

---

1. Lorsqu'on ne possède pas le courant continu, il faut un transformateur pour convertir le courant alternatif en courant continu.

vapeur devient aussitôt lumineuse et conductrice. C'est de la lumière *froide*, et la vapeur de mercure ainsi illuminée manque absolument de rayons rouges : elle est blanche et spectrale.

La lampe étant mise en action, la lumière persiste, même après que la lampe a été replacée dans sa position première, tout le temps que le courant passe. La lumière de cette lampe est très riche en rayons violets et ultra-violets : on y note des longueurs d'onde de 0,238.

Toutefois, Nogier et Thévenot, étudiant cette lumière en 1905 et en 1906[1], au point de vue de son pouvoir bactéricide, avaient constaté que ce pouvoir était à peu près nul, sans doute, disaient-ils, parce que la paroi de ces lampes était en *verre*; or l'on savait déjà, depuis les expériences de Marshall Ward, dont j'ai parlé plus haut, que le verre absorbe les rayons ultra-violets de courte longueur d'onde.

Mais, pendant ce temps, la lampe à mercure subissait de nombreux perfectionnements. Kuch, physicien attaché à la maison *Heraeus* de Hanau, avait songé (1905), à utiliser au lieu du verre le *quartz transparent* (cristal de roche fondu), qui est très difficilement fusible et ne s'amollit pas avant le chauffage à blanc[2]. Le quartz, dont le coefficient de dila-

---

1. *Arch. Elect. méd.*, p. 651. Bordeaux, 1907.

2. On ne peut pas utiliser le cristal de roche ou *quartz naturel* parce que le travail en serait trop coûteux et que l'on n'obtiendrait ainsi que des cristaux de dimension insuffisante. On emploie donc le résidu de ce qui est utilisé pour les lentilles d'optique. Ce résidu, traité par la chaleur du four électrique, sert d'abord à faire des tubes qui, travaillés au chalumeau oxhydrique, fournissent les appareils (ballons, creusets, etc...). La maison *Heraeus* s'est spécialisée dans cette industrie du quartz transparent obtenu par fusion de la silice pure. Récemment, en France, Billon-Daguenne est également parvenu à obtenir un produit analogue au moyen d'un four électrique utilisant les courants triphasés. Il ne faut pas confondre le *quartz transparent* (cristal de roche pur fondu) avec la *silice fondue opaque* que l'on trouve éga-

tation est presque nul, laisse passer les rayons ultra-violets, et de plus, permet d'élever la vapeur mercurielle à un degré beaucoup plus élevé qu'on ne pourrait le faire avec le verre ordinaire ; car le quartz se maintient à l'état solide à une température qui amollirait ou liquéfierait le verre. Par suite de ce degré élevé de température, le faisceau de rayons ultra-violets émis par la vapeur de mercure éprouve une forte augmentation.

La *lampe Heraeus* fut donc construite en quartz et resta le modèle type de ces sortes de lampés ; la *lampe Cooper-Hewitt* modifiée également (en remplaçant le verre par du quartz), constitue un deuxième modèle très répandu.

Pour toutes ces lampes, il est utile d'intercaler une résistance (rhéostat), entre le courant (continu) et la lampe, afin de régler le voltage que l'on veut obtenir aux électrodes. D'une façon générale, ces lampes fonctionnent à 110 ou 220 volts, et avec une intensité de 2 ou 3 ampères et demi. Des rhéostats de réglage permettent d'obtenir aux électrodes

lement dans le commerce. Celle-ci paraît provenir de la fusion des sables quartzeux naturels (trouvés dans les filons par exemple), additionnés de fondant. Le produit obtenu contient des traces d'alcali, il est laiteux, opaque ou translucide et ne laisse passer qu'imparfaitement les rayons chimiques. D'autre part, en ce qui concerne la construction des lampes à vapeur de mercure, cette silice fondue est souvent poreuse, ce qui empêche de faire le vide dans les lampes. Toutefois, d'un prix moins élevé que le quartz transparent, cette silice fondue peut être utilisée pour certains appareils ou objets divers, car elle présente encore vis-à-vis de la chaleur, de l'eau, ou des divers réactifs, une résistance bien supérieure (ainsi que nous aurons l'occasion de le voir) à celle des meilleurs verres.

Citons en France la Société : *Le Quartz fondu* (à Largentière-La-Bessée) (Hautes-Alpes) qui fabrique des récipients de toute sorte avec du cristal de roche pur (quartz hyalin) soumis à la fusion (qualité TT) ; elle utilise aussi les quartz dits TE et OE, le sable siliceux, le sable siliceux blanc, etc. suivant les cas.

toutes les tensions depuis 25 volts au minimum ; si l'on ne désire pas descendre aussi bas comme voltage, on emploie un rhéostat plus petit qui permet d'atteindre au moins 90 volts pour un courant à 220 volts, et 45 volts pour un courant à 110 volts[1].

Quant à la valeur de la lampe, elle est sous la dépendance du courant bien entendu (voltage et intensité), mais aussi sous celle du quartz employé[2].

On ne peut avoir recours qu'au courant fourni par le secteur d'une ville parce que, seul, il fonctionne sous un voltage suffisant. Avec les courants que nous pourrions réaliser ; même avec plusieurs éléments de pile, la différence de potentiel serait insuffisante.

C'est en France surtout, et dans ces dernières années que l'étude des propriétés bactéricides de la lumière ultra-violette, et leur application à la destruction des germes, ont été approfondies.

J'ai dit comment Thévenot et Nogier, opérant avec des lampes en verre, avaient cru un instant à l'inefficacité de la vapeur de mercure ; mais déjà en 1906, au *Congrès de l'Association française pour l'avancement des sciences*, à Lyon, ils avaient indiqué que l'intensité lumineuse par unité de longueur de tube devait être trop faible et, que la

---

1. Depuis quelque temps, l'allumage de ces *lampes* se fait automatiquement, par contact, comme un allumage électrique.

Au début, on avait construit des lampes pour immersion : on introduisait dans les liquides à traiter un long tube à vapeur de mercure. Aujourd'hui encore, certains fabricants utilisent des procédés de ce genre.

2. La maison Shott et Genossen, d'Iéna, a tenté de remplacer le quartz, si coûteux et si difficile à travailler, par un verre résistant qui a été nommé *Uviol*. Ce verre ne laisse passer qu'une petite partie des rayons ultra-violets (les moyens seulement), aussi est-il déjà abandonné, et l'on peut dire que dans cette voie, tout reste à faire.

paroi de ces tubes étant en verre, devait absorber une partie des rayons.

En 1907, G. DREYER et OLAV HANSSEN[1], employant non pas la lampe à vapeur de mercure, mais la lampe électrique de BANG (avec électrodes de fer et réfrigération d'eau pour éviter l'élévation de température), et réalisant l'éclairage dans des chambres de quartz, purent observer que les rayons ultra-violets ainsi émis ont, pour une durée d'action prolongée, un pouvoir coagulant très net vis-à-vis des substances albuminoïdes (toxines, enzymes, albumines du sérum et de l'œuf, vitelline, globuline, etc...).

Au contraire, les solutions de caséine, d'albumines transformées (syntonine, peptone), ne troublent pas, elles jaunissent un peu seulement; la solution de lécithine (jaune) se décolore sans qu'il se produise de triméthylamine appréciable à l'odorat.

Dans une autre note[2], les mêmes auteurs ont observé l'action sur des enzymes (présure, trypsine, papayotine), des toxines (ricine, abrine) et des immun-sérums (coli-agglutinine), et mesurant le pouvoir hémolytique, l'action enzymatique, le pouvoir agglutinant, ils ont observé l'affaiblissement de ces substances, la coagulation des albumines, sous l'influence d'un *fort éclairage*.

En 1908, NÈGRE et Mlle CERNOVODEANU (laboratoire DASTRE) communiquaient les résultats favorables qu'ils avaient obtenus par l'action des rayons ultra-violets sur le cancer des souris[3].

La même année, renouvelant leurs expériences de 1906, mais en employant cette fois la lampe de quartz (modèle

1. *C. R. Ac. Sc.*, CXLV, p. 234; 1907.
2. *C. R. Ac. Sc.*, CXLV, p. 564; 1907.
3. *C. R. Soc. Biol.*, LXVI, p. 212; 1909.

Kromayer), Nogier et Thévenot purent mettre en évidence les propriétés bactéricides des rayons ultra-violets. Ils exposaient à quelques centimètres de la lampe (125 volts, 5 ampères), des boîtes de Pétri ou des tubes contenant de la gélose ensemencée avec du staphylocoque, du bacille d'Eberth et du bacille de Löffler. Leurs résultats furent communiqués au *Congrès pour l'avancement des sciences,* de 1908, à Clermont-Ferrand.

Dans le courant des années 1908 et 1909, Nogier et Courmont essayèrent d'appliquer les propriétés bactéricides des rayons ultra-violets à la stérilisation de l'eau potable[1]. Au moyen d'un long tube métallique à fermeture de quartz, qu'ils plaçaient devant la lampe de Kromayer (fonctionnant sous 135 volts, 3 ou 4 ampères), ils constatèrent l'action stérilisante des rayons de courte longueur d'onde jusqu'à 0 m. 30 de distance et en une minute environ. Opérant sur de plus grandes quantités d'eau *limpide*, au moyen d'un tonneau cylindrique en tôle galvanisée de 115 lit., et dans lequel était suspendue une lampe de 0 m. 30 de long (135 volts, 9 ampères), la stérilisation obtenue fut, suivant les auteurs, complète en une ou deux minutes, sans qu'il se soit produit d'élévation de température, et sans que l'eau, privée de l'une quelconque de ses qualités, fût devenue nuisible ou impropre à la consommation.

L'eau irradiée n'était pas rendue antiseptique : de nouveaux germes y étant ensemencés y cultivaient de nouveau, des algues également; l'eau irradiée n'était pas devenue nuisible pour la germination des graines ou pour l'existence des plantes adultes, elle n'était pas non plus toxique pour les animaux.

1. *C. R. Ac. Sc.*, CXLVIII, p. 523; 1909.

Au début de mars 1909, Victor Henri[1] communiquait les résultats qu'il avait obtenus avec Stodel pour la stérilisation du *lait*. Les auteurs avaient stérilisé complètement du lait naturel du commerce, et du lait ensemencé avec du coli, du bacille lactique, etc... Comme il fallait opérer sur des couches *très minces* (quelques fractions de millimètre), le rendement était assez faible. aussi ce procédé de stérilisation n'a-t-il pas encore reçu d'application industrielle, bien qu'il soit susceptible de présenter certains avantages[2].

On sait en effet que la chaleur détruit, en même temps que les germes du lait, ses ferments, et précipite certains sels. Barillé l'a récemment démontré à propos des carbono-phosphates, et il a constaté que le lait stérilisé par les rayons ultra-violets n'était pas modifié, quant à ses éléments minéraux[3].

En même temps que l'on étudiait la destruction des germes. on recherchait aussi ce que devenaient les *toxines* sous l'influence des rayons.

Courmont et Nogier[4] n'avaient observé qu'une légère atténuation de la toxine tétanique; mais Victor Henri et Mlle Cernovodeanu[5], opérant sur de la toxine tétanique *diluée* (avec une solution de NaCl à 8 p. 1000), en constatèrent la destruction complète, et attribuèrent à la présence du bouillon. dans lequel se trouvait la toxine pure, l'insuccès des précédents expérimentateurs.

---

1. *C. R. Ac.. Sc.*, CXLVIII, p. 582; 1909.
2. Ajoutons que. d'après Zylva, (Nature 15 mai 1920) certaines vitamines solubles dans les graisses. et contenues dans le lait seraient détruites par les rayons U. V. — Selon Gasperi, Sangiorgi, etc., (Bull. Inst. Past. 1913 p. 95 664) la digestibilité tryptique du lait serait diminuée, et il se produirait assez rapidement une saveur âcre.
3. *Journ. de Pharm. et de Chim.* [6], XXX, 114, 1909.
4. *C. R. Ac. Sc.*, CXLVIII, p. 655; 1909.
5. *C. R. Ac. Sc.*, CXLIX, p. 365; 1909.

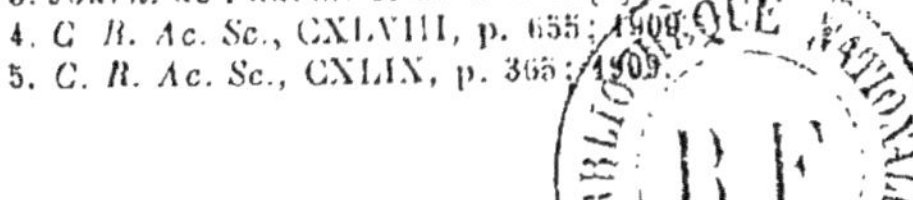

Les rayons ultra-violets les plus actifs sont en effet absorbés par le bouillon, et l'action sur la toxine se trouve du même coup contrariée. La dilution a pour effet de rendre le milieu plus perméable aux rayons. Les auteurs constatèrent d'ailleurs que l'action des rayons est proportionnelle à la dilution ; ils observèrent en outre que cette action croît plus vite que la durée de l'irradiation (qu'elle est même proportionnelle au carré de la durée), que la température et la présence d'air sont sans influence, enfin que les rayons actifs sont ceux qui sont absorbés par la toxine en solution, c'est-à-dire ceux qui ont une longueur d'onde inférieure à 0,3021.

Les liquides plus ou moins colorés, les liquides troubles, ou imparfaitement limpides, contenant des substances en suspension, etc., ne sont pas stérilisables parce que les rayons n'y pénètrent pas. Une *émulsion* comme le *lait*, je l'ai dit plus haut, est peu perméable ; un milieu liquide, même limpide comme le bouillon, mais renfermant des substances *colloïdes* est peu perméable également. Au lieu d'atteindre 0 m. 30 et plus, la pénétration des rayons n'y dépasse pas quelques fractions de millimètre[1]. Il faut opérer sur des dilutions, ainsi que V. Henri l'a fait pour la toxine tétanique ou, comme le même auteur l'a réalisé pour le lait, sur des couches extrêmement minces.

La lenteur et la difficulté de l'opération rendent ainsi la stérilisation onéreuse et peu pratique. Il en est de même pour *la bière*[2], *le cidre*[3], *le vin*[4].

1. Courmont et Nogier. C. R. Ac. Sc., CXLIX. p. 364 ; 1909.
2. Courmont et Nogier Soc. méd. des Hôpitaux de Lyon. 2 mars, 1909.
3. Maurain et Warcollier. C. R. Ac Sc., CXLIX, p. 155, 1909
4. V. Henri et Schnitzler. C. R. Ac. Sc., CXLIX, p. 312 ; 1909. Maurain et Warcollier. C. R. Ac. Sc., CL, p. 343 ; 1910.

En résumé, c'est surtout avec un liquide incolore et limpide, comme l'eau, que la pénétration des rayons est facile et la stérilisation complète pratiquement réalisable.

La question qui se posa d'abord fut de savoir si l'on ne devait pas attribuer l'action stérilisante des rayons aux produits antiseptiques formés par la décomposition du liquide irradié.

Tout d'abord se formait-il des substances antiseptiques, et quelles étaient ces substances?

Van Aubel, qui a étudié spécialement cette question, en a fait un court exposé bibliographique[1]. C'est Lénard qui, le premier, en 1900, avait observé la production d'ozone aux dépens de l'oxygène dans un tube de quartz sous l'influence de la lumière ultra-violette[2]. Le fait fut confirmé par Goldstein (1903), Regener (1904), Franz Fischer et Brœhmer (1906). Regener montra même que la lumière ultra-violette n'agit pas seulement sur l'oxygène pour l'ozoniser, mais désozonise aussi l'ozone formé, de sorte qu'il se produit une sorte d'équilibre entre l'oxygène et l'ozone formé.

Mais un premier mémoire de Bordier et Nogier[3], et un second de Courmont, Nogier et Rochaix[4], vinrent mettre en doute la formation d'ozone dans l'air irradié.

Franz Fischer (1909)[5], critiqua les expériences de ces auteurs; et Kernbaum à son tour[6] constata la formation d'eau oxygénée dans l'eau irradiée, selon la formule suivante, probablement : $2H^2O = H^2O^2 + H^2$.

1. *C. R. Ac. Sc.*, CXLIX, p. 983; 1909.
2. Eder. *Photochemie.* 3e édition, p. 110; 1906.
3. *C. R. Ac Sc.*, CXLVII, p. 354; 1908.
4. *C. R. Ac. Sc.*, CXLIX, p. 160; 1909.
5. D'après Van Aubel. *C. R. Ac. Sc.*, article cité.
6. *C. R. Ac. Sc.*, CXLIX, p. 273; 1909.

E. Van Aubel[1] fit observer que l'ozone ne se dissout pas dans l'eau, mais agit sur ce liquide pour donner de l'eau oxygénée, et il constata la formation d'ozone dans l'air irradié. Il employait une lampe munie d'un globe protecteur, dans l'intérieur duquel il plaçait une capsule contenant de l'huile d'olive (bon dissolvant de l'ozone). Il constata, après 2 heures 15, la décoloration de l'huile et la présence d'ozone. Dans de l'eau irradiée pendant 14 heures, Van Aubel constata la présence d'eau oxygénée.

Enfin, selon Lombard[2], il y aurait réduction des nitrates avec formation de nitrites sous l'influence de l'hydrogène (fourni par la réaction Kernbaum), ce qui est en contradiction avec des conclusions antérieures de Courmont, Nogier et Rochaix[3] qui prétendent que les rayons sont sans action sur les *nitrates* de l'eau. Ces trois derniers auteurs n'ont pas trouvé non plus de différences notables quant aux dosages des *matières organiques*, de l'*ammoniaque* et des *nitrites*, entre l'eau irradiée et l'eau non irradiée[4]. Toutefois, ces expériences ne paraissent pas encore tout à fait concluantes.

Pour l'ozone en particulier, Kernbaum a fait observer[5] que si Courmont, Nogier et Rochaix n'en avaient pas trouvé dans leurs essais, cela tenait à ce qu'ils n'avaient pas assez prolongé l'exposition à la lumière et que la quantité d'eau oxygénée ainsi formée avait été trop faible.

V. Henri et Mlle Cernovodeanu ont essayé dans une série d'expériences de tirer la question au clair[6]. Ils ont

<hr>

1. Article cité.
2. *C. R. Ac. Sc.*, CL, p. 227; 1910.
3. *C R. Ac. Sc.*, CXLIX; p. 160; 1909.
4. Ils opéraient sur de l'eau additionnée de ces diverses substances.
5. Article cité.
6. *C. R. Ac. Sc*, CL, p. 51; 1910.

constaté que la quantité d'eau oxygénée formée dans l'eau
en 30 minutes par la lampe *Westinghouse-Cooper-Hewitt*
(220 volts) à 20 cm. est environ de 1/5 de milligramme par
litre. Or, l'eau oxygénée n'exerce une action stérilisante, sur une émulsion de b. coli par exemple, qu'à
une concentration 400 fois plus forte. Cette même émulsion additionnée de la même quantité d'eau oxygénée et
soumise ensuite aux rayons ultra-violets, on n'observe pas
d'accélération dans l'action microbicide. Il en résulte que,
selon les auteurs, ce n'est pas l'eau oxygénée produite qui
cause la destruction des germes. D'ailleurs, la formation
d'ozone dans l'air ou d'eau oxygénée dans l'eau est peu
rapide, tandis que la stérilisation est généralement obtenue
en quelques minutes.

Les mêmes auteurs constatèrent, en outre, que les différents microbes n'offrent pas tous la même résistance, que
la température ne joue aucun rôle, mais que la distance du
milieu irradié à la lampe a beaucoup d'importance, l'action
bactéricide des rayons décroissant plus vite que le carré
de la distance.

Les rayons les plus actifs sont ceux qui ont une longueur
d'onde inférieure à 0,28, c'est-à-dire ceux précisément qui
sont absorbés par les protoplasmes des cellules[1].

Ainsi l'on peut considérer comme démontré que ce n'est
pas à l'eau oxygénée ou à l'ozone produits qu'il faut attribuer l'action microbicide des rayons; mais quel est alors
le mécanisme de cette action?

COURMONT et NOGIER[2] avaient déjà signalé au *Congrès de*

1. On emploie souvent comme unité, au lieu du p. ou millième partie du
millimètre, l'unité Angström ou millionième partie du millimètre.
2. *Arch. d'Elect. méd.*, Bordeaux, p. 605; 1908.

l'Association française (Clermont-Ferrand, 1908), qu'une *cellule végétale* cesse de vivre après être restée quelques instants exposée aux rayons ultra-violets. Elle n'assimile plus, elle perd de sa turgescence, et les organes floraux surtout semblent atteints.

Si les *cellules microbiennes* sont plus fragiles encore que les cellules des végétaux supérieurs, cela tient probablement à ce qu'elles sont plus petites, plus isolées et dépourvues de la chlorophylle qui constitue un écran protecteur.

RAYBAUD[1], après avoir rappelé les expériences antérieures de TAPPEINER et HERTEL sur la nocivité de certaines radiations, a exposé le résultat de ses recherches sur les *champignons* : Phycomyces nitens, Rhizopus nigricans, Sterygmatocystis nigra. Utilisant une lampe en quartz à vapeur de mercure (220 volts, 3 à 5 ampères), il constata, en projetant le spectre de la lumière ultra-violette sur les cultures, que les champignons y dessinaient un spectre biologique coïncidant sensiblement avec le spectre photographique. Il observa que l'action de nocivité semblait proportionnelle à l'action chimique sur le papier aux sels d'argent, la zone 0,3030 à 0,2480 étant la plus active. Il y avait cependant, en allant vers les extrémités du spectre, des différences dans les deux sortes d'action, et RAYBAUD observa que les radiations de grande longueur d'onde (relativement), 0,3130 (ultra-violet) à 0,4350 (violet), ne sont plus nocives sur les champignons, mais impressionnent encore le papier-citrate.

MAQUENNE et DEMOUSSY[2], utilisant une lampe *Heraeus* (110 volts, 3 ampères), ont étudié, à leur tour, l'action des

1. *C. R. Ac. Sc.*, CXLIX, p. 634; 1909.
2. *C. R. Ac. Sc.*, CXLIX, p. 756; 1909.

rayons ultra-violets sur la végétation des *plantes vertes*, et ont observé la mort rapide des cellules végétales; toutefois, cette action serait surtout superficielle et ne s'exercerait pas dans la profondeur des tissus; les feuilles, par exemple, noirciraient ou changeraient de pigmentation. Les *tissus animaux* eux-mêmes ne sont pas insensibles à la lumière ultra-violette; notre épiderme et nos yeux[1], en particulier, la supportent très mal (coup de soleil électrique, conjonctivites).

L'action des rayons semble donc s'exercer à la fois sur l'épithélium des végétaux supérieurs, l'épiderme des tissus animaux et les microorganismes: le degré d'action, seul, varie par suite de la résistance opposée par ces différents tissus. Suivant RAYBAUD, HERTEL, le premier, a démontré que l'action nocive des rayons n'est pas due, comme on pourrait le croire, aux modifications chimiques apportées dans le milieu nutritif par l'irradiation.

J'ai rappelé plus haut que DREYER et HANSSEN, en 1907, avaient déjà observé l'effet coagulant des rayons de la *lampe de Bang* sur les albuminoïdes.

RAYBAUD[2] renouvela ces expériences, mais cette fois avec la lumière de mercure, sur les albumines de pois, de

---

1. MONPILLARD a constaté (*Société ophtalmologique*, séance du 5 avril 1910) que, même sous une épaisseur de 8 millimètres, une glace blanche laisse encore filtrer un certain nombre de rayons ultra-violets. Les verres bleus et les verres fumés, les verres jaunes peu teintés sont également d'insuffisants protecteurs pour les yeux. Il faut employer des verres jaunes de teinte 4 au minimum, ou des verres *Euphos* (à partir de la teinte 2), ou encore de préférence les verres à l'*esculine*. Ces derniers ont l'avantage d'être incolores, de permettre ainsi la perception des couleurs et de ne rien diminuer de l'acuité visuelle. En associant les verres à l'esculine au verre fumé, on peut d'ailleurs, si on le désire atténuer l'ensemble des radiations visibles du spectre.

2. De l'influence des radiations ultra-violettes sur le protoplasme. *C. R. Soc. Biol.*, LXVIII. p. 381; 1910.

haricot, sur la gélatine et le blanc d'œuf. Il constata que les radiations de longueur d'onde inférieure à 0,3030 surtout, provoquaient cette coagulation, qui ressemble d'ailleurs à la coagulation ou fixation produite par la chaleur.

Quand on fait agir ces deux agents : chaleur ou lumière ultra-violette, sur des champignons par exemple, on observe une contraction du protoplasme, qui devient *granuleux*; mais dans le cas des rayons ultra-violets, le retrait est si prononcé que la membrane albuminoïde interne se sépare de la membrane cellulosique externe, et qu'il se forme ainsi une sorte de cordon plasmique rempli de noyaux, entouré d'un manchon de liquide hyalin et inactif.

Toutefois, même dans ces conditions, le champignon peut encore continuer à se développer.

Il est impossible d'arriver à un résultat tout à fait semblable avec la chaleur; car sans doute, dans ce cas, certaines réactions chimiques indispensables à la vie de la cellule sont arrêtées avant que l'on ait atteint la température où se produit cette différenciation. Dans tous les cas, l'effet général des rayons, comme de la chaleur, consiste en une *fixation* des albuminoïdes correspondant à la mort du protoplasme.

La membrane albuminoïde de la cellule, étant très vite coagulée par la lumière ultra-violette, arrête les communications biologiques que les parties les plus internes du végétal, restées encore momentanément vivantes, avaient avec le dehors, et cela explique l'absence de plasmolyse observée par Maquenne et Demoussy chez les plantes irradiées.

V. Henri et Mlle Cernovodeanu[1] ont étudié aussi en

1. *C. R. Ac. Sc.*, CL. p. 729; 1910.

détail l'action microbicide des rayons ultra-violets. Leurs expériences ont porté sur des émulsions aqueuses de microorganismes et aussi sur des préparations desséchées sur lames, en comparaison avec des préparations du même genre fixées par l'alcool ou par la chaleur. La moitié seulement de la lame était irradiée, l'autre moitié était recouverte avec un carton noir ou un écran de verre Les auteurs observèrent ainsi à l'ultra microscope que le protoplasme devenait brillant et granuleux, et que ces changements correspondaient à un début de coagulation analogue à celui de l'albumine de l'œuf ou de l'albumine du plasma sanguin[1].

Les microbes (bacille typhique, b. coli, staphylocoque, b. du charbon, b. du tétanos, b. de Koch, spirilles, amibes, trypanosomes, levures, infusoires, globules blancs ou rouges, etc.) sont *fixés* sous l'influence assez prolongée des rayons ultra-violets[2].

1. MAURICE RENAUD (Bull. Inst. Past. 1914 p. 309) a cependant émis une opinion un peu différente. Selon lui, la stérilisation des milieux de culture ne serait pas due à un processus de coagulation : la morphologie et l'histochimie des germes demeureraient intactes et les toxines ne seraient pas détruites; les corps bactériens garderaient leur toxicité tout en perdant leur virulence, toute propriété de ferment serait détruite. L'irradiation produirait donc une forte *atténuation* et cela permettrait d'obtenir des vaccins qui seraient préférables à ceux que l'on obtient au moyen de l'action coagulante de la chaleur ou des agents chimiques.

Ces vues contradictoires des divers auteurs ne peuvent guère s'expliquer que par des conditions différentes d'expérimentation : nature du milieu irradié (bouillon de culture), intensité et durée de l'irradiation, etc

2. Il est à remarquer que les rayons n'influencent pas également tous les microorganismes : amibes, infusoires, bactéries; aussi pourrait-on les employer à des séparations microbiennes; alors que les bacilles typhiques et dysentériques sont détruits en 10 à 20″, l'aspergillus résiste à 30 minutes d'irradiation; ces différences sont dues sans doute à la constitution du protoplasme de laquelle dépend la plus ou moins grande absorption des rayons. D'autre

Les microbes qui ont été exposés aux rayons prennent mal les colorants et même, si l'action a été prolongée, ne se colorent plus du tout. En revanche, certains éléments (spores) qui normalement ne se coloraient pas sans mordançage préalable, prennent les colorants directement après avoir été irradiés. De même, les bacilles qui prenaient le Gram ne le prennent plus après avoir subi l'action des rayons. En résumé, comme on le voit, *ces derniers produisent dans le protoplasma des transformations chimiques et physiques importantes qui modifient complètement les réactions de coloration*; or, la chaleur, l'eau oxygénée et les fixateurs ordinaires ne produisent pas de modifications semblables[1].

V. Henri et Mlle Cernovodeanu[2] ont démontré que l'action *abiotique* des rayons est surtout marquée à partir des radiations 0,2800; les rayons de longueur d'onde inférieure à cette limite sont donc nettement incompatibles avec la vie; or, j'ai dit plus haut que la terre ne recevait pas ces radiations; il est à présumer que la vie, telle que nous la concevons du moins, serait impossible s'il en était autrement[3].

part, l'action sur les ferments est moins rapide que sur les germes : d'où la possibilité de détruire ceux-ci sans atteindre ceux-là.

1. Bordier et Horand (C. R. Ac. Sc , CL, p. 634, 886 ; 1910) ont constaté également la suppression des mouvements chez les trypanosomes et la granulation de leur protoplasme qui devient transparent et hyalin après l'irradiation.

2. C. R Ac. Sc., CL, p. 549; 1910.

3. A côté de l'action abiotique des rayons, il faut signaler l'action *métabiotique* n'entraînant pas la mort des organismes, mais produisant des variations morphologiques pouvant se reproduire ensuite par hérédité. M et Mme V. Henri ont, au moyen d'écrans de transparence calculée, mesuré l'action séparée des diverses radiations. Au point de vue abiotique; il y a un maximum vers 2.750, puis une diminution, enfin au-dessous de 2.400 un nouvel accroissement.

La lampe à vapeur de mercure ne constitue pas, nous l'avons dit, la seule source de rayons ultra-violets : l'arc électrique à charbons (utilisé dans les appareils médicaux Finsen, Lortat Genoud, Marie, etc.) fournit une lumière assez voisine de la lumière solaire ; l'arc électrique à électrodes de fer (appareils de Bang, Broca-Chatin) est plus riche en ultra-violet, l'effluve électrique préconisé par Leduc également.

Récemment, Ed. Urbain, Scal et Feige[1] ont réalisé un arc très riche en radiations comprises entre 0,1860 et 0,2900 en employant comme mèche des charbons : un mélange de charbon et d'alumine.

Billon-Daguerre[2] prétend avoir de son côté obtenu une source de rayons de très courte longueur d'onde. Suivant l'auteur, la région du spectre entre 0,1030 et 0,1100 comprend des radiations dont l'action chimique est 25 fois supérieure à celle des rayons ultra-violets de la lampe à mercure. On sait que certains gaz (CO, CO^2, SO^2, H^2S) donnent des spectres riches en bandes dans la région comprise entre 0,2000 et 0,1000, c'est-à-dire riches en radiations puissamment photochimiques (hyperultra-violet). En illuminant dans des tubes de quartz (au moyen d'un courant induit par exemple) certains de ces gaz raréfiés, on obtiendrait, suivant l'auteur, un rendement très supérieur à celui des lampes à vapeur de mercure. L'auteur a donc utilisé comme gaz l'*hydrogène* et comme courant induit celui d'une bobine de Rhumkorff reliée au secteur, ou à une série de trois accumulateurs.

La supériorité de cette source de rayons ultra-violets sur

1. *C. R. Ac. Sc.*, CL, p. 548 ; 1910.
2. *C. R. Ac. Sc.*, CXLIX, p. 810 ; 1909, et CL, p. 479 ; 1910.

la lampe à mercure tiendrait à ce que, dans cette dernière, 20 p. 100 seulement de l'énergie électrique sont utilisés pour fournir de l'ultra-violet : le reste produit inutilement des rayons visibles non abiotiques.

Au contraire, la *presque totalité* de l'énergie dans la lampe BILLON-DAGUERRE servirait à la production de rayons invisibles de très courte longueur d'onde et puissamment bactéricides.

Malheureusement, selon SCHUMANN, l'eau, sur un centimètre d'épaisseur, et le quartz lui-même, ne laissent pas passer de radiations inférieures à 0.1820. Il en résulterait donc qu'il est inutile de chercher à obtenir des radiations de longueur d'onde inférieure à 0,1850[1].

SCHUMANN a calculé également la perméabilité de l'air : un millimètre d'air absorbe toutes les radiations au-dessous de 0,1650 ; 20 centimètres absorbent en partie les radiations inférieures à 0,1930, — cela explique la nécessité de faire agir la lampe à une faible distance du milieu à stériliser.

La distance de la lampe au liquide à stériliser doit donc être faible : quelques centimètres seulement; plus la distance sera grande, plus il faudra prolonger l'exposition. Toutefois, il n'est pas absolument démontré qu'il soit avantageux d'immerger complètement la lampe dans le milieu liquide à stériliser.

En effet, il y a deux façons de faire fonctionner les lampes à mercure :

a) Ou bien à *température basse*, la lampe étant immergée dans le liquide à stériliser et refroidie par elle (procédé COURMONT et NOGIER, appareils BILLON-DAGUERRE) :

1. D'après URBAIN, SCAL, FEIGE (article cité).

b) Ou bien à *haute température*, lampe non immergée (système Westinghouse, appareils Cooper-Hewitt).

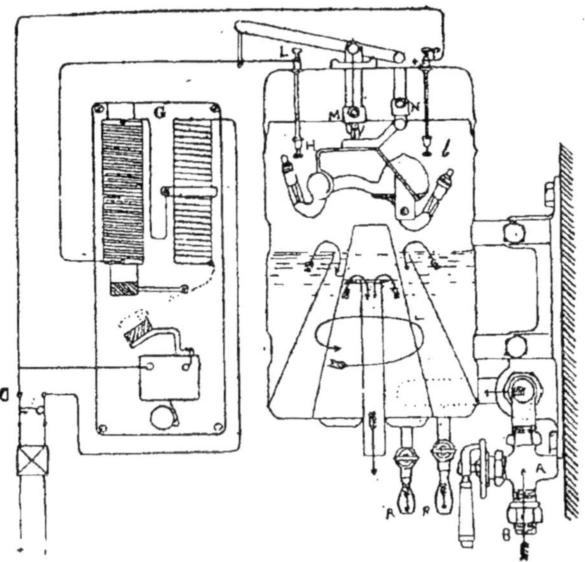

Fig. 6.

RR, Robinets de vidange; — G, Résistance et self nécessaire au fonctionnement de la lampe. Une sonnerie est placée sur le circuit C, interrupteur.

L'eau arrive de la canalisation par le raccord B et passe par le robinet de réglage A, dont le débit peut être réglé de 0 à 600 litres à l'heure. L'eau pénètre ensuite tangentiellement à la partie inférieure de l'appareil et se trouve par suite animée d'un mouvement giratoire. Elle se déverse en lame mince au-dessus du rebord de la première chicane, passe dans la seconde pour remonter dans la troisième, d'où elle s'écoule en lame mince dans le tube de sortie placé au centre de l'appareil.

Or, il semble résulter des expériences de V. Henri (*Acad. des Sc.*, 14 août 1911), que pour une même dépense de courant, les lampes à vapeur de mercure donnent à haute température une lumière plus riche en rayons ultra-violets[1]. Nous dirons seulement quelques mots des nouveaux appareils Cooper-Hewitt.

L'appareil à stériliser B2, pour un débit de 600 litres à l'heure, comprend trois parties principales : la lampe en quartz à vapeur de mercure, le récipient stérilisateur, le tableau d'allumage.

La lampe (tube en forme de W dans lequel on a fait le vide) contient du mercure réparti à chacune des deux extrémités et constituant les deux électrodes de la lampe. L'allumage s'opère, après avoir mis le courant, en basculant légèrement la lampe de façon à mettre en contact le mercure des deux électrodes. En laissant ensuite revenir la lampe, on rompt le filet de mercure qui dégage une étincelle enflammant la vapeur de mercure.

Le *stérilisateur* est un cylindre de tôle émaillée, auquel aboutit latéralement et à la partie inférieure, le tube d'adduction d'eau à stériliser. Dans l'intérieur de ce récipient existent plusieurs entonnoirs concentriques formant chicanes. L'eau pénètre tangentiellement à la partie inférieure de la cuve et pendant son parcours, prolongé à dessein, est constamment exposée aux rayons lumineux.

Le *tableau d'allumage* comprend : un rhéostat, un interrupteur bipolaire, une sonnerie d'alarme qui se met en marche quand le courant vient à cesser dans la lampe; on peut ainsi fermer de suite le robinet d'arrivée d'eau[2].

1. Voir *C. R Ac. Sc.*, août 1911. Parmi les raisons de cette différence d'action, on doit signaler l'incrustation de la surface des tubes de quartz due aux sels calcaires contenus dans l'eau par exemple; cette incrustation rend le quartz plus ou moins imperméable aux rayons.

2. Dans les modèles nouveaux, il existe un robinet de contrôle automatique

Il existe un appareil plus simple (B5) pour usages domestiques (débit : 100 litres à l'heure). Tous les organes principaux (robinet d'arrivée d'eau, cuve-récipient, lampe, résistance, fusibles, interrupteur) sont réunis en un seul corps fixé sur un tableau de marbre. La cuve possède un déversoir régulateur de débit: la lampe a la forme d'un U renversé. Une calotte en verre opalin permet de se rendre compte du fonctionnement de la lampe pour les yeux. Il suffit : 1º de fermer l'interrupteur; 2º de basculer la lampe, pour opérer la rupture du filet de mercure qui fait jaillir l'étincelle d'allumage; 3º d'ouvrir le robinet d'eau.

J. TANTON a utilisé avec succès l'appareil B2, pour la stérilisation en campagne, aux colonies par exemple, de l'eau d'alimentation et de l'eau chirurgicale[1].

Tout au contraire, selon COURMONT et NOGIER[2], les appareils à lampe immergée présentent sur les appareils à lampe non immergée les avantages suivants :

1º Action plus rapide, *instantanée* même, puisque la distance du liquide à la lampe se trouve ainsi réduite au minimum; or, on sait que la quantité de lumière reçue par unité de surface à stériliser varie en raison inverse du carré de la distance (loi de Kepler).

2º Avec les lampes immergées, le voltage aux bornes est *fixe* dès l'allumage, aussi bien que l'intensité, c'est-à-dire que les lampes prennent immédiatement leur *régime d'équi-*

actionné au moyen d'un électro-aimant. Dès que le brûleur s'allume, l'eau se met à couler, mais elle s'arrête instantanément dès que le brûleur s'éteint. De même ce robinet assure le réglage du débit d'eau proportionnellement à l'intensité du courant qui peut éventuellement varier.

1. *Revue d'Hygiène et de Police sanitaire*, 20 janvier 1913. — Voir aussi au sujet de ces appareils *Presse médicale*, 19 avril 1913, p. 453. P. DESROSSES.

2. Voir *Presse médicale*, article de NOGIER; 24 mai 1913 p. 612.

libre; avec les autres lampes au contraire, ce ne serait qu'au bout de 10 minutes que ce régime optimum serait atteint, et à ce moment seulement (où le voltage aux bornes serait de 80 volts et l'intensité du courant de 4 ampères) on serait sûr que l'eau qui s'écoule est bien stérile. Cet inconvénient serait surtout sérieux quand on emploie l'eau de façon fréquente et discontinue (buffet d'une gare par exemple); la perte d'eau serait considérable si on laissait constamment l'appareil en fonctionnement, et la perte de temps énorme s'il fallait attendre 10 minutes avant chaque nouvelle prise d'eau.

3° Avec les lampes immergées, l'utilisation des rayons est plus parfaite, tandis qu'avec les autres, il y aurait 50 p. 100 des rayons émis qui seraient perdus.

4° Dans les appareils à lampe immergée, il n'y a pas de chicanes dont le nettoyage est difficile.

5° Les débris ou corps étrangers qui flottent souvent à la surface de l'eau à stériliser forment écran à la lumière lorsque celle-ci est au-dessus du liquide, ce qui ne se produit pas avec les lampes immergées.

6° Toujours suivant NOGIER, les lampes immergées vieillissent moins vite que les lampes qui fonctionnent à haute température.

7° La lampe immergée serait plus économique, elle donnerait 420 litres pour 0 fr. 17, tandis qu'avec la lampe non immergée, le prix dépasserait 0 fr. 40.

Enfin, selon NOGIER, il n'y aurait pas production d'eau oxygénée ou d'ozone avec les lampes immergées, au contraire de ce qui se passe avec les lampes non immergées. NOGIER conclut enfin que la lampe COOPER-HEWITT est préférable pour l'éclairage, et la lampe immergée pour la stérilisation.

Nous nous bornerons à constater que les deux systèmes en présence ont leurs avantages et leurs inconvénients et qu'il faut attendre encore avant de se prononcer d'une manière définitive; mais, dans tous les cas, l'essentiel est qu'il existe dès maintenant des appareils stérilisateurs d'un maniement pratique et d'une efficacité certaine, aussi bien pour les usages industriels que pour les usages domestiques.

Il sera indispensable, quel que soit l'appareil employé, de bien surveiller et vérifier de temps en temps la qualité des lampes qu'on emploie[1].

La conclusion générale que l'on peut tirer de l'ensemble de ces travaux est que les rayons ultra-violets constituent une source précieuse d'énergie applicable, et d'ailleurs appliquée déjà, en médecine; d'autre part, elle est sans doute appelée par ses propriétés *abiotiques* à être utilisée à la destruction des germes. Pour *l'eau des villes* en particulier, l'emploi des rayons ultra-violets semble présenter de réels avantages sur le procédé de filtration actuellement en usage. V. Henri a pu récemment, avec ses collaborateurs, réaliser la stérilisation de grandes quantités d'eau[2].

Quant aux autres applications, elles ne paraissent pas devoir sortir du laboratoire, du moins à l'heure actuelle.

---

1. Bordier (*Bull. et Mém. Soc. de Radiol.*, p 47, février 1910) a proposé d'évaluer la quantité de rayons ultra-violets par le poids d'argent réduit dans une solution décinormale d'azotate d'argent; en pratiquant ces évaluations, il a observé que les lampes en quartz à vapeur de mercure ne sont pas inusables; elles laissent, au bout d'un certain temps, passer les rayons en moins grande quantité.

2. *C. R. Ac. Sc.*, CL. p. 932; 1910. V. Henri et Helbronner ont construit aussi des lampes à mercure en quartz qui marchent sur des courants de 220 et même de 500 volts, ce qui permet de réaliser la stérilisation de grandes quantités d'eau et d'effectuer de nombreuses réactions chimiques.

Action des rayons ultra-violets sur les solutions pharmaceutiques.

J'ai voulu expérimenter l'action des rayons ultra-violets sur un certain nombre de solutions assez fréquemment employées en pharmacie[1]. J'ai eu pour cela recours à la lampe *Cooper-Hewitt* (société Westinghouse) (3 ampères, 110 volts), fabriquée à Paris.

Je me suis proposé de répondre aux deux questions suivantes :

1° Les rayons ultra-violets pénètrent-ils dans les liquides examinés aussi bien que dans l'eau; ou mieux : quel est le degré de perméabilité de ces diverses solutions ?

2° Le passage des rayons au travers de ces liquides produit-il une altération quelconque des substances en solution?

a) Pour une durée faible d'action lumineuse (1 à 5 minutes) ;

b) Pour une durée prolongée (15 à 30 minutes[2]).

Ces altérations sont possibles *à priori*, soit qu'on les attribue à l'action chimique propre aux rayons, soit qu'on admette la formation secondaire, aux dépens de l'air et de l'eau, de traces d'ozone, d'eau oxygénée ou d'hydrogène (Kernbaum).

1° **Pénétration**. — Nous avons effectué la comparaison,

1. Ces résultats ont été communiqués à la *Société de Pharmacie*, dans la séance du 4 mai 1910.

2. Nous n'avons pas, dans cette série d'expériences, prolongé davantage la durée de l'irradiation parce que la stérilisation, quand elle est pratiquement possible, est assurée en un temps très court et que la décomposition, pour un temps trop long, pourrait être attribuée à d'autres facteurs que la lumière.

au point de vue des rayons, entre l'eau distillée et les divers liquides, au moyen de deux petits récipents de même capacité et constitués tous deux par un anneau de verre collé sur une lame de quartz. Ces petits récipients sont disposés côte à côte sur une feuille de papier sensible au citrate d'argent (mat). On introduit l'eau distillée dans l'un, le liquide à essayer dans l'autre, et on expose aux rayons pendant un temps déterminé; la teinte prise par le papier sert à l'évaluation colorimétrique de la perméabilité.

Lorsque la teinte obtenue après 15 secondes n'est pas semblable des deux côtés, si elle est par exemple plus foncée sous le récipient d'eau distillée que sous celui du liquide essayé, on peut en conclure que les rayons photochimiques émis par la lampe de quartz traversent beaucoup mieux l'eau distillée que l'autre liquide. En recouvrant d'un carton noir le récipient d'eau distillée, et en continuant à laisser agir les rayons sur l'autre récipient jusqu'à ce que la teinte du papier devienne comparable à celle qu'il avait prise sous l'eau distillée en 15 secondes, on obtient une évaluation colorimétrique assez précise de la perméabilité.

Si, par exemple, le temps nécessaire est de 30 secondes, on peut en déduire que la perméabilité est deux fois inférieure à celle de l'eau, etc...

Si le papier reste blanc, c'est-à-dire n'est pas impressionné du tout, ni en 15 secondes, ni même en un temps plus long, cela signifie que le liquide est imperméable et arrête complètement les rayons au passage.

Il n'y a pas, à la vérité, de proportionnalité absolue entre l'action photochimique et l'action bactéricide des diverses radiations[1].

____

1. On peut séparer les diverses radiations ultra-violettes au moyen d'écrans;

En présence d'une action photochimique accentuée. on peut conclure à une action bactéricide certaine, mais pour une action photochimique modérée, l'action bactéricide est le plus souvent très peu sensible. On verra plus loin que mes expériences personnelles sont tout à fait d'accord avec cette manière de voir.

Je vais indiquer maintenant les résultats que j'ai obtenus au point de vue de la perméabilité des divers liquides examinés.

Je classerai ceux-ci en quatre groupes principaux[1] :

1° Les solutions de *cacodylate de sodium*, de *sublimé*, de *nitrate d'argent*, de *glycérophosphate de calcium*, d'*aucubine*, de *chlorhydrate de pilocarpine*, de *benzoate de mercure* et les *sérums Chéron et Huchard* sont pénétrés par les rayons à peu près aussi bien que l'eau distillée elle-même.

2° Les solutions de *chlorhydrate de cocaïne*, de *chlorhydrate de morphine* et de *cacodylate de gaïacol* sont environ trois fois, et les solutions d'*arbutine* et de *méthylarbutine*

c'est ainsi que V. HENRI (*C. R. Ac. Sc.* 1910. 28 février. p. 549). s'est servi d'un écran de viscose pour ne laisser passer que les radiations comprises entre 4.000 et 2.534, d'un écran d'acétate de cellulose pour laisser agir les radiations entre 4.000 et 2.804. d'un écran en verre blanc de 1 mm pour celles comprises entre 4.000 et 3.022 et en verre euphos pour celles comprises entre 4.000 et 3.908.

L'*intensité photochimique* peut s'évaluer de différentes manières, par exemple : d'après la quantité d'argent réduite dans une solution de nitrate d'argent en un temps déterminé, pour une surface et une épaisseur déterminées ; ou bien encore d'après une échelle chromométrique réalisée au moyen de papier au ferrocyanure de potassium ou au citrate d'argent.

L'*intensité bactéricide* peut s'évaluer approximativement d'après l'action produite en un temps donné sur un liquide-type contenant un nombre déterminé de bactéries semblables

1. Par suite de la hauteur des récipients, mes essais de pénétration n'ont pu être faits que sur une épaisseur de 1 cm.

environ cinq fois moins perméables que l'eau distillée. .

3° Les solutions d'*adrénaline*, de *gentiopicrine*, d'*atoxyl*
de *salicylate d'ésérine* et de *chlorhydrate d'apomorphine*
(toutes incolores), celles de *caféine* (légèrement colorées),
ainsi que *l'huile d'olive* (lavée à l'alcool ou non) sont de
cinq à dix fois moins perméables que l'eau distillée.

Les rayons ultra-violets sont donc en partie arrêtés par les
substances des groupes *2* et *3*; nous verrons plus loin qu'il
y a, en outre, pour certaines, une altération chimique correspondante.

Quand il s'agit de ces solutions peu perméables on peut
obtenir une action photochimique suffisante en *augmentant la durée* de l'irradiation; mais il n'est pas démontré,
ainsi que je l'ai expliqué plus haut, que l'effet bactéricide
obtenu soit suffisant, et l'on court le risque, dans ces
conditions, d'accentuer la décomposition chimique.

Il est préférable de diminuer l'épaisseur de la couche
irradiée; avec *l'huile d'olive* par exemple, la pénétration
des rayons s'effectue assez bien pour une épaisseur de deux
ou trois millimètres.

On n'a pas oublié d'ailleurs que V. Henri et Stodel ne
sont parvenus à stériliser le lait qu'en opérant sur des
nappes excessivement minces.

On peut aussi obvier à la faible perméabilité de certains
liquides à l'égard des rayons en les diluant[1]. C'est ainsi que
Courmont et Nogier, faisant agir la lampe de Kromayer
sur de la toxine tétanique, même pendant un temps prolongé, n'avaient pas observé d'atténuation notable, tandis
que V. Henri et Mlle Cernovodeanu, diluant cette même

---

1. Avec l'huile il va sans dire que le procédé est inapplicable.

toxine avec une solution de chlorure de sodium à 8 p. 1.000, obtinrent aisément sa destruction.

Toutefois, il est bien entendu que le liquide servant à la dilution possède une influence capitale, il faut qu'il soit lui-même très perméable, ce qui est le cas de l'eau ou de la solution chlorurée; si la toxine au contraire était diluée avec du bouillon, milieu peu perméable, l'action des rayons demeurerait à peu près nulle.

4° Les solutions de *bisulfate* et de *bichlorhydrate de quinine*, de *biiodure de mercure* et de *méthylarsinate de fer* (très colorées) sont à peu près imperméables. L'absorption des rayons est presque totale.

2° **Altération.** — Pour me rendre compte des altérations causées par les rayons ultra-violets, j'ai introduit dans des petits cristallisoirs non couverts, de 5 ou 6 centimètres de diamètre, les solutions à essayer. La source lumineuse était à 13 centimètres de distance environ, et l'épaisseur de la couche exposée variait de 1/2 centimètre à 2 cent. 1/2. Il est à noter que l'action de la lampe n'élève pas sensiblement la température des liquides; au bout de 30 minutes celle-ci atteint seulement 35 à 40°.

Ajoutons qu'il est possible de maintenir la température à 15° environ, en immergeant les récipients exposés aux rayons dans de l'eau courante froide pendant toute la durée de l'irradiation.

En résumé[1] : 1° Il y a altération pour l'*azotate d'argent*

---

1. Pour les conditions d'expérience et les résultats détaillés voir notre mémoire original (*Journal de Pharm. et de Chimie*, 16 juin 1910) et surtout la 2° édition de cet ouvrage (1913 Levé édit.). Le lecteur trouvera également dans celle-ci notre étude sur l'action prolongée des rayons sur certains alcaloïdes, glucosides et phénols et divers renseignements bibliographiques concernant l'action chimique des rayons ultra-violets (Travaux de MM. *Ber-*

à 1 p. 100, le *salicylate d'ésérine* et le *chlorhydrate d'apomorphine* à 0,5 p. 100, l'*adrénaline* à 1 p. 1.000, l'*atoxyl* à
10 p. 100, qui se colorent pour moins de 5' d'irradiation.

Des essais témoins, non irradiés, maintenus à l'air, à
l'obscurité et même à la lumière diffuse, pendant le même
temps, ne subissent aucune altération.

2° Pour les solutions de *chlorhydrate de morphine* à
2 p. 100, *d'arbutine* à 1 p. 100, de *cacodylate de guïacol*
à 1 p. 100, l'altération se traduit, pour une durée d'exposition un peu plus prolongée (15 à 30'), par une très légère
coloration (sans modification au polarimètre pour les deux
premières substances). Pour 1' ou 2' d'irradiation : les
solutions restent incolores.

3° Avec les solutions de *chlorhydrate de cocaïne*
2 p. 100, *benzoate et bichlorure de mercure* 1 ou 2 p. 100,
cacodylate de sodium 5 p. 100, *glycérophosphate de calcium* 10 p. 100, *bichlorhydrate de qüinine* (à 1 p. 100),
chlorhydrate de pilocarpine 1 p. 100, et les *sérums Chéron
et Huchard*, il n'y a aucune altération appréciable après 30'
d'irradiation, ainsi que l'établissent, suivant les cas, l'examen polarimétrique, les réactions ou dosages, l'absence
de coloration ou de précipité.

thelot et Gaudechon, V Henri, Bierry, Ranc, etc... parus de 1910 à 1913), et la
thèse de J Pougnet (Pharm), 1922. Gauthier-Villars, édit. Nous rappellerons
seulement que la susceptibilité d'un composé chimique aux rayons ultra-violets
est sensiblement proportionnelle à sa courbe d'absorption. La saccharose est
facilement dédoublée, l'amygdaline décomposée avec formation d'acide cyanhydrique et d'aldéhyde benzoïque; mannite, lactose, etc... sont oxydées avec
formation d'acides aldéhydes ; l'amidon est acidifié, les corps gras oxydés ainsi
que les lipoïdes (la propriété de certains bacilles de prendre le gram serait due
sans doute à la présence de lipoïdes à acides gras non saturés ; ces valences
libres étant saturées grâce aux rayons U. V., l'iode ne trouverait plus à se fixer.
   Les albumines sont coagulées; les toxines et anticorps modifiés, diminuent de virulence, tandis que les antitoxines ne seraient pas modifiées.

4° *L'huile d'olive* se décolore notablement après 30' d'irradiation. mais les écarts trouvés pour les indices d'acidité, d'iode et de saponification sont très minimes, et l'altération demeure presque infinitésimale (acidification très légère).

5° Avec nos solutions de glucosides : *aucubine* et *gentiopicrine* à 1 p. 100, après 30' d'irradiation. je n'ai observé aucune modification ni de la teinte; ni de la déviation polarimétrique[1].

Conclusions.

Nous avons vu que les travaux de ces dix dernières années avaient définitivement établi l'action nocive des rayons ultra violets sur les microorganismes : bactéries, trypanosomes, champignons ou moisissures, plantes vertes, etc..., et d'une façon générale sur tous les protoplasmes vivants.

Nous avons vu que l'action de ces rayons, que DASTRE a nommés *abiotiques*, avait été observée sur les bouillons de culture, les toxines, les ferments, et qu'après avoir constaté leur effet coagulant sur certaines matières albuminoïdes, on avait rattaché à cet effet le mode d'action des rayons sur les protoplasmes. Le procédé, nous l'avons vu, n'est guère applicable à l'heure actuelle à la stérilisation des solutions employées en pharmacie, mais il était inté-

---

1. DREYER et HANSSEN (*C. R. Ac. Sc.*, CXLV. p. 564; 1907), opérant avec la lampe de Bang à *électrodes de fer*, ont observé pour un éclairage très prolongé un dédoublement de la saponine et de la cyclamine. Je dirai un peu plus loin les résultats que j'ai obtenus après une irradiation prolongée de l'aucubine et de la gentiopicrine.

ressant de savoir dans quel cas et dans quelles conditions il pourrait le devenir.

Je me propose, d'ailleurs, de répondre ultérieurement à cette troisième question : L'action des rayons ultra-violets, suffisamment prolongée, peut-elle servir efficacement à une stérilisation intégrale, aussi rigoureuse que celle qu'on obtient à l'autoclave, des liquides pharmaceutiques, et notamment des solutés injectables?

Il est permis de le supposer, tout au moins pour une durée d'irradiation suffisante, et pour les liquides dont la perméabilité aux rayons est analogue à celle de l'eau.

Le grand inconvénient du procédé, à l'heure actuelle, consiste dans l'impossibilité de stériliser les solutions en vases clos (par exemple en ampoules scellées), le verre absorbant les rayons ultra-violets de courte longueur d'onde, c'est-à-dire précisément les rayons les plus actifs.

On peut bien imaginer un dispositif spécial permettant le remplissage des ampoules par le vide au sein de la solution stérilisée. ou encore le transvasement aseptique des liquides dans les flacons appropriés, mais il faudra opérer au préalable la stérilisation des récipients à l'autoclave.

Sans préjuger de la valeur d'une stérilisation ainsi pratiquée, on voit, d'après ce qui précède, que l'action bactéricide des rayons ultra-violets, qui se produit sans élévation de température, serait susceptible de rendre d'utiles services pour la stérilisation des substances dissociables par la chaleur (glycérophosphates) ou très oxydables, surtout à chaud (morphine, adrénaline), ou hydrolysables à l'autoclave sous l'influence de l'alcalinité des récipients (cocaïne, atropine, etc.), ou précipitables par le plomb (chlorures), la chaux (phosphates), ou encore l'alcali (sels de mercure, sels d'alcaloïdes), abandonnés par les verres aux températures élevées.

Il en serait de même pour la stérilisation des eaux minérales, puisque les rayons respectent les carbonates et les bicarbonates.

Pour les autres substances, facilement stérilisables à l'autoclave, le procédé présenterait moins d'intérêt ; toutefois, il aurait encore l'avantage d'être très rapide, si l'on s'en rapporte aux résultats déjà obtenus avec l'eau[1].

Il existe malheureusement certaines substances dont la stérilisation par l'ultra-violet semble impraticable, soit qu'elles arrêtent les rayons, soit qu'elles soient, par eux, trop rapidement décomposées ; ce sont par exemple : les solutions de sels de quinine, de biiodure de mercure, d'atoxyl, d'ésérine, d'apomorphine, de gentiopicrine, les solutions opaques et plus ou moins colorées, les préparations insolubles (huile grise, huile au calomel) et même les *solutions colloïdales*. Toutefois, V. HENRI et STODEL ont pu stériliser le *lait* en opérant sur des nappes excessivement minces, mais le procédé est peu pratique et présente des inconvénients ainsi que nous l'avons dit précédemment.

J'ajouterai que l'on peut aisément se rendre compte, dans certains cas, de la non-perméabilité d'une solution : lorsque la zone liquide superficielle présente sous les rayons une fluorescence assez marquée, on peut être assuré qu'il y a dans cette zone absorption des rayons.

Au point de vue de la stérilisation, j'ai pu, quant à moi, réaliser l'expérience suivante : J'ai ensemencé largement une solution d'*aucubine* à 1 p. 100, qui est aussi perméable

---

1. On se rappelle qu'une épaisseur d'eau de 30 cm. est stérilisée complètement en 1 minute.

que l'eau, avec du *colibacille*. J'en ai prélevé de suite une petite quantité, qui a été introduite dans deux tubes de bouillon témoins. Le reste a été exposé aux rayons pendant des temps variables : 30, 60, 120, 300 secondes; j'ai prélevé chaque fois, pour la répartir dans deux tubes de bouillon, une petite quantité de solution.

Le tout a été exposé à l'étuve à 37°: les deux tubes témoins seuls ont cultivé; la stérilisation a donc été obtenue en 30 secondes[1].

La même expérience a été faite en même temps avec la solution, peu perméable aux rayons, de *gentiopicrine* (à 1 p. 100); les durées d'irradiation étaient de 60, 120, 300, 600, 1.800 secondes; les douze tubes ont cultivé, ce qui prouve que la stérilisation n'était pas complète, même après une demi-heure.

Cette expérience vient à l'appui de ce que j'ai dit plus haut concernant l'action bactéricide et l'action photochimique comparées.

Il est évident qu'il n'entre pas dans mon esprit de substituer à la stérilisation à l'autoclave, procédé depuis longtemps éprouvé, la stérilisation par l'ultra-violet, qui n'en est encore qu'à sa période de début, et dont l'exécution présente, à l'heure actuelle, de grandes difficultés pratiques. Toutefois, l'action bactéricide de ces rayons n'en constitue pas moins un chapitre intéressant à ajouter à l'histoire générale de la stérilisation pharmaceutique.

Depuis l'époque où nous formulions ces conclusions, LE-MATTE a tenté d'appliquer la stérilisation par l'ultra-violet aux liquides opothérapiques injectables. Il s'est servi d'une lampe Cooper-Hewitt et d'une cuve dont la partie infé-

---

1. Épaisseur du liquide : 2 cm, distance de la lampe 13 centimètres.

rieure est en métal et la partie supérieure constituée par une lame de quartz séparée du fond métallique par un cadre n'ayant pas plus de 1/9 de millimètre d'épaisseur Ces trois parties : fond de la cuve, cadre et lame de quartz délimitent un espace vide dans lequel on fait arriver à une vitesse déterminée, variable avec la richesse en colloïdes ou en bacilles, le liquide à stériliser. Pour soustraire la lame de liquide aux rayons caloriques qui pourraient coaguler les albuminoïdes, le dessous de la cuve est parcouru par un courant d'eau froide.

La cuve, stérilisée à l'autoclave à 120°, est placée sous la lampe. On fait passer le courant et quand la lampe donne son maximum d'intensité. on fait arriver le liquide dans la cuve. Il est reçu dans un matras stérilisé de Chamberland.

Il est indispensable de s'assurer que le liquide ainsi obtenu est privé de germes par l'épreuve de l'ensemencement sur bouillon de peptone.

Après un séjour de trois ou quatre jours à l'étuve, le liquide ne doit pas s'être ensemencé. Avant d'étudier ce mode de stérilisation des liquides opothérapiques, LEMATTE a constaté que son appareil n'altérait pas les ferments protéolytiques comme la *pepsine* et la *trypsine*. ni les ferments amylolytiques de la *pancréatine* et de la *diastase du malt*.

Le même auteur prétend que son procédé est applicable :

1° A l'eau de mer, aux sérums de Locke et de Ringer

2° Aux solutions de sels d'atropine, d'hyoscyamine, de scopolamine, de glycérophosphates.

3° Aux solutions organométalliques contenant des colloïdes comme les nucléinates (de soude, de cuivre et d'uranium).

4° Aux suspensions de métaux colloïdaux obtenues par voie chimique ou électrique : argent, or, platine, palladium.

Pour ce qui est des *diastases*, l'action des rayons ultra-violets a été étudiée par M. et Mme Chauchard dans deux thèses récentes (Faculté des sciences de Paris, juin 1920 (Davy, 52 rue Madame, éditeur).

Il résulte de ces travaux que les diastases sont facilement attaquées par les rayons ultra-violets; il serait donc intéressant pour conclure de connaître exactement toutes les conditions d'expérience (dosage, durée d'irradiation, intensité de courant, etc...) que l'on doit réaliser pour la stérilisation de ces solutions.

Il est fort possible que la stérilisation étant obtenue rapidement, ainsi que nous avons pu le constater sur de nombreuses solutions médicamenteuses, l'action décomposante n'ait pas le temps de s'exercer.

Nous ne décrirons pas ici les détails des expériences de M. et Mme Chauchard. Nous n'en rappellerons que les conclusions essentielles.

1° **Thèse de Mme Chauchard** : *Rôle biologique de l'action des rayons ultra-violets sur les diastases.*

a) Toutes les diastases subissent, du fait d'un éclairement de durée variable à la lampe à mercure, une atténuation de leur activité qui n'est pas proportionnelle au temps d'exposition mais qui, d'abord rapide, se ralentit ensuite de plus en plus.

b) Cette atténuation, pour des expositions prolongées, peut être poussée si loin que la diastase n'est plus capable de transformer le corps pour lequel elle a de l'affinité; elle est devenue inerte; le stade de destruction est atteint.

c) La destruction progressive des diastases sous l'action des rayons ultra-violets est bien un phénomène chimique produit par la lumière et non un effet de la chaleur puisque, dans nos expériences, la température n'a jamais dépassé 22°.

d) L'affaiblissement du pouvoir diastasique est en relation directe avec l'intensité de la source lumineuse, comme il l'est avec la durée des temps d'exposition.

e) La résistance d'une solution de diastase à l'action des rayons est d'autant plus forte que la concentration de cette solution *en enzyme* est plus élevée. La loi qui régit ce phénomène n'est pas une proportion, mais une loi logarithmique.

f) Les rayons produisent des effets d'autant plus énergiques sur les diastases que le liquide qui leur sert de solvant est plus perméable à ces rayons. Avec des solutions transparentes et aqueuses, un parallélisme net s'établit entre l'action lumineuse et la proportion de diastase détruite. Au contraire, en présence de liquides fermentaires colorés ou de composition complexe, les rayons émis sont en partie interceptés par le milieu qui les absorbe et le phénomène suit une loi beaucoup plus compliquée.

g) La différence de réaction, spéciale à chaque diastase pour des effets lumineux de même intensité, permet de séparer entre eux plusieurs ferments contenus dans une même solution, étant donné que celui qui oppose une plus grande résistance continue à agir alors que le pouvoir des autres a disparu. C'est ainsi qu'avec un mélange artificiel d'*amylase* et d'*invertine* ou une macération de stérigmatocystis nigra, on peut obtenir une interversion de saccharose alors que l'hydrolyse de l'amidon est arrêtée.

L'invertine, pour une exposition d'une durée déterminée, jouit encore d'un notable pouvoir de dédoublement alors que l'amylase ne réagit plus.

h) Dans tous les cas où l'invertine se trouve en présence de l'amylase, soit dans les liquides de macération, soit dans des sucs digestifs, l'invertine se montre toujours moins vulnérable que l'amylase.

Cette dernière, lorsqu'elle est en solution dans un milieu facilement traversé par les rayons, témoigne d'une grande sensibilité. Dès les premières heures d'exposition, on enregistre, pour l'amylase de malt, une réduction d'activité égale à 90 p. 100.

Une distinction doit être établie entre l'amylase de malt et l'amylase pancréatique : cette dernière se laisse moins attaquer par les rayons[1].

---

1. La solution d'amylase était à 0 gr. 60 pour 100 cc. eau distillée ; les durées d'irradiation 15'30'60'90'120' ; lampe Heraeus 3 ampères, 2 ; 75 volts. L'atténuation de l'amylase est très rapide au début, puis se ralentit de plus en plus.

Pour l'invertine provenant d'une levure brune l'atténuation est beaucoup plus faible (14 p. 100 après 120') qu'avec celle qui provient d'une levure

i) L'*émulsine* offre à ces mêmes rayons une résistance tantôt supérieure, tantôt inférieure à celle que présente l'*invertine*, selon qu'il s'agit d'un ferment d'origine végétale (émulsine d'amandes) ou d'un ferment d'origine animale (émulsine d'hélix). Cette différence d'action des rayons ultra-violets sur chacune de ces émulsions constitue un nouvel argument en faveur de l'hypothèse émise par certains auteurs qui les considèrent comme des diastases se rattachant à un même groupe. Quelle que soit sa provenance, l'émulsine témoigne d'une sensibilité toujours moindre que l'amylase. La *lipase* pancréatique est, parmi les diverses diastases étudiées celle qui offre le moins de résistance à l'action des rayons ultra-violets.

2° **Thèse de M. Chauchard** : *Lois d'action des rayons ultra-violets sur les diastases.*

Voici les conclusions de ce travail :

a) Les radiations ultra-violettes émises par l'étincelle condensée de zinc[1] ont une action destructive sur l'amylase et l'invertine du stérigmatocystis nigra.

b) La destruction est d'autant plus intense que la durée d'irradiation est plus longue[2].

c) La coloration du liquide exposé aux rayons rend plus difficilement attaquable par ces radiations les diastases qu'il contient. La dilution, au contraire, facilite l'action des rayons.

d) Quand on isole au moyen d'écrans (lamelles de verre de 0 mm. 14, de 0 mm. 70; sol. d'albumine d'œuf à 2 p. 100 et sol. d'acétone à 5 p. 100 sous 5 mm. d'épaisseur) ou par la méthode plus précise des rayons monochromatiques, les diverses régions du spectre ultra-violet,

blonde. L'atténuation est toujours plus accentuée pendant les premières heures de l'irradiation, car il se forme un précipité qui va en augmentant et qui formant écran, protège la solution contre l'action de la lumière.

1. Étincelle produite par une bobine d'induction entre deux électrodes de zinc (9-10 ampères d'intensité de courant). L'action est identique à celle de la lampe à mercure, mais la lumière produite fournit des raies plus faciles à isoler pour les déterminations quantitatives.

2. Les expériences de M. Chauchard portaient sur le suc de macération du stérigmatocystis nigra (spores cultivées sur liquide de Raulin) Cette macération renferme à la fois : invertine, maltase, émulsine, amylase, ferments protéolytiques, etc..; on opérait sur 13 cc. de ce liquide; après 15 minutes il y avait déjà atténuation de 33 p. 100 pour l'amylase, et après 30 minutes : 40 p. 100. Pour l'invertine les chiffres étaient respectivement de 27 et 35 p. 100.

le pouvoir destructeur le plus intense appartient à celles qui comprennent les radiations les plus courtes.

e) La mesure de l'énergie totale de chacune de ces régions du spectre montre que la proportion de diastase détruite est d'autant plus grande que la quantité d'énergie incidente est plus élevée.

f) Si on fait agir sur les diastases des rayons ultra-violets monochromatiques, à valeur égale d'énergie incidente, plus les radiations sont courtes plus elles sont actives.

g) La détermination quantitative du pouvoir absorbant des solutions diastasiques montre que les rayons les plus courts sont ceux que ces solutions absorbent le plus fortement. Ce fait explique l'activité plus grande des radiations les plus courtes.

h) La destruction de l'amylase et de l'invertine de stérigmatocystis nigra par les rayons ultra-violets monochromatiques est proportionnelle à l'absorption de ces rayons par la solution contenant le ferment.

i) La destruction des diastases du suc pancréatique par les rayons u. v. monochromatiques est un phénomène de même sens que l'absorption de ces rayons par le suc, mais elle n'est pas proportionnelle à cette absorption. Ce fait doit être attribué à la complexité du suc qui les contient.

j) Quand les diastases sont dissoutes dans un milieu dont le pouvoir absorbant pour les rayons ultra-violets peut être considéré comme nul, la loi quantitative d'absorption photochimique s'applique exactement : il y a proportionnalité entre la valeur de l'énergie absorbée et la quantité de ferment détruite. Quand on s'adresse à un suc digestif contenant des substances qui présentent un pouvoir absorbant propre, la destruction des diastases se fait dans le même sens que l'absorption, mais le phénomène photochimique suit une loi plus complexe.[1]

k) La destruction des diastases par les rayons ultra-violets est une action photochimique pure : elle n'a pas pour cause une élévation de température, en effet, pour une énergie incidente correspondant à une petite fraction de calorie on obtient une destruction de ferment très importante.

l) Les diverses diastases sont détruites en proportions inégales par

---

1. Quand on opère sur du suc pancréatique, on constate que *l'amylase* n'est vraiment détruite qu'à partir des radiations 2.749 ; tandis que la *trypsine* est attaquée par les rayons 2.800 et que la *lipase* plus sensible encore est déjà attaquée à 3.300.

les rayons. Cette différence de sensibilité paraît être sous la dépendance
du pouvoir absorbant propre de chacune des diastases.

m) Si l'on compare la quantité d'énergie nécessaire pour détruire les
diastases par les rayons ultra-violets, avec la quantité qu'exigent
diverses autres réactions photobiologiques, on voit que cette quantité
est beaucoup moins élevée pour ces réactions que pour la destruction
des diastases.

Conclusions de la 1re Partie.

Pour nous résumer nous adopterons les conclusions suivantes :

1° L'addition d'antiseptiques ne sera pratiquée que sur la demande du médecin.

2° La chaleur sèche servira seulement pour la stérilisation de la verrerie (une demi heure à une heure à 180° dans l'étuve à air sec ou le four à flamber de Pasteur).

3° L'autoclave (20 minutes à 115°-120°) sera utilisé de préférence chaque fois que cela sera possible.

4° La chaleur à 100° (vapeur fluente ou bain-marie), à raison de trois chauffages de 30 minutes à un jour d'intervalle chaque, assurera une stérilisation également complète. On pourra cependant pour la pratique d'urgence, et en dehors de certains cas spéciaux, n'opérer qu'un seul chauffage. On réalisera ainsi une asepsie suffisante, sinon absolue et définitive.

5° *La tyndallisation* (en général trois chauffages à 70° pendant 30 minutes à un jour d'intervalle chaque; sauf pour les sérums et vaccins par exemple : chauffages plus nombreux à 56°-58°) sera employée pour les substances altérables aux températures élevées.

6° *La filtration à la bougie* ne pourra être utilisée que dans les laboratoires où l'on pourra s'entourer de toutes les garanties nécessaires concernant la qualité et l'entretien des filtres, et où l'on pourra vérifier par des cultures de contrôle l'efficacité de la stérilisation ainsi obtenue.

7° La stérilisation par les rayons ultra-violets, en dehors

de la stérilisation de l'eau et de certains produits organiques (selon LEMATTE), n'est pas encore susceptible d'applications pratiques, pour le pharmacien tout au moins; elle pourra sans doute rendre de grands services, mais elle reste encore à l'étude.

8° Quand les précédents procédés ne pourront pas convenir, on opérera simplement une stérilisation approximative (*Préparation aseptique*, voir page IX).

DEUXIÈME PARTIE

Application des données précédentes
à la stérilisation des liquides injectables.

— —

LA STÉRILISATION
DANS LES DIFFÉRENTES PHARMACOPÉES

La question de la stérilisation des liquides injectables, bien qu'elle intéresse directement le pharmacien, n'a pas encore reçu partout une solution officielle.

Les différentes pharmacopées se bornent le plus souvent à donner quelques indications générales, et le pharmacien reste seul juge du mode opératoire à suivre lorsqu'il se trouve en présence de prescriptions médicales non mentionnées au Codex.

D'ailleurs, tandis que le nombre des formules injectables inscrites dans les différentes pharmacopées est extrêmement réduit, la quantité des liquides employés sous forme hypodermique s'est considérablement accrue.

Nous allons passer en revue les Pharmacopées des différents pays.

Les Pharmacopées *allemande* (1900)[1], *suédoise* (1908),

---

1. La dernière édition de la Pharmacopée *allemande* (1910) mentionne la solution physiologique (NaCl 8 gr. carbonate de soude 0,15 : eau 991,85) qu'il faut stériliser à l'autoclave.

russe (1910), ne donnent aucun détail précis sur la stérilisation[1].

La Pharmacopée *anglaise* (1898) mentionne les quatre solutions suivantes :

Injection hypodermique de chlorhydrate d'apomorphine (1 p. 100).

Faites bouillir l'eau quelques minutes; après refroidissement ajoutez 0 cc. 1 de HCl dilué, faites dissoudre dans ce liquide le chlorhydrate d'apomorphine et complétez au besoin avec de l'eau récemment bouillie et refroidie le volume de 10 cc.

Injection hypodermique de chlorhydrate de cocaïne (1 p. 10).

Faites bouillir l'eau, ajoutez un centigramme et demi d'acide salicylique; dans la solution refroidie faites dissoudre le chlorhydrate de cocaïne, complétez le volume de 10 cc. si c'est nécessaire avec de l'eau distillée récemment bouillie et refroidie.

Injection hypodermique d'ergot de seigle (Extrait d'ergot, 10 grammes; phénol, 0,3 ; eau distillée q. s. pour 20 cc.).

Mélangez le phénol à l'eau distillée, faites bouillir quelques minutes, ajoutez après refroidissement l'extrait d'ergot et au besoin de l'eau distillée récemment bouillie et refroidie pour compléter le volume nécessaire.

Injection hypodermique de morphine (tartrate), à 5 p. 100.

Faites dissoudre le sel dans une quantité suffisante d'eau distillée récemment bouillie et refroidie.

---

1. Une autre édition de la Pharmacopée *russe* parue pendant la guerre ne contient guère plus de détails.

Comme on le voit, la règle générale applicable aux solutions hypodermiques, suivant la *Pharmacopée britannique,* consiste dans l'emploi d'eau distillée *récemment bouillie.*

La nouvelle *Pharmacopée de Hongrie* (1909) ne consacre que quelques brèves indications générales à la stérilisation ; elle cite notamment, sans préciser davantage, l'emploi de la chaleur sèche à 160°, de la vapeur à 100° et de la tyndallisation ; elle dit quelques mots aussi sur la stérilisation des émulsions injectables.

La *Pharmacopée autrichienne* (1906) ne consacre également ·ment à la stérilisation que quelques lignes générales :.

Les médicaments qui possèdent par nature ou par suite de leur préparation des qualités microbicides n'ont pas besoin d'être stérilisés[1].

Les médicaments utilisés pour le traitement des plaies ou des muqueuses seront stérilisés si le médecin l'ordonne. En revanche, les liqueurs destinées aux injections hypodermiques ou intra-veineuses devront *toujours* être stérilisées. On aura recours pour cela à la chaleur sèche, à l'eau bouillante ou à la vapeur d'eau et, *seulement si le médecin le demande,* à l'addition d'antiseptiques. Quant aux substances décomposables par la chaleur, elles seront stérilisées au moyen des *filtres.*

La *Pharmacopée autrichienne* ne cite d'ailleurs aucun exemple et se borne à ces brèves généralités.

Les récentes *Pharmacopées : espagnole, belge, suisse, italienne, américaine,* donnent sur la stérilisation des médicaments injectables et des diverses préparations pharmaceutiques des détails plus complets.

---

1. On peut trouver exagérée l'initiative ainsi laissée au pharmacien ; car il est, dans certains cas, très malaisé de définir si une solution a des propriétés antiseptiques suffisantes pour tenir lieu d'une stérilisation.

La *Pharmacopée espagnole* (1905) prescrit d'employer pour les préparations injectables de l'eau distillée *stérilisée*, celle-ci étant obtenue de la façon suivante :

Introduisez l'eau distillée dans des matras stériles que vous remplirez aux trois quarts, et chauffez 15 minutes à l'autoclave à 115-120°. Bouchez de suite avec du coton préalablement stérilisé par la chaleur. A défaut d'autoclave, remplissez un matras à la moitié de sa capacité, faites bouillir 20 minutes et, au moment de le retirer du feu, bouchez avec du coton stérilisé. Si l'on ne doit utiliser qu'une petite quantité d'eau, on aura recours à la pipette de Pasteur stérilisée.

Les solutions mentionnées dans la *Pharmacopée espagnole* sont les suivantes :

Solution de bromhydrate neutre de quinine (à 1 p. 10).

Faites dissoudre le bromhydrate dans l'eau stérilisée, filtrez au papier dans un flacon, bouchez celui-ci avec du coton stérilisé, placez au bain-marie bouillant pendant 15 minutes; bouchez hermétiquement après refroidissement.

Pour les solutions de *caféine* (*caféine et benzoate de soude*, aa. 2 p. 10), de *chlorhydrate d'apomorphine* (0,10 p. 10 cc.). de *chlorhydrate de cocaïne* (0,10 p. 10 cc.), de *chlorhydrate de quinine* (0,10 p. 10 cc.), le mode opératoire est identique au précédent.

Il y a deux formules pour la *solution d'ergotine* :

1° *Ergotine* 1 gramme, *glycérine* 2 grammes, *eau distillée stérilisée q. s. p. 10 cc.*

Délayez l'ergotine dans la glycérine, ajoutez l'eau, filtrez et procédez à la stérilisation comme il a été dit plus haut.

2° *Ergotine* 0,01, *acide lactique* 0,02, *eau distillée stérilisée q. s. 10 cc.*

Faites dissoudre l'ergotine dans quelques gouttes d'eau acidulée avec l'acide lactique, ajoutez le reste de l'eau, filtrez et stérilisez.

La *Pharmacopée belge* (1906) consacre un chapitre général à la stérilisation. Celle-ci s'obtient, dit-elle, par addition de substances antiseptiques (acide phénique, crésol, alcool, etc.), par filtration à la bougie, par la chaleur sèche (étuve à air, flambage, etc.) à 160-180°, ou la chaleur humide (autoclave à 120°, ébullition, tyndallisation à 60-80°).

L'addition des antiseptiques doit être évitée en principe, car on ne peut y avoir recours qu'à très petite dose, et dans ces conditions la stérilisation peut être imparfaite. La présence d'une substance bactéricide pourra du moins servir à la conservation des produits stérilisés et, dans tous les cas, le pharmacien sera tenu de mentionner sur l'étiquette la nature et la dose de l'antiseptique ajouté.

La *Pharmacopée belge* recommande exclusivement pour la stérilisation des pansements l'emploi de l'autoclave : une demi-heure à 120°.

Elle mentionne également l'aseptisation des *poudres* pharmaceutiques :

« Les poudres d'oxyde de zinc, de talc, d'acide bo-
« rique, etc., introduites dans des poudriers bouchés par
« un tampon d'ouate, peuvent être soumises à la chaleur
« sèche de 120° pendant une demi-heure; d'autres poudres
« peuvent être stérilisées à l'aide de l'alcool, de l'éther... »

Les *récipients* devront être chauffés à sec à 160° au minimum.

La *Pharmacopée belge* ne donne aucune indication quant à la durée du chauffage; ce renseignement est cependant indispensable puisque les spores des bactéries résistent, on le sait, à l'action de la chaleur sèche lorsqu'elle est insuffisamment prolongée.

Le pharmacien, dit la *Pharmacopée belge*, devra toujours posséder une provision de récipients stérilisés. Ces récipients seront bouchés avec un tampon d'ouate, avec un bouchon de verre, ou même à la rigueur un bouchon de liège préalablement conservé dans l'alcool.

L'*eau* sera stérilisée par filtration à la bougie, ou par une ébullition d'un quart d'heure.

Quant aux *préparations injectables*, il faudra distinguer deux cas : lorsqu'elles supporteront sans dommage l'action de la chaleur (sérum artificiel), on les chauffera à l'autoclave et, à défaut, à l'ébullition ou à la chaleur du bain-marie. Dans le cas contraire, on dissoudra la substance dans l'eau stérilisée, on filtrera la solution sur un filtre lavé à l'eau stérilisée, on recevra dans un flacon ou des ampoules stérilisées (*méthode aseptique*).

Les *huiles* et *onguents* se stériliseront aussi par la chaleur lorsqu'ils seront inaltérables dans ces conditions ou, dans le cas contraire, en mélangeant aseptiquement les substances et l'excipient préalablement stérilisés.

Malheureusement, la *Pharmacopée belge* n'indique ni les substances altérables ni celles qui ne le sont pas, et c'est le pharmacien qui reste seul juge de la méthode applicable dans les différents cas.

La *Pharmacopée suisse* (1907) donne sur la stérilisation les renseignements généraux suivants :

1° *Les objets en verre ou en métal* seront stérilisés soit en les chauffant 2 heures à 160° dans le stérilisateur à air sec, soit en les laissant séjourner 15 minutes dans l'autoclave à 115°, soit en les exposant pendant 30 minutes à la vapeur fluente, soit encore en les faisant bouillir pendant 15 minutes dans l'eau ou dans la solution de soude (1 p. 100).

2° Pour les *solutions médicamenteuses*, la *Pharmacopée helvétique* distingue deux cas :

Les solutions qui ne sont pas altérées par une exposition

prolongée à la température de l'ébullition de l'eau doivent être stérilisées au moyen de la vapeur fluente ou de la vapeur sous pression. On emploie dans ce but soit une marmite à vapeur construite *ad hoc* (vapeur fluente), soit un autoclave (vapeur sous pression).

Avec la vapeur fluente, les objets peuvent être soumis à une stérilisation unique de 30 minutes de durée, ou à trois stérilisations successives de 15 minutes chacune, à 24 heures de distance l'une de l'autre. La stérilisation à l'autoclave doit durer 15 minutes à une température de 115°. Les flacons bouchés à l'émeri qui servent à l'opération doivent être préalablement nettoyés avec de l'acide chlorhydrique à 1 p. 100 et rincés ensuite avec de l'eau.

Pratiquement, on opérera de la façon suivante :

La solution étant filtrée dans un flacon, celui-ci, bouché avec de la ouate non dégraissée[1], sera introduit dans l'appareil stérilisateur à côté de son bouchon de verre et d'un morceau de papier parchemin qui devra servir à le recouvrir. La stérilisation terminée, en effet, on remplacera rapidement le bouchon d'ouate par le bouchon de verre stérilisé et on recouvrira avec le papier-parchemin stérilisé.

3° Les solutions des substances décomposables par ce procédé (chlorhydrate de cocaïne, salicylate d'ésérine, etc.), peuvent être, dit la *Pharmacopée suisse*, approximativement stérilisées de la manière suivante :

Tous les ustensiles nécessaires à la pesée (balances, spatules, etc.), sont nettoyés immédiatement avant l'emploi avec du coton stérilisé et de l'alcool, puis avec de l'éther.

---

1. On emploie de la ouate non dégraissée (ou non hydrophile) pour éviter que l'eau de condensation ne pénètre à l'intérieur des flacons et ne vienne ainsi en diluer le contenu.

On dissout ensuite la substance dans un flacon bouché à l'émeri et stérilisé, contenant la quantité nécessaire d'eau stérilisée. S'il est utile de filtrer le liquide, on se servira d'un entonnoir et d'un filtre stérilisés d'après le procédé indiqué au premier paragraphe (instruments en verre et en métal), et l'on filtrera dans un second flacon bouché à l'émeri et stérilisé.

La solution peut être aussi filtrée au moyen de la pompe à eau sur une bougie Chamberland ou Berkefeld, dont on aura préalablement vérifié l'imperméabilité aux bactéries (faire cette épreuve en recevant quelques centimètres cubes du filtrat dans des bouillons de culture : gélatine ou bouillon).

Les *ampoules* pleines doivent ensuite être soumises à trois chauffages à 60 70°, répétés à vingt-quatre heures de distance l'un de l'autre.

4° On peut stériliser *approximativement* une *émulsion* à la glycérine ou à l'huile, en procédant de la façon suivante :

Chauffez le véhicule, soit dans la marmite à vapeur (glycérine), soit dans le stérilisateur à air sec (huile); dans ce dernier cas le chauffage doit être prolongé pendant deux heures à 120°; puis introduisez dans le véhicule, après refroidissement, la substance à émulsionner.

On peut aussi triturer celle-ci dans le véhicule stérilisé, en employant un mortier stérilisé par lavage à l'alcool et à l'éther, puis on verse l'émulsion dans un flacon bouché à l'émeri et stérilisé.

Les préparations stérilisées d'après les méthodes 3 et 4 ne doivent être considérées que comme *approximativement stérilisées.*

5° *Les objets de pansement* peuvent être chauffés à l'autoclave à deux reprises (à vingt-quatre heures d'intervalle),

15 minutes à 115°. On peut aussi les exposer 30 minutes à l'action de la vapeur fluente.

L'empaquetage des objets doit être disposé de façon à permettre à la vapeur d'y pénétrer pendant la stérilisation et à empêcher la pénétration des germes une fois la stérilisation terminée.

Comme on le voit, la *Pharmacopée suisse* n'a pas compris, et avec raison, parmi les méthodes de stérilisation l'addition des antiseptiques; elle recommande de chauffer les flacons bouchés à la ouate non dégraissée, les bouchons de verre[1] stérilisés à part dans l'autoclave, afin d'éviter le scellement du bouchon au goulot pendant le refroidissement; le procédé qui consiste à interposer une ficelle ou un morceau de papier n'étant pas toujours suffisant pour éviter la pénétration d'eau de condensation à l'intérieur des flacons.

Le traitement des récipients par l'acide chlorhydrique dilué et le rinçage à l'eau ont pour but de neutraliser et d'éliminer autant que possible l'alcali libre du verre qui, ainsi que nous le verrons plus loin, peut exercer son action décomposante sur certaines substances stérilisables (morphine, cocaïne, strychnine, sels de mercure, etc.).

Je démontrerai plus loin qu'avec des récipients non alcalins la décomposition du chlorhydrate de cocaïne à 100°, et même au delà, ne se produit pas et que, par suite, la *Pharmacopée helvétique* ne devrait pas ranger cet alcaloïde parmi les substances altérables par la chaleur.

D'ailleurs, je ferai remarquer que la *Pharmacopée suisse* ne cite que deux noms de substances altérables; le pharmacien reste donc encore le seul juge de la méthode à

1. La Pharmacopée suisse n'admet pas les bouchons de liège.

employer dans les nombreux cas de stérilisation qui peuvent se présenter dans la pratique.

J'indiquerai plus loin le procédé spécial adopté par cette dernière Pharmacopée pour la stérilisation des solutions de gélatine.

Pharmacopée italienne (1909). — Comme la Pharmacopée autrichienne, la Pharmacopée italienne recommande de *toujours* stériliser les solutions aqueuses destinées à l'usage hypodermique ou intra-veineux, même quand cela ne serait pas spécifié dans la prescription médicale.

Mais elle distingue trois cas :

1° Pour les solutions non décomposables par la chaleur, on devra avoir recours, soit à la chaleur sèche (étuve : 30 minutes à 160°)[1], soit de préférence à l'autoclave à 115°.

Dans ce cas, on stérilisera en même temps les solutions et les récipients parfaitement fermés.

2° Pour les solutions aqueuses de médicaments qui s'altèrent à une température *supérieure à* 100° (Ch^{tes} de cocaïne et de morphine, sels d'atropine et de quinine, sulfates d'ésérine et de strychnine, aconitine, cacodylates, stovaïne), elles se préparent avec de l'eau déjà stérilisée, en employant un matériel (mortiers, entonnoirs, filtres) aseptique, puis on les immerge pendant 15 à 20 minutes dans un bain-marie bouillant, en faisant en sorte que le niveau de l'eau du bain-marie soit à la hauteur de celui de la solution dans le récipient.

3° Pour les solutions de médicaments qui s'altèrent aussi à 100° (sérums, oxydases, préparations opothérapiques), on emploie le chauffage discontinu (tyndallisation), c'est-à-dire qu'on chauffe à l'étuve à 58-60° pendant une heure et qu'on

---

1. Nous avons dit pourquoi ce procédé était défectueux.

répète l'opération pendant au moins quatre jours de suite. On opère de même pour les solutions d'ergotine et de glycérophosphates.

La *Pharmacopée italienne* ajoute ensuite que les solutions antiseptiques destinées au lavage des plaies devront elles-mêmes être préparées avec de l'eau stérilisée et conservées dans des récipients stérilisés, fermés à la lampe ou bouchés hermétiquement avec des bouchons de verre stérilisés et paraffinés.

Les *solutions* ou *émulsions* hypodermiques faites avec l'huile d'amande, l'huile d'olive ou la vaseline, doivent également être stérilisées, l'huile étant traitée au préalable par l'alcool à 95° pour en éliminer l'acide oléique.

Les préparations huileuses de calomel, d'oxyde jaune de mercure, l'huile camphrée et l'huile lécithinée se préparent avec des substances stérilisées et sont portées ensuite pendant 10 minutes à une température de 100° au bain-marie bouillant.

Les solutions de gélatine dans le sérum physiologique sont stérilisées dans une étuve à sec dont l'atmosphère « est conservée humide au moyen d'une capsule contenant de l'eau ».

Enfin la *Pharmacopée italienne* prescrit, pour éprouver le verre des récipients, de chauffer ceux-ci une demi-heure à 112° à l'autoclave après les avoir remplis d'une solution de chlorure mercurique. On ne doit observer aucun trouble ou précipité brun.

Quand j'étudierai la stérilisation des diverses substances injectables, j'aurai l'occasion de démontrer que certaines au moins des substances considérées comme altérables aux températures supérieures à 100° par la *Pharmacopée italienne*, subissent l'action de la chaleur dans ces conditions sans aucune décomposition appréciable (cacodylates, sels de quinine, de strychnine, etc...).

La précaution indiquée par cette même Pharmacopée de préparer les solutions antiseptiques destinées au lavage des plaies avec de l'eau stérilisée vient à l'appui de ce que j'ai dit précédemment au sujet de l'inefficacité des antiseptiques quand il s'agit d'assurer une asepsie *rigoureuse*. J'ajouterai enfin que la Pharmacopée italienne est la seule à recommander l'essai des verres destinés à renfermer les solutés injectables; il serait souhaitable, à mon avis, que cette mesure fût appliquée dans tous les pays.

La *Pharmacopée des Etats-Unis* (1916) dans sa première partie (formulaire) mentionne *l'Eau distillée stérilisée*. L'eau distillée, dans un récipient bouché au coton, est portée 30 minutes à l'ébullition, puis après refroidissement on recouvre avec du papier le goulot bouché toujours avec son tampon de coton. Cette eau doit être utilisée dans les 48 heures qui suivent sa stérilisation. La solution physiologique de NaCl à 8 gr. 50 p. 1.000 doit être autoclavée 15′ à 115-120°, ou à défaut portée à l'ébullition pendant une heure au moins et employée dans les 48 heures. Mention est faite dans cette même partie de la *Pharmacopée américaine* du chlorhydrate de quinine et d'urée pour injections hypodermiques, renfermant 58 p. 100 de quinine anhydre, des sérums antidiphtériques et antitétaniques *ordinaires*, *purifiés*, *secs*, et enfin des *virus-vaccins*; la préparation de ces derniers étant soumise à une licence spéciale.

On trouve dans la deuxième partie (généralités et documents) quelques renseignements sur la stérilisation de la verrerie et des instruments métalliques. que l'on doit chauffer 2 heures à 160-170° dans un stérilisateur ou four à air chaud, ou 15′ à 120° à l'autoclave; le chauffage 30′ au bain-marie dans l'eau additionnée ou non de bicarbonate de soude à 1 p. 1.000 tue les organismes sans spores, mais ne détruit pas tous les organismes sporulants.

Il est recommandé de nettoyer la verrerie avec une solution de HCl. à 10 p. 1.000 puis de rincer à l'eau distillée. Pour le bouchage on recommande le caoutchouc; l'emploi du liège est tout à fait rejeté.

Quant aux *solutions injectables,* le courant de vapeur d'eau 30 à 60 minutes, ou l'autoclave 15 à 20' à 120° sont indiqués pour les substances non décomposables par la chaleur; pour les autres : la filtration sur porcelaine ou la préparation aseptique.

Pour les émulsions à l'huile ou à la glycérine le procédé est celui donné par la Pharmacopée suisse.

Pharmacopée française. — Le *Codex* de 1884 ne mentionnait qu'une seule solution injectable : celle de chlorhydrate de morphine et, je l'ai dit précédemment, se contentait de prescrire : « faites dissoudre le sel dans l'eau distillée et filtrez », sans indiquer un procédé quelconque de stérilisation.

Le Supplément de 1895 mentionna deux solutions de caféine, l'une avec du benzoate, l'autre avec du salicylate de soude; des solutions de chlorhydrate et de nitrate de cocaïne, une solution de chlorhydrate de quinine basique additionnée d'analgésine et une solution de chlorhydrate neutre de quinine.

La stérilisation de ces solutions fut indiquée de la façon suivante :

Interposez un fil entre le goulot et le bouchon pour prévenir l'adhérence et permettre la sortie de l'air, placez le flacon dans l'eau froide jusqu'à la naissance du col, puis portez à l'ébullition que vous maintiendrez pendant un quart d'heure, et fermez ensuite exactement le flacon.

Le Codex de 1908, qui ne consacre pas encore d'article général à la stérilisation. mentionne en revanche un plus grand nombre de préparations injectables.

Citons d'abord : les deux formules de solutions de caféine, les solutions de chlorhydrate basique de quinine (avec antipyrine), de chlorhydrate de cocaïne, de chlorhydrate de morphine, de chlorure de sodium, de chlorure de sodium additionné de sulfate, de gélatine; l'huile d'olive, la graisse de laine, l'huile de vaseline, l'huile grise, l'huile au biiodure de mercure; mais le *Codex* ne mentionne pas l'huile camphrée injectable, ni la solution de cacodylate de sodium pourtant si souvent employée.

Pour les alcaloïdes et la caféine, les solutions étant faites à froid et filtrées, peuvent être stérilisées soit par le procédé du bain-marie, comme dans l'*ancien Codex*, soit de préférence à l'autoclave, 10 minutes à 110°, en prenant les mêmes précautions pour la sortie de l'air (fil interposé entre goulot et bouchon).

Pour la solution de chlorure de sodium et celle de chlorure additionnée de sulfate, le *Codex* dit simplement : dissoudre à froid, filtrer, stériliser.

Pour la solution de gélatine, en revanche, le *Codex* indique un procédé détaillé sur lequel je reviendrai ultérieurement.

Je ne m'arrêterai pas non plus sur le procédé de stérilisation de l'huile d'olive, de la graisse de laine, de l'huile de vaseline, de l'huile grise et de l'huile au biiodure de mercure, dont je parlerai à propos de la stérilisation des corps gras.

Notre Formulaire des Hôpitaux militaires contient :

1° Une notice importante sur les *ampoules*, leur remplissage, leur fermeture, leur stérilisation, et quelques formules réservées pour la plupart à l'usage vétérinaire.

2° Une courte note sur les *solutions injectables* en général, suivie d'une liste assez longue de formules. Parmi les solutions énumérées, citons celles d'arrhénal, de sulfate d'atropine, benzoate et biiodure de mercure, cacodylate de soude, caféine, chlorhydrate de cocaïne, chlorure de sodium seul et associé au sulfate, ergotine, ergotinine, salicylate d'esérine, gélatine, chlorhydrate d'héroïne, chlorhydrate de morphine seul et associé au sulfate d'atropine, nitrate de pilocarpine, chlorhydrate de quinine (avec uréthane ou avec antipyrine), stovaïne, sulfate de strychnine, huiles camphrée, gaïacolée, biiodurée, (l'huile grise et l'huile au calomel sont mentionnées au chapitre des huiles, ainsi que l'huile d'olive purifiée).

Sauf pour les solutés de gélatine, de chlorure de sodium, et de chlorure additionné de sulfate de sodium, pour lesquels il est fait usage de l'autoclave — l'ergotine, les huiles biiodurée, camphrée, gaïacolée qui sont tyndallisées à 60° — l'ergotinine, l'héroïne et l'huile grise qui sont préparées aseptiquement — la méthode généralement indiquée pour toutes les formules ci-dessus est le chauffage trois jours de suite à 100° pendant 20 minutes.

3° Le *Formulaire militaire* contient enfin une note sur la stérilisation en général :

Méthodes de stérilisation, stérilisation de l'eau, du matériel pharmaceutique.

Les deux procédés suivants sont recommandés pour l'essai de la verrerie :

1° Dans quatre flacons ou dans dix à quinze ampoules à essayer, *on chauffe à 120° et pendant vingt minutes*, un soluté de 0 gr. 50 de sulfate de strychnine dans 100 centimètres cubes d'eau distillée. Après refroidissement, les flacons ou les ampoules ne doivent pas contenir de cristaux de strychnine.

2° On prépare une solution avec 0 gr. 75 de chlorure de sodium pur pour 100 centimètres cubes d'eau distillée : on remplit quatre flacons ou une quinzaine d'ampoules à essayer, On ferme les ampoules.

On stérilise vingt minutes à + 120°.

On mélange les liquides des quatre flacons ou on ouvre les ampoules et on verse 10 centimètres cubes de liquide stérilisé provenant soit des flacons, soit des ampoules dans un flacon col droit de 60 centimètres cubes, bouché à l'émeri. On ajoute 10 centimètres cubes d'éther éthylique, 5 gouttes de solution alcoolique d'iodoéosine à 0 gr. 20 0/0, puis goutte à goutte et en agitant constamment la solution centinormale d'acide sulfurique contenue dans une burette graduée, jusqu'à ce que la coloration rosée ait disparu. Soit N le nombre des divisions employées.

On fait une seconde opération semblable à la précédente, en opérant sur 10 centimètres cubes de la solution de chlorure de sodium non stérilisée ; soit N' le nombre de divisions employées :

$$N - N' = \text{Alcalinité de 10 centimètres cubes de solution saline stérilisée.}$$

Cette alcalinité ne doit pas dépasser 0 cc. 2 pour 10 centimètres cubes.

On trouve aussi, mentionnée de nouveau. la méthode de stérilisation de certains médicaments injectables Il est conseillé de recourir à l'autoclave (20 minutes à 120°) pour les huiles et corps gras, la lanoline anhydre, la vaseline et l'huile de vaseline, et aussi pour les solutés de caféine, bichlorure et cyanure de mercure. On admet une courte stérilisation (10 minutes à 100°) pour les huiles au calomel et à l'oxyde de mercure.

Pour l'adrénaline, le camphre (?), l'ergotine, le gaiacol, les glycérophosphates, il est conseillé de ne pas dépasser 80°[1].

Il existe, en dehors des ouvrages officiels, un certain nombre de mémoires ou travaux concernant la stérilisation des médicaments injectables[2].

J. Thomann, dans un article général qu'a reproduit le *Journal de Pharmacie d'Anvers* (31 mars 1909), a signalé les divergences d'opinion qui régnaient sur ce sujet et

[1]. La liste des substances stérilisables à l'autoclave est, on le voit, assez réduite.

[2]. 1° Thomann. Article original dans *Schw. Wschr.*, reproduit dans le *Journ. de Pharm. d'Anvers*, 65ᵉ année, p. 244 ; 31 mars 1909.

2° B. Moreau. De la stérilisation dans ses applications pharmaceutiques. Bull. Sc., Pharm. VIII 49, 1903.

3° Schimmelbusch. L'asepsie en chirurgie ; traduction Debersaques. Paris, 1894.

4° Robert et Lestrurne. De l'asepsie dans la pratique chirurgicale. Paris. 1903.

5° E. Gérard. Technique de stérilisation. Paris, 1906, 2ᵉ édition 1914 et 3ᵉ 1921 Vigot, édit

6° P. Duffour. Etude sur la stérilisation et l'emploi des solutions hypodermiques. Thè-e Doct. univ. (Pharm). Toulouse, 1905.

7° René Cerbelaud. Formulaire des spécialités de Pharmacie et de parfumerie ; 3ᵉ édition 1912 et 4ᵉ édition : 1920.

8° H. Durné. Contribution à l'étude de la préparation et de l'analyse de quelques ampoules pour injections hypodermiques. Thèse Doct. Pharm (Lyon, 1912), Saillard impr.

9° *Manuel pratique de la médication hypodermique* (Maloine, édit. 1914), Docteurs Bosc, Fernet, Gillet, Manté, Saïssi et Lecoq pharmaciens. 3ᵉ édition (Etablissements Buisson, 157 rue de Sèvres, Paris).

10° *Conférence du Dʳ Gust Mossler* à Vienne sur la décomposition des solutions de sels d'alcaloïdes par la stérilisation (Voir Bull. Sc. Pharm. juin 1914 p 205)

11° *Traité de Pharmacie galénique*, par Astruc. Maloine, édit. 1921.

12° *Les Remèdes galéniques*, par A. Joanin, édit. par les Laboratoires Dausse, 1921-1922.

donné en même temps le résultat de ses recherches personnelles[1].

Pour les *récipients* stérilisés, dit-il, le pharmacien devra autant que possible en posséder d'avance une certaine provision; la stérilisation se fera de préférence par la chaleur sèche à 160° pendant une heure et demie à deux heures; l'auteur fait remarquer que les fioles étant ainsi complètement sèches, peuvent être mises de côté sans qu'on ait à craindre une nouvelle infection comme c'est le cas avec des fioles humides; en effet, les germes contenus dans les poussières de l'air s'attachent plus facilement sur les bouchons d'ouate humide, s'y développent aisément et pénètrent assez rapidement à l'intérieur des vases à travers la ouate humide. Il est évident, ajoute THOMANN, que la poussière peut également pénétrer dans les fioles sèches, mais cela ne se produira qu'au bout d'un temps beaucoup plus long.

Les fioles étant stérilisées d'avance, on recouvrira les tampons d'ouate ou les bouchons de verre avec du papier parchemin stérilisé, ou au moyen d'un capuchon en caoutchouc également stérilisé par l'eau bouillante ou la vapeur; et on placera le tout dans une boîte en fer-blanc bien sèche et fermant hermétiquement.

Avant l'emploi de ces fioles, il faudra flamber les bords des goulots dans la flamme d'une lampe à alcool ou d'un bec Bunsen.

Pour le bouchage, l'auteur recommande le bouchon de verre ou le tampon d'ouate; à la rigueur, en cas de nécessité, il admet le bouchon de liège, mais à la condition qu'il ait été stérilisé en même temps que la solution (30 minutes, par exemple, dans la vapeur fluente), et non par simple

1. Article cité.

ébullition dans l'eau; d'après les recherches de Reutty, ajoute Thomann, la teneur en germes (bactéries ou moisissures) des bouchons neufs de bonne qualité est très minime.

Pour la stérilisation des *solutions injectables*, Thomann recommande l'emploi de la vapeur fluente à la pression ordinaire et à la température de 90 à 100°.

« Les solutions de gélatine, chlorure de sodium, caféine, « salicylate et benzoate de caféine et de soude, arséniate de « soude, quinine, strychnine, stovaïne, alypine, novocaïne, « cacodylate de soude, cocaïne, morphine et adrénaline, se « laissent ainsi très bien stériliser. »

Suivant l'auteur, de toutes les méthodes de stérilisation usitées, l'emploi de la vapeur fluente dans un appareil approprié (de Koch, de Hauser ou d'autres) ou simplement dans le chapiteau d'un appareil distillatoire constitue la méthode la plus recommandable.

Avec cette méthode, et en observant bien les prescriptions de la *Pharmacopée helvétique* (lavage préalable des récipients avec de l'eau acidulée et rinçage à l'eau distillée), on obtiendrait des solutions stériles avec suffisamment de sûreté; l'emploi des appareils nécessaires serait simple et sans aucun danger, tandis que l'emploi des appareils coûteux où la stérilisation se fait par la vapeur sous pression nécessite des manipulations plus compliquées et plus dangereuses; de plus, ajoute toujours le même auteur, plusieurs des solutions citées plus haut ne supportent pas impunément la stérilisation sous pression et à une température dépassant 100°.

Il est bien évident que la stérilisation dans la vapeur fluente pendant 30 minutes, ainsi que la recommande Thomann, est souvent suffisante en pratique; toutefois, la chaleur sous pression, pendant 10 ou 15 minutes et au-dessus de 100°, est manifestement supérieure et offre plus de garanties ; c'est d'ailleurs ce dernier procédé qui a été adopté par l'*Académie de Médecine* pour les solutions de gélatine qui nécessitent une asepsie rigoureuse, et c'est également celui auquel notre nouveau *Codex* donne la préférence pour les différentes formules de solutions injectables. Il est injuste, à mon avis, de considérer l'autoclave comme un appareil trop coûteux, d'un maniement trop difficile ou trop dangereux, ou de le rejeter comme un instrument superflu. J'estime au contraire que tout pharmacien, à notre époque, devrait posséder un autoclave dans son laboratoire, à côté de sa balance de précision, de son polarimètre et de son microscope. D'ailleurs l'autoclave, son robinet étant maintenu ouvert, pourra lui-même servir à la stérilisation par la vapeur fluente dans le cas des substances qu'altérerait une température supérieure à 100°

THOMANN passe ensuite aux substances décomposables par la chaleur ; il indique l'emploi de la *méthode aseptique* : dissolution des substances avec toutes les précautions nécessaires dans de l'eau stérilisée par la vapeur, et dans des récipients également stériles.

Il cite également l'emploi des *filtres poreux*, mais insiste sur la nécessité de leur entretien et de leur vérification (voir le procédé de la *Pharmacopée suisse*) ; toutefois, à ces deux procédés il préfère la *tyndallisation* (30 minutes de chauffage à 60-70° et trois jours consécutifs).

Les substances qui, suivant THOMANN, ne supportent pas la température de 100° sont : l'*ésérine*, l'*atropine*, la *scopolamine*, la *duboisine*, l'*hyoscine*, l'*ergotine* et l'*atoxyl*.

L'auteur examine ensuite les corps gras, les solutions, émulsions et mélanges non aqueux. Il juge inutile de stériliser l'éther camphré[1]; on préparera et on conservera cette solution, dit-il, dans des récipients stériles; il en sera de même pour l'huile camphrée qui sera obtenue par dissolution du camphre dans l'huile stérilisée et conservée dans des flacons également stérilisés.

Pour les *huiles* et la *glycérine*, THOMANN recommande de les introduire dans des flacons bien bouchés recouverts d'ouate non dégraissée et de papier parchemin, et de les stériliser toujours dans la vapeur fluente.

L'auteur dit aussi quelques mots au sujet de la stérilisation des *poudres* et des *pommades*.

Il fait remarquer que les *poudres* contenant des substances hygroscopiques, volatiles, ou de nature amidonnée, ne peuvent être soumises à une température élevée, sèche ou humide, parce qu'elles se liquéfieraient, se décomposeraient, se volatiliseraient, ou se prendraient en masse.

L'auteur a fait quelques expériences sur le *xéroforme*, le *dermatol*, etc. : ces substances peuvent se stériliser sans inconvénient par la vapeur fluente pendant 20 minutes, en récipients fermés par de la ouate non dégraissée.

Quant aux *pommades*, du moment qu'elles ne contiendront pas de médicaments volatils ou décomposables, elles pourront être chauffées une heure ou deux à 120° dans l'étuve, dans des vases fermés à la ouate, et agitées pendant le refroidissement. Souvent, on devra se contenter de stériliser à part la matière grasse et d'y mêler le plus aseptique-

---

1. Il est d'ailleurs impossible de stériliser l'éther. Un autre auteur déjà cité : SCHIMMELBUSCH considère que l'alcool, l'éther, les solutions d'iode, de sublimé, de phénol, peuvent ne pas être stérilisées. Il conseille pour la glycérine et l'huile iodoformées, milieux incapables d'amener la destruction de tous les germes, mais assez bactéricides pour en empêcher le développement, un seul chauffage de 45' à la vapeur, cette stérilisation unique suffisant à assurer la conservation d'une *provision* de ces liquides.

ment possible les substances médicamenteuses purifiées, ou, si c'est possible, stérilisées.

Pour finir, THOMANN s'occupe de la préparation des *ampoules*. Il conseille d'abord d'utiliser du verre d'Iéna, ou de vérifier la qualité du verre qu'on emploie[1], en y chauffant 30 minutes à la vapeur fluente des solutions de chlorhydrate de morphine, de nitrate de strychnine, de sublimé et de phtaléine du phénol. Les trois premières laissent déposer un précipité et la dernière rougit quand le verre est défectueux.

Ce procédé est sensiblement identique à celui déjà indiqué par BARONI, sur lequel nous reviendrons ultérieurement.

Pour le nettoyage des ampoules, THOMANN indique celui que nous avons déjà relaté (page 11); mais l'auteur conseille de les remplir au moyen d'une seringue de Pravaz ou par un tuyau de caoutchouc relié à une burette graduée dans laquelle se meut un piston.

Le procédé me paraît un peu long et compliqué, et à vrai dire superflu[1]. Il est préférable, à mon avis, d'adopter une capacité moyenne un peu supérieure à la capacité nécessaire (1 cc. 1/3, par exemple, pour 1 cc.), et de remplir les ampoules, le médecin réglant la dose d'après la graduation de sa seringue[2].

THOMANN signale pour les substances altérables par la chaleur l'appareil de *Grossede* qui remplit et stérilise à la fois les ampoules (par 15 ou 20 à la fois).

Il va sans dire que lorsqu'on fait usage de bougies pour stériliser des substances toxiques, on devra autant que pos-

1. J'étais arrivé personnellement aux mêmes conclusions à la suite de mon travail sur la stérilisation des solutions de chlorhydrate de cocaïne.
2. Sauf, bien entendu, dans le cas des ampoules auto-injectables.

sible réserver toujours la même bougie pour le même médicament.

Enfin THOMANN termine en indiquant le mode opératoire suivant, applicable aux ampoules d'*éther camphré* : Faites dissoudre le camphre dans l'éther dans un récipient stérilisé ; introduisez cette solution dans des ampoules stérilisées au moyen d'un dispositif stérilisé ; scellez l'ampoule au moyen d'une très petite flamme pointue obtenue en faisant passer le gaz par un tube capillaire.

THOMANN parle aussi dans son mémoire des divergences qui règnent au sujet de la stérilisation de certaines substances ; c'est ainsi qu'il rappelle que le *Manuel de technique pharmaceutique* de HAGER range les solutions de morphine parmi celles qui ne supportent pas la chaleur, tandis que FIRBAS, GRUBER, et WULFF sont d'un avis contraire ; que la *Pharmacopée suisse* et le dernier *Supplément* du *Hager's Handbuch* considèrent le chlorhydrate de cocaïne comme altérable à l'autoclave et même à 100°, tandis que d'autres auteurs sont d'un avis contraire, et THOMANN cite à ce sujet mes expériences personnelles qu'il considère comme concluantes et dont je parlerai plus loin.

Mêmes contradictions au sujet des solutions d'atoxyl et d'adrénaline (voir ces paragraphes plus loin), et pour un grand nombre d'alcaloïdes (atropine, strychnine), et de glucosides.

GÉRARD[1] indique que, lorsqu'il s'agit de solutions non altérables par la chaleur, on pourra chauffer à 120° à l'autoclave, mais il conseille seulement le bain-marie à 100° pendant 10 minutes pour les alcaloïdes et leurs sels (morphine, cocaïne, strychnine, quinine, atropine) et pour les solutions

_____

1. Ouvrage cité.

d'adrénaline; la tyndallisation au-dessous de 100° pour celles de glycérophosphate de soude et d'ergotine.

Le même auteur trouve défectueux le procédé de filtration à la bougie.

Pour l'huile au biiodure de mercure, il conseille d'autoclaver 20 minutes à 120°; et pour les mélanges mercuriels (huile au calomel, huile grise, huile à l'oxyde de mercure) ainsi que pour les huiles camphrées et lécithinées, il prescrit d'opérer aseptiquement la préparation, puis de la rendre stérile en la chauffant seulement 10 minutes au bain-marie bouillant ou à l'étuve à 100°.

Cette dernière stérilisation ne paraît pas parfaite, et nous verrons que ces préparations, sauf peut-être l'huile grise, peuvent sans danger être stérilisées d'une façon plus rigoureuse.

Moreau[1] juge également l'autoclave nuisible parfois, superflu souvent. Il indique pour la stérilisation de l'eau distillée : la filtration à la bougie ou l'ébullition prolongée pendant un quart d'heure.

Les solutions médicamenteuses seront stérilisées, suivant l'auteur, au bain-marie bouillant pendant 30 minutes (en flacon fermé au coton hydrophile ou au moyen d'un bouchon solidement ficelé). On devra dans le premier cas remplacer la quantité d'eau évaporée pendant le chauffage par de l'eau stérilisée. C'est à ce procédé qu'on devra recourir pour les solutions d'alcaloïdes, de caféine, de cacodylate ou d'arrhénal, de sels de magnésie ou de sels minéraux divers.

L'auteur ne fait guère exception que pour les *sérums artificiels* pour lesquels, dit-il, la stérilisation se fera de préfé-

____

1. Article cité,

rence à l'autoclave. Quant aux substances altérables, ajoute MOREAU (chlorhydrate de cocaïne, sulfate d'ésérine) on ne devra les faire bouillir que pendant un temps très court pour éviter leur altération. Pour les substances décomposables par la chaleur : les solutions de ferments solubles, d'oxydases et de médicaments opothérapiques. elles seront préparées le plus aseptiquement possible et, dans certains cas. tyndallisées à 48°.

Quant aux *ampoules*, MOREAU indique de les chauffer à l'autoclave, mais prescrit cependant, pour éviter toute altération, le bain-marie bouillant, ou dans le cas des substances trop sensibles à l'action de la chaleur, la tyndallisation (bain-marie à 60° pendant une heure par jour, quatre jours de suite).

L'exposé que je viens de faire, et les indications bibliographiques que je donnerai à propos de certaines substances que j'étudierai plus loin. expliquent l'embarras où la plupart des pharmaciens peuvent se trouver quand ils ont à effectuer une stérilisation.

Doit-on préparer une solution imparfaitement aseptique au dire des bactériologistes et des chirurgiens. c'est-à-dire se contenter de livrer une solution filtrée à la bougie, ou simplement bouillie, ou encore chauffée 15 à 30 minutes à 100° au bain-marie?

Doit-on au contraire, dans le but d'obtenir une asepsie rigoureuse et une conservation prolongée. risquer une décomposition partielle de la substance en solution?

Doit-on avoir nécessairement recours à la pratique fort longue, et impraticable dans les cas urgents, de la tyndallisation?

Telles sont les différentes questions que je vais m'efforcer de résoudre, en me plaçant surtout au point de vue pratique.

Je me propose d'indiquer pour chacune des substances employées en hypodermie le procédé de stérilisation correspondant, en donnant, chaque fois que cela sera possible, la préférence à la vapeur d'eau sous pression à 110-115°.

I. — SUBSTANCES STÉRILISABLES A L'AUTOCLAVE

Je vais passer en revue les diverses substances dont la stérilisation à 115° sous pression, et à plus forte raison à 100° à la pression ordinaire, peut se faire sans altération appréciable.

Dans tous les cas il sera toujours sous-entendu que l'on fait usage de verres non plombiques et répondant aux conditions de résistance suivantes :

Quantité d'alcali maxima cédée à l'eau distillée (à l'autoclave à 115° pendant une heure) : 10 cc. de soude centinormale pour un volume de 100 cc. d'eau, dans un récipient de capacité correspondante[1] : verres lavés longuement avant l'usage avec une solution à 1 p. 100 d'acide chlorhydrique, puis rincés à l'eau distillée.

Solutions de chlorures, bromures, iodures[2]. — Pour les solutions de chlorures, bromures, iodures, il faudra faire choix de verres rigoureusement privés de *plomb* ; je reviendrai sur ce sujet, d'ailleurs, à propos des sérums artificiels et à propos de la composition du verre. La stérilisation à l'autoclave devra être exclusivement employée. Elle sera

---

1. Pour d'autres substances, et notamment certains alcaloïdes, nous verrons que l'on doit faire usage de verres beaucoup plus résistants, c'est-à-dire encore moins attaquables par l'eau. Je préciserai d'ailleurs, dans un chapitre spécial, les conditions que doivent réaliser ces verres de choix.

2. Je ne parlerai ici que des sels alcalins (K ou Na) qui, en hypodermie, sont à peu près les seuls employés en dehors des sels de mercure et des sels d'alcaloïdes qui seront traités dans des paragraphes spéciaux.

d'ailleurs d'autant plus nécessaire, dans le cas des chlorures par exemple, que les injections sont fréquemment pratiquées à doses massives, et parfois aussi dans les veines[1].

Les bromures sont peu utilisés; les iodures en solution à 5 ou 10 p. 100 sont douloureux à l'injection, on les additionne quelquefois de chlorure de sodium. On peut aussi augmenter la tolérance par l'organisme des iodures et des bromures en utilisant comme dissolvant les solutions sucrées concentrées. (Exemple : le soluté de saccharose à 50 p. 100 de Lo Monaco additionné de 1/10 de NaBr). La solution de chlorure de sodium du Codex est à 7 p. 1.000, celle des hôpitaux militaires est à 7,5 p. 1.000, la solution isotonique doit être à 9 ou 9,1 p. 1.000.

Solutions de nitrates, sulfates, carbonates. — On fait entrer quelquefois les sulfates, nitrates et carbonates alcalins dans la composition de certaines solutions dites *sérums artificiels*. Leur stérilisation peut se faire en général à l'autoclave à 110-115°. Il en est de même pour le sulfate de magnésie.

L'action de ces diverses solutions[2] sur le verre des récipients est sensiblement identique à celle de l'eau distillée elle-même (voir le chapitre des sérums artificiels et celui de l'altération des verres), c'est-à-dire qu'elle est négligeable avec les bons verres du commerce, et ne s'accompagne en tout cas d'aucun trouble ni d'aucun précipité. On a employé,

---

1. Nous avons déjà indiqué qu'il fallait employer de l'eau distillée *récente* et parfaitement pure (voir page 2).

2. Je parle ici des solutions salines à leur titre habituel; je n'ai pas essayé l'action sur le verre, à chaud, de solutions très concentrées, me bornant seulement à l'étude des préparations utilisées dans la thérapeutique courante.

seulement pour injections *intra-veineuses* ou *intra vari-queuses* la solution de CO^3Na^2 à 10 p. 100. (injectée dans les tissus, elle produirait des escarres). On la stérilise à 100°.

Il n'en est plus de même dans le cas des *bicarbonates al-calins* ou des *carbonates insolubles* dissous dans l'eau à la faveur de l'acide carbonique. Le chauffage de ces diverses solutions ne serait possible qu'en vase clos; autrement, la moindre élévation de température en provoquant le départ de l'acide carbonique amènerait une dissociation des bicarbonates. Dans le cas des carbonates insolubles (carbonate de chaux par exemple), ceux-ci se trouveraient alors précipités. Quant aux solutions de bicarbonate de soude, elles se dissocient dès qu'on les chauffe, et d'autant plus que la température est plus élevée; à 100°, elles renferment une notable proportion de carbonate neutre. Leur stérilisation par la chaleur est donc assez difficile[1]. Je reviendrai sur ce point ultérieurement, à propos des *eaux minérales*. On se rappelle en outre que j'en ai déjà dit quelques mots dans le chapitre consacré à la stérilisation par les rayons ultra-violets.

On aura recours pour stériliser les *bicarbonates alcalins* à la filtration, ou de préférence à la tyndallisation à 60° en récipients scellés et résistants.

Solutions de sels de mercure. — La plupart des solutions

---

1. J. HART a stérilisé comparativement des solutions de bicarbonate de soude à 5 p. 100, 20 minutes à l'autoclave à 100°, à 2 atmosphères, à 3 atmosphères, par ébullition à l'air et dans le stérilisateur à vapeur de Koch (pour ce dernier la température n'est pas indiquée). Il a calculé la quantité de bicarbonate non altéré restant dans chacun de ces cas; les chiffres obtenus seraient pour 5 grammes : 4,25-4,18-4,03-3,6-4,53, le premier et le dernier des procédés indiqués sont donc ceux qui donneraient les résultats les meilleurs quoique encore très imparfaits.

aqueuses de sels de mercure (cyanure[1], bromure, chlorure, iodure, etc...) ne subissent aucune altération même à 120°; ce n'est qu'en opérant avec des verres très alcalins qu'on a observé parfois un précipité d'oxyde de mercure dans les solutions de sublimé ou de biiodure chauffées à l'autoclave.

Je parlerai plus loin des sels de mercure qu'il est préférable de ne pas chauffer même à 100°.

Solutions de sels de quinine. — On sait que les sels de quinine furent employés pour la première fois sous la forme injectable par un médecin de Smyrne : WILLIAM SCHACHAUD en 1862 et par GOUDAS à Athènes[2]. On employait alors le *sulfate* qu'on solubilisait par addition d'acide (acide tartrique). Ce sel fut abandonné ainsi que le *bromhydrate* et l'on adopta le *chlorhydrate neutre,* sel riche en quinine, plus soluble et moins douloureux à la condition de faire des solutions assez diluées, puis le *chlorhydrate basique* que préconisa MARTY, sel mieux toléré encore car il ne présente plus de réaction acide. Dans le Codex, on associe ce dernier sel à l'antipyrine (20 p. 100). GAGLIO préfère employer comme anesthésique associé l'uréthane 20 p. 100 qui rend l'injection presque indolore. La formule à 40 p. 100 de sel de quinine dépose presque toujours; la formule à 30 p. 100 (Codex) et même à 20 ou 10 p. 100 est préférable car les solutions diluées sont mieux tolérées en général; le

---

1. Après les injections intra-veineuses de cyanure de Hg les malades perçoivent quelquefois une saveur prononcée d'amande amère. On a signalé exceptionnellement quelques cas d'intolérance plus graves encore. Pour les solutions de cyanure destinées aux injections intra-veineuses il est préférable d'employer comme dissolvant l'eau salée à 7 ou 8 p. 1.000 au lieu d'eau distillée.

2. Voir « Injections hypodermiques de quinine », par G. H. LEMOINE (*Presse médicale*, 5 mars 1913, p. 177), et « Traitement moderne du Paludisme » par GENEVRIER (*Presse méd.* 20 mai 1922, p. 431).

Tableau comparatif de la richesse en quinine et de la solubilité de divers sels.

Sels	Quantité de quinine contenue dans *un* gramme de sel	A + 15° *un* gramme de sel se dissout dans l'eau
Sels basiques (anciens *neutres*)		
Quinine (Hydrate de).................	0.857	1670
Bromhydrate........................	0.766	44,5
Carbonate (Aristoquinine).............	0.960	Insoluble
Chlorhydrate.......................	0.817	25
Ethylcarbonate (Euquinine)...........	0.858	Peu soluble
Ferrocyanhydrate....................	0.562	Insoluble
Formiate...........................	0.8756	19
Glycérophosphate...................	0.712	300
Lactate............................	0.726	12
Ligosinate	0.700	Presque insoluble
Salicylate..........................	0.688	900
Sulfate............................	0.728	570
Tartrate...........................	0.812	Peu soluble
Valérianate........................	0.760	39
Sels neutres (anciens *acides*)		
Quinine (Hydrate de).................	0.857	1670
Arséniate..........................	0.774	Très soluble
Bromhydrate........................	0.600	6.55
Chlorhydrate.......................	0.733	0.67
Chlorhydrosulfate	0.742	1
Citrate............................	0.600	Peu soluble
Lactate............................	0.640	3
Salicylate..........................	0.540	
Dibromosalicylate (Bromochinal)........	0.353	Peu soluble
Stéarate	0.423	Insoluble
Sulfate	0.591	10,9
Tannate (mal défini).................	0.205	Peu soluble
Tartrate	0.658	Assez soluble

titre de 5 p. 100 dans l'eau physiologique a même été recommandé pour les cas d'intolérance trop grande. (GUALDIET GALLENGA MALAFOSSE). RÉVEILLÉ a constaté que la solution à 5 p. 100 de monochlorhydrate par exemple est isotonique au sérum sanguin et pour cela même mieux tolérée et mieux absorbée que les solutions hypertoniques.

Le *formiate basique* de quinine ou *quinoforme* (LACROIX) est peu douloureux, non acide, assez soluble et riche en alcaloïde ; on peut l'associer aussi à l'antipyrine ; le titre de 5 p. 100 est le titre habituellement usité. P. VIGIER[1] a donné une formule de solution de *lactate* neutre de quinine, sel riche en quinine, très soluble dans l'eau. J'ai préparé souvent cette solution et j'ai pu constater qu'elle était efficace et à peu près indolore.

Le sel idéal pour injection serait un sel très riche en quinine, très soluble et non douloureux. Les sels à réaction acide sont généralement les plus solubles ; malheureusement, leurs solutions, comme toutes les solutions acides en général, sont douloureuses à l'injection.

Nous donnons dans le tableau ci-dessus la solubilité des sels les plus employés ainsi que la teneur en alcaloïde.

Les sels neutres (autrefois appelés acides) sont plus solubles mais plus irritants que les sels basiques (autrefois nommés sels neutres). Leur causticité est en rapport direct avec leur acidité. Le chlorhydrate neutre, par exemple, peut dans l'eau ou au contact des tissus se dédoubler en sel basique et HCl libre. La préférence doit donc être donnée aux sels basiques.

Pour nous résumer, les solutions de chlorhydrate basique

1. *Gazette hebdomadaire*, XXII, p. 659 ; 1885.

associé à l'antipyrine (CODEX) ou à l'uréthane (GAGLIO) [1], aux titres de 20, 25, 30 p. 100 au maximum, ou plutôt la solution de formiate basique à 5 p. 100 paraissent actuellement les meilleures formules utilisables [2].

Les solutions de sels de quinine sont très légèrement colorées; après la stérilisation à 120-130°, cette coloration augmente un peu d'intensité.

DUFFOUR a constaté, en stérilisant à l'autoclave des solutions de chlorhydrate neutre de quinine, que dans de mauvais verres, la coloration après chauffage était plus accentuée que dans les verres peu alcalins. Je n'ai pas observé de différences notables de coloration avec les verres du commerce que j'ai essayés [4]. D'autre part, j'ai stérilisé des solutions de bisulfate et de bichlorhydrate de quinine à 1 et 5 p. 100; le chauffage à 115° ne modifie pas le pouvoir rotatoire de ces solutions d'une façon appréciable. Certains auteurs prétendent, au contraire, que la chaleur à 120°, modifiant l'état moléculaire des sels de quinine, en augmente

1. On associe quelquefois aussi la *slovaïne* : 0,005 par cc.
2. Voir DE BECHMANN ET VILLEJEAN : Des injections hypod. de quinine (*Bull Therap.*. CXIV, p. 193 et 261); 1888.
Pour les injections intra-veineuses, PAUL CARNOT ET DE KERDREL ont conseillé de diluer une ampoule de quinine uréthane (0 gr. 40 ch. de quinine et 0 gr. 20 uréthane par cc.) dans 20 cc. d'eau salée physiologique. Pour le paludisme la dose employée serait alors de 0 gr. 80 de sel de quinine. GENEVRIER a recours dans les cas de paludisme au chlorhydrate neutre: mais il déconseille les injections sous-cutanées ou intramusculaires; qui sont douloureuses et produisent des abcès nécrotiques; il recommande les injections intra-veineuses; d'effet rapide et bien tolérées, celles-ci ont été conseillées autrefois par BACELLI. La dose employée est 2 cgr. à 2 cgr. 4 par kg. de poids corporel, et on dilue au vingtième dans l'eau physiologique.
4. J'ai observé en revanche qu'à la longue, les solutions de certains sels de quinine, même conservées en ampoules, voyaient leur coloration se foncer légèrement. Il sera plus prudent de les conserver dans des verres colorés ou à l'abri de la lumière.

aussi la causticité, et ils préconisent la tyndallisation (Cas-
tellani, Grall; d'après le formulaire Buisson cité). On
trouvera aussi dans cet ouvrage des détails concernant les
injections de quinine dans le paludisme. Les formules
conseillées sont les suivantes : Bichl. 1 gramme, antipyrine
0 gr. 10 (ou uréthane : 0 gr. 20), eau dist. 20 cc. ; — et formiate à 1 p. 20.

Nous pensons que la stérilisation des solutions de sels
de quinine peut se faire sans inconvénient notable à 115°
à l'autoclave, pendant 15 minutes.

Solutions de cacodylate de sodium. — Les solutions de
cacodylate de sodium qui doivent être neutres au tournesol,
se stérilisent sans difficulté à l'autoclave à 115° dans les
verres ordinaires du commerce. Le titre habituel est 5 ou 10
p. 100, mais on a employé aussi des dosages plus forts ; des
doses de 4,5 et 6 gr. ont été injectées à la fois, mais il est
vraisemblable que ; dans ce cas, le cacodylate employé était
celui à 5 molécules d'eau et non le sel anhydre ou même
celui à 2,5 mol. d'eau qui est devenu officinal. Pour les dosages concentrés il est préférable de diluer les solutions,
les injections sont rendues ainsi moins douloureuses. Nous
parlerons plus loin des solutions où l'on associe au cacodylate différents autres sels (strychnine, glycéro-phos-
phates, etc.).

Solutions de caféine. — Les solutions de caféine se font,
on le sait, à la dose ordinaire de 0 gr. 25, par centimètre
cube, mais comme la caféine n'est soluble que dans 80 parties d'eau, on favorise la dissolution par addition de benzoate ou de salicylate de soude.

Les formules inscrites au *Codex* de 1908 se stérilisent,
soit par un simple chauffage de quinze minutes au bain-
marie à 100°, soit à l'autoclave quinze minutes à 115°

La vapeur sous pression à cette température ne produisant aucune altération appréciable, c'est le second procédé qui devra évidemment être préféré au premier.

Solutions de phénol. — Les solutions de phénol dans l'eau, dans l'huile de vaseline neutre ou l'huile d'olive lavée à l'alcool, peuvent être stérilisées, à 110-120° à l'autoclave. On les conservera dans des récipients en verre jaune.

Solutions d'azotate d'argent. — On sait que l'azotate d'argent est d'autant plus soluble dans l'eau que la température est plus élevée (la solubilité pour 100 parties d'eau est de 1.111 à 110°, de 500 à 54°, de 127 à 11°). La solution saturée bout à 125°[1].

Les injections faites avec des solutions à 5 ou 10 p. 100 servent à provoquer des abcès dits *de fixation*, de même que celles d'essence de térébenthine. Elles sont aussi très douloureuses.

Le nitrate d'argent étant un sel très antiseptique, il peut paraître superflu de stériliser ces solutions, surtout lorsqu'elles sont assez concentrées.

Qu'il s'agisse de solutions diluées ou de solutions concentrées, la stérilisation pourra se faire néanmoins à 115° à l'autoclave, dans de bons verres.

On sait que le nitrate d'argent commercial, cristallisé ou dissous dans l'eau, noircit à la lumière. Cette altération, suivant BIDET (expériences inédites), serait due uniquement aux poussières organiques. Le sel rigoureusement *pur* ne subirait pas d'altération[2]. Il sera prudent, malgré tout, de conserver les solutions à l'abri de la lumière, dans des verres jaunes.

1. Voir MOISSAN. *Traité de chimie minérale*, V, p. 566.
2. ID., *ibid.*, p. 567.

J'ai indiqué d'autre part le résultat de mes expériences avec les rayons ultra-violets.

Solutions de gélatine. — Consécutivement à des injections de sérums gélatinés on a constaté quelquefois des cas de tétanos. On les a attribués à la gélatine commerciale. Cette substance, en effet, est souvent souillée par des spores tétaniques et par certains microbes pyogènes, ainsi que l'ont prouvé, entre autres, les recherches de LÉVY et BRUNS. Or, on sait que les spores tétaniques sont très résistantes ; il en résulte que la stérilisation imparfaite du sérum gélatiné pourrait avoir de graves conséquences. C'est pourquoi l'*Académie de Médecine* nomma dans sa séance du 7 avril 1903 une commission qui fut chargée d'élucider cette question.

Deux solutions furent proposées et étudiées. La première consistait à demander que la fabrication des solutions gélatinées injectables ne fût plus libre, et fut soumise aux règlements qui régissent la fabrication des sérums thérapeutiques.

La Commission repoussa cette proposition pour deux raisons : d'abord parce que, telle qu'elle fonctionne, l'Inspection de contrôle nécessitée par la loi du 25 avril 1895 ne pouvait donner qu'une sécurité très imparfaite, et d'autre part, parce que le texte même de la loi ne paraissait pas s'appliquer exactement aux solutions gélatinées ; la loi, dans son esprit, visant les produits organiques complexes, non définis chimiquement, facilement altérables, et dont la stérilisation est trop délicate pour pouvoir être effectuée ailleurs que dans des laboratoires spécialement outillés pour ce genre de manipulations.

Ce premier système écarté, la Commission se rallia à une autre méthode qui consistait à spécifier le mode de fabrication de cette solution injectable et à en proposer la formule à la *Commission de revision du Codex*.

Voici quelle était la formule adoptée par l'Académie : les solutions gélatinées titreront de 1 à 2 p. 100 de gélatine dans une solution chlorurée sodique à 7 pour 1.000[1].

On sait que l'addition de chlorure de sodium est rendue nécessaire par le fait que l'eau gélatinée simple est hypotonique. La recherche du point cryoscopique a en effet donné les résultats suivants :

Eau gélatinée à 1 p. 100. . . . . $\Delta = -0,2$
    —   à 2 p. 200 . . . . $\Delta = -0,3$
Solution chloruro-sodique à 7 p. 1.000, et gélatinée à 1 p. 100 $\Delta = -0,50$
    —   —   —   à 2 p. 100 $\Delta = -0,51$

Tous ces points cryoscopiques ont été déterminés sur des solutions stérilisées à l'autoclave à 115° pendant une demi-heure.

La solution chloruro-sodique gélatinée préparée comme il a été dit, devra être répartie ensuite par fractions ne dépassant pas 150 cc., de façon à assurer une stérilisation effective à la température voulue. Cette stérilisation devra être effectuée à l'autoclave, *dans la vapeur d'eau sous pression à 115°*, et pendant *une demi-heure*.

Telle était la solution adoptée par l'Académie de médecine, sur le rapport du professeur CHAUFFARD.

En même temps. GLEY et RICHAUD[2] formulaient de leur côté les règles de la préparation et de la stérilisation du sérum gélatiné de la façon suivante :

1. *Bull. Acad. Méd.*, 67e année [3], XLIX, p. 805 ; 1903.
2. Voir GÉRARD, ouvrage cité, p. 77.

1° *Préparation.* — On prend :

Gélatine blanche de belle qualité..........	50 gr.
Chlorure de sodium pur.................	8 gr.
Eau distillée......................	1.000 gr.

on fait dissoudre au bain-marie, et on introduit la dissolution dans un ballon stérilisé fermé par un bouchon d'ouate.

2° *Stérilisation.* — On laisse le ballon 15 minutes à 120° dans l'auto-clave. Le gaz est éteint, on retire le ballon quand l'aiguille du mano-mètre est revenue depuis un moment à son point de départ. On filtre la solution et on la répartit par fractions de 250 gr.[1] dans une série de ballons de 300 cc. environ. Ces ballons sont autoclavés 10 minutes à 120° : au sortir de l'autoclave on les recouvre d'un capuchon de caout-chouc.

Or, il arrive que les solutions de gélatine chauffées à 120° deviennent incapables de se solidifier par refroi-dissement ; on avait craint qu'elles ne perdissent en même temps une partie de leurs propriétés coagulantes et hémos-tatiques. POUCHET et TRIOLLET ont démontré qu'il n'en était rien.

Le procédé adopté au *nouveau Codex* répond à tous les desiderata et met à l'abri des accidents septiques.

Le soluté est à 10 p. 1.000 en gélatine, et à 7 p. 1.000 en chlorure de sodium ; on porte cette solution, neutralisée, dix minutes à l'autoclave à 110°, on filtre chaud dans des récipients stérilisés ; puis on chauffe de nouveau quinze mi-nutes à 110° (Voir le procédé détaillé dans le Codex, page 668).

Ce procédé est beaucoup plus simple et plus pratique que celui de la *Pharmacopée suisse.*

Cette dernière indique le mode opératoire suivant :

---

1. GLEY et RICHAUD conseillent de préparer aussi des doses de 60 grammes e 1de 500 grammes.

Prenez plusieurs échantillons de la gélatine à examiner et faites-en une solution à 20 p. 100. Injectez 4 à 5 cc de cette solution à quelques cobayes. Si ces animaux meurent du tétanos, la gélatine doit être rejetée. Préparez avec d'autres échantillons une gélatine nutritive ordinaire à 10 p. 100; répartissez cette gélatine dans des tubes dont vous soudez l'ouverture, après en avoir retiré l'air au moyen d'un appareil à faire le vide, et que vous laissez dans l'étuve pendant 8 à 10 jours, à une température de 37°. Injectez par voie sous-cutanée à des cobayes 1 cc. de chaque tube. Si ces essais, ou bien l'examen microscopique, révèlent la présence de germes de l'œdème malin ou du tétanos, la gélatine doit être rejetée.

Après avoir soumis la gélatine à ces essais, on la dissout dans la solution physiologique de chlorure de sodium, dans la proportion de 1. p. 10; puis on chauffe la solution; on la filtre et on la répartit dans des tubes de 10 à 100 cc. de capacité. Ces tubes sont ensuite soudés et stérilisés à l'autoclave à 100°, trois jours de suite et 15 minutes chaque jour. Entre les séances de stérilisation, les tubes sont placés dans l'étuve à 37°. Après la dernière stérilisation, les tubes sont de nouveau placés dans l'étuve à 37°. Les tubes dans lesquels se développe une végétation microbienne doivent être éliminés.

Après quelques mois, choisissez au hasard quelques tubes, dont vous injectez, par voie sous-cutanée, 5 cc. à des cobayes et 0,5 cc. à des souris; si les animaux restent indemnes, la solution de gélatine peut être considérée comme stérile et peut être utilisée.

La solution de gélatine stérilisée doit être entièrement solide à la température ordinaire.

Solutions sucrées. — Il ne semble pas que l'eau pure intervertisse le sucre de canne à froid, en dehors de l'intervention des microorganismes.

A 100°, même en présence de traces d'alcalis, le sucre est interverti peu à peu. L'action est déjà plus sensible à 120°; elle correspond alors à la destruction par heure de 28 centigrammes de sucre sur 100 grammes dissous dans 100 grammes d'eau; à 130° cette destruction atteint 1^{gr},20[1].

---

1. Voir JUNGFLEISCH. *Traité élém. de Chimie organique*, I, p. 645.

On sait que la présence d'acides, même extrêmement dilués (à 1 p. 1.000 par exemple), exagère considérablement le phénomène.

J'ai pu observer moi-même une très légère interversion dans les solutions de *saccharose* que j'ai stérilisées sous pression à 120° dans des verres ordinaires du commerce.

Cependant la solution isotonique de *sucre candi*, 103 gr. p. 1.000[1], a été proposée pour remplacer la solution isotonique de chlorure de sodium dans le traitement des albuminuries, ces solutions provoquant une diurèse abondante et s'éliminant facilement.

Comme ces solutions sont injectées à doses massives, et quelquefois dans les veines, leur stérilisation devra être aussi rigoureuse que possible; il sera donc préférable d'opérer à l'autoclave à 115°, quitte à provoquer ainsi l'interversion d'une très minime partie de saccharose.

La solution isotonique de *glucose* (56 gr. 60 p. 1.000), d'après le *Formulaire des Hôpitaux militaires*, employée dans le même but, peut se stériliser 15 minutes à 115°[2]. On a employé enfin quelquefois des solutions contenant, soit du *lactose* cristallisé (108 gr. 90 p. 1.000)[3], soit du

---

1. Jeanbrau a indiqué le chiffre de 90 gr. et Lyon : 92 gr. 50. Citons encore la solution isotonique de *mannite crist.* : 50 gr. p. 1.000. — Les solutions hypertoniques de *glucose*, de *mannite* et de *lactose* (à 250 ou 300 p. 1.000) ont aussi été employées. surtout en injections intra-veineuses. Citons encore la solution sucrée de Lo Monaco (*eau saccharosée à 50 p. 100*); elle a été employée récemment comme dissolvant du cacodylate, de la morphine, de l'urotropine à 1/5, etc. pour en faciliter la tolérance. Le Dr Lyon (*Union Ph.*, p. 306, 1918) a indiqué aussi diverses formules de solutions isotoniques ou hypertoniques où se trouvent associés au glucose : glycérophosphate, bicarbonate ou phosphate de soude, théobromine, caféine, bromure de sodium, chlorure de calcium, etc.

2. Le chiffre autrefois adopté était 47 gr. pour 1.000.

3. Le chiffre antérieurement adopté était 92 gr. 50; remarquons que le poids

lactose additionné de certains sels *alcalins*; dans ce dernier cas seulement il sera préférable d'avoir recours à la tyndallisation si l'on veut éviter la coloration du liquide, indice d'une altération causée par l'action à chaud de ces sels minéraux sur le sucre.

Je rappellerai qu'à l'hôpital Saint-Louis, dans le service de Danlos, on a utilisé le sirop de sucre comme excipient pour les injections de calomel. Les sucres servent aussi dans certains cas à ramener à l'isotonie certaines eaux minérales ou certaines solutions à minéralisation faible[1].

Corps gras, huiles, vaseline, paraffine liquide, etc. — Au lieu de les classer d'après leur méthode [de stérilisation, nous réunirons dans ce paragraphe tous les corps gras afin de simplifier la question.

C'est Roussel qui s'est montré l'un des premiers partisans de l'emploi des huiles dans la pratique hypodermique. Elles ont cet avantage d'être absorbées par l'économie et de subir dans les tissus une véritable digestion[2].

Il faut, bien entendu, que ces injections ne dépassent pas certaines doses, car l'huile constituerait alors, comme l'a montré Touvenaint[3], de véritables corps étrangers [qui, pénétrant dans le torrent circulatoire, pourraient y former des éléments emboliques.

---

moléculaire du lactose est 360 ($C^{12}H^{22}O^{11}$ + H^2O) et celui du saccharose ($C^{12}H^{22}O^{11}$) : 342.

1. On peut avec avantage utiliser les sucres, ainsi que l'a démontré Flaig, en solutions hypertoniques. Cette grande tolérance que présente l'organisme à l'égard des solutions sucrées iso ou hypertoniques a conduit Desmoulière et Lafay à remplacer dans la formule de solution de benzoate de mercure une partie du chlorure de sodium par de la saccharose pure.

2. Voir Dujardin-Beaumetz, ouvrage cité, p. 75.

3. Série d'expériences sur les injections sous-cutanées d'huiles simples. *Bull. thérap.*, CXXII, p. 136; 1892.

Les *huiles* (huile d'olive, huile d'amande douce, huile d'arachide, etc...), les *corps gras*, la *vaseline liquide*, peuvent être stérilisés dans une étuve à air sec pendant deux heures à 120°, ainsi que l'indique la *Pharmacopée suisse*.

Mais ces substances supportent aussi très bien la vapeur d'eau sous pression à 120°, elles peuvent donc être autoclavées si l'on prend la précaution d'obturer suffisamment les récipients afin d'éviter la pénétration de la vapeur d'eau.

Le *Codex de* 1908 stérilise l'*huile d'olive* (préalablement purifiée par lavage à l'alcool)[1] en la chauffant 10 minutes au bain de sable à 115° dans une capsule en porcelaine; puis il indique de la répartir dans des flacons stérilisés.

D'autre part, la stérilisation de la *graisse de laine* (fondue et filtrée) et de l'*huile de vaseline*[2] est indiquée (à l'article *huile grise*) de la manière suivante :

Chauffer dans une fiole conique en verre de Bohême à 120° pendant 20 minutes; ou bien enfermer le produit dans un flacon hermétiquement bouché, chauffer à l'autoclave 20 minutes à 120°.

1. ASTRUC et CAMBE ont modifié comme suit le procédé de purification de l'huile de CORDIER et LESURE que nous avons indiqué page 7 : Prendre 1.000 cc. d'huile, ajouter 500 cc. d'un mélange d'alcool à 95° et d'éther à parties égales, puis à ce mélange ajouter la quantité de soude nécessaire indiquée par le titrage et diluée à 500 cc. environ. Agiter vivement 10 minutes, décanter l'huile après repos, chauffer celle-ci au bain-marie, puis à feu nu jusqu'à 115°; filtrer pour enlever les dernières traces de savon.

2. D'après MAUGHAN (*Journal de Pharmacie et de Chimie* (7). X p. 319, 1914), un chauffage de une heure à 100° ne suffit pas à stériliser l'huile de vaseline. Il faut 30 minutes à 110°. Pour l'huile de vaseline, son origine, sa purification, voir aussi l'article de VICARIO (*Journal de Pharmacie et de Chimie* (7), IX. p. 149, 1914). Au sujet des inconvénients des injections d'huile de vaseline (formations de pseudo-tumeurs ou vaselinomes). Cf. *séance Acad. Méd.*, 6 juillet 1920 (Communication du Pr LETULLE et de AIGLAVE).

Ce même procédé, selon moi, pourrait être utilisé également sans aucun inconvénient pour l'*huile d'olive*.

J'ai stérilisé à l'autoclave divers échantillons d'huile lavée à l'alcool, et j'ai calculé comparativement les indices d'iode, d'acidité et de saponification de l'huile chauffée et de l'huile non chauffée. Les différences, quand elles existent, sont infinitésimales. Pour l'indice d'acidité, par exemple, une huile titrant 0,35 p. 100 (en acide oléique) a donné *ce même chiffre* après chauffage à l'autoclave 28 minutes à 130°[1].

THOMANN estime que n'importe quelle huile, de même que la *glycérine*, peut être stérilisée par la vapeur fluente en vase bien clos.

En résumé, l'emploi de l'autoclave me paraît être le meilleur procédé; quand il s'agira d'ampoules, on devra les sceller aux deux extrémités avant de les introduire dans l'autoclave; quand il s'agira de flacons à bouchon de verre, on devra les fermer complètement avant la stérilisation, ce qui, dans le cas des corps gras, peut se faire en général sans crainte d'adhérence. Pour assurer la fermeture hermétique nécessaire, on recouvrira les bouchons d'un tampon de coton non dégraissé, puis d'un papier parchemin.

La *vaseline* (bien neutre[2]) peut être stérilisée de la même façon. Lorsqu'elle doit servir à plusieurs opérations, HÉLOUIN conseille de la renfermer dans des flacons bas à large ouverture; après la stérilisation le flacon sera rapi-

---

1. Il n'est pas inutile de faire remarquer, d'ailleurs, que toute huile lavée à l'alcool a déjà subi elle-même un premier chauffage au delà de 100° pour être débarrassée de l'alcool de lavage.

2. On fait fondre à une douce chaleur une petite quantité que l'on agite avec son volume d'eau chaude, celle-ci ne doit présenter aucune réaction acide,

dement ouvert et l'on versera sur la vaseline une solution colorée de sublimé. Pour les examens ou explorations cliniques, la vaseline restera ainsi suffisamment aseptique, puisqu'elle ne sera extraite que par des doigts stérilisés, grâce à leur passage au travers de la solution antiseptique.

La maison LEUNE a construit des récipients spéciaux en verre avec joint de caoutchouc pour la stérilisation et la conservation de la vaseline.

Dans la pratique, les tubes en étain sont fréquemment utilisés : l'opercule étant vissé avec soin, on les remplit de vaseline fondue, on recouvre d'un tube à essai flambé l'extrémité ouverte, on chauffe à l'étuve[1]; après refroidissement, on retire l'éprouvette dans la flamme d'un Bunsen, et l'on ferme les tubes à l'aide d'une pince flambée.

Les *solutions, émulsions* et *mélanges huileux* sont stérilisables dans les mêmes conditions que les huiles ou les corps gras eux-mêmes, à moins que les substances entrant

1. La fermeture hermétique dans le cas des tubes d'étain n'est guère réalisable à l'heure actuelle; on ne peut donc employer que la chaleur sèche.

2. Pour l'*huile phosphorée* on emploie l'huile d'amandes douces décolorée: or, pour obtenir celle-ci, HÉNISSEY conseille de remplacer le procédé actuel du Codex qui donne de mauvais résultats par l'ancien procédé de MÉNU. Même ainsi, l'on n'obtient pas toujours une huile incolore; l'essentiel d'ailleurs n'est pas d'obtenir la décoloration parfaite, mais de détruire ou volatiliser par surchauffage certains principes organiques, et de permettre ainsi au phosphore de se maintenir dans l'huile à l'état métalloïdique, en évitant les altérations que l'huile phosphorée peut subir, notamment sous l'influence de la lumière. Au sujet des autres huiles, HÉNISSEY a fait remarquer qu'en chauffant suivant le procédé de MÉNU (15' à 150°, puis progressivement jusqu'à 250° en laissant 10' entre 200 et 250°, dans une capsule de porcelaine ou un ballon de verre non bouché, au bain d'huile ou de sable) l'huile d'olive se décolore sensiblement, l'huile de noix devient plus foncée, l'huile d'œillette ne subit aucun changement appréciable.

Voir aussi : Décoloration des huiles par la farine fossile (Kieselguhr) *La Nature*, 29 mars 1913.

dans leur composition ne soient elles-mêmes décomposables par la chaleur; ainsi les *huiles : gaïacolée, eucalyptolée, créosotée, camphrée, phosphorée*[2]*, salolée,* pourront être en général autoclavées en vase clos à 115°, ou chauffées à l'étuve sèche pendant deux heures, et à plus forte raison chauffées deux ou trois jours de suite une heure à 100°.

Le *Codex* ne parle pas de la stérilisation de l'*huile camphrée injectable*; le *Formulaire des Hôpitaux militaires* recommande de stériliser celle ci par tyndallisation 5 ou 6 jours de suite, une heure à 58-60°. Le Dr CABANNES[1] considère même cette stérilisation comme superflue si l'on a soin d'opérer avec une huile maintenue avec son alcool de lavage; on chauffera, dit-il, dans un matras à long col au bain-marie bouillant cette huile au moment du besoin, afin d'en chasser l'alcool entraîné, et après avoir retiré du feu, la température étant redescendue à 40°, on ajoutera le camphre dissous dans un peu d'éther.

Ces procédés, à la rigueur suffisants, ne valent pourtant pas la stérilisation à 100°, ou à 115-120° en vase clos, qui pour l'huile camphrée est parfaitement réalisable. On a vu d'autre part, que le procédé de purification par l'alcool est défectueux, et que nous avons proposé (pages 7 et 174) un procédé de neutralisation des huiles qui nous paraît préférable.

A l'article : *huile au biiodure de mercure.* Le *Codex* recommande simplement d'introduire les deux substances dans un ballon en verre stérilisé, de chauffer avec précaution *sans dépasser* 60°, en agitant sans cesse. Après dissolution du biiodure, on versera dans un vase stérilisé.

---

1. Ce même auteur a proposé comme moyen de contrôle du titre en camphre de l'huile camphrée l'emploi du polarimètre. Chaque degré de déviation correspondrait à environ 1 p. 100 de camphre. L'huile officinale à 10 p. 100 devrait donc donner une déviation de 10°.

Comme on le voit, il ne s'agit pas là d'une stérilisation réelle.

Selon nous : « les *solutions huileuses de biiodure de mercure* peuvent être sans inconvénient chauffées à l'autoclave à 110°, pendant vingt minutes; j'ai autoclavé dans ces conditions des ampoules d'huile au biiodure de mercure dans de bons verres (Serax), et je n'ai pas observé de dépôt ni de changement de coloration[1].

L'*huile cocaïnée*, l'*huile morphinée* et l'*huile iodée* supportent moins bien l'autoclave. On peut les chauffer à 100° au bain-marie pendant une demi-heure en utilisant de l'huile d'olive lavéeà l'alcool, ou purifiée, stérilisée à part à l'autoclave, et des flacons parfaitement stériles.

J'ai indiqué[2] pour l'*huile cocaïnée* les deux procédés de stérilisation suivants :

L'huile d'olive lavée à l'alcool est introduite dans des flacons stériles bouchant à l'émeri; on y ajoute la cocaïne pure dans la proportion de 1 p. 100 ou de 1 p. 50 (à 1 p. 25 il se précipite un peu de cocaïne), puis le flacon est herméti-

---

1. La formule officinale est celle de PANAS, faite avec l'huile d'olive, elle est assez longue à obtenir et très faible comme titre : 4 milligr. de sel par cc.; ASTRUC (Voir *Traité de Pharmacie galénique*, p. 561, 1921. Maloine, édit.) fait remarquer que le biiodure n'est pénétré que lentement par l'huile. Mieux vaudrait diviser le sel avec quelques gouttes d'huile, dans un mortier stérilisé, placer ce mélange dans un ballon stérilisé avec le reste de l'huile et chauffer au bain-marie à 60° en agitant jusqu'à disparition de l'aspect trouble et rougeâtre de l'huile, examinée sur fond obscur (CAMUS). L'huile de ricin est un meilleur dissolvant du biiodure mais la préparation est trop épaisse. LAPAY l'a associée à l'huile de noix, et a préparé ainsi une huile à 1 gr. 50 de sel pour 100 cc. LEMAIRE a donné la formule suivante : HgI^2 : 1 gr. — huile de ricin stéril. : 50 cc. — gaaïcol : 3 gr. — huile d'œillette lavée à l'alcool et stéril. : q. s. 100 cc.

2. Voir *Annales des maladies des organes génito-urinaires*, 15 janvier 1907 : L'huile cocaïnée en urologie.

quement bouché (le bouchon maintenu avec un fil de fer et recouvert de papier parchemin ou de coton non dégraissé). On stérilise 20 minutes à 115° à l'autoclave. Mais on risque ainsi une altération partielle de l'alcaloïde, d'autant plus que les bases organiques sont en général moins stables à l'état libre qu'à l'état salifié aussi pourra-t-on avoir recours au deuxième procédé qui est le suivant :

L'huile lavée à l'alcool est stérilisée à part 30 minutes à 120°, dans un flacon émeri.

On fait, dans un mortier de verre flambé à l'alcool, la dissolution de l'alcaloïde dans l'huile : on la filtre ensuite, si besoin, au moyen d'un entonnoir flambé à l'alcool et d'un filtre stérile (ayant séjourné à 120° dans l'étuve sèche). C'est également dans l'étuve, mais vers 90-100°, que l'on abandonne la solution huileuse à la filtration. Celle-ci terminée, on bouche le flacon de suite sans le sortir de l'étuve. Il va sans dire que le flacon où l'on reçoit le liquide est stérilisé ainsi que son bouchon de verre.

La préparation de l'*huile morphinée* est assez délicate, car la morphine pure est très peu soluble dans l'huile; on peut en favoriser la dissolution par addition d'acide oléique pur (3 grammes d'acide et 1 gramme de morphine par 100 cc.); mais cette solution huileuse d'oléate de morphine est assez douloureuse. Elle peut être stérilisée au bain-marie, 30 minutes à 100°; mais à l'autoclave à 120° elle brunit légèrement.

Cette préparation, en somme, n'est guère à recommander.

La *Pharmacopée suisse* recommande, pour les *émulsions* ou *mélanges* à base d'huile, de chauffer le véhicule dans le stérilisateur à air sec (2 heures à 120°)[1], puis d'intro-

---

1. On pourrait aussi utiliser l'autoclave.

duire dans ce véhicule après refroidissement la substance
à émulsionner. On peut aussi, ajoute-t-elle, triturer la substance à émulsionner dans le véhicule stérilisé, en employant un mortier stérilisé par lavage à l'alcool et à l'éther,
puis on verse l'émulsion dans un flacon bouché à l'émeri et
stérilisé.

Il ne s'agit là que d'une stérilisation *approximative* ; on
pourra s'en contenter quand il s'agira de mélanges huileux
altérables par la chaleur, l'*huile grise* par exemple.

Ce dernier médicament ne peut, en effet, être stérilisé
par la chaleur, qui aurait pour effet de détruire l'état d'émulsion et de précipiter le mercure. On doit donc alors, ainsi
que l'indique le *Codex*, employer des excipients rigoureu-
sements stériles, du mercure purifié, et se borner à opérer
le plus aseptiquement possible l'extinction du mercure
dans la graisse de laine, puis le mélange avec l'huile de vaseline. Nous en reparlerons plus loin.

C'est un procédé analogue que l'on emploie pour la préparation de l'*huile au calomel*[1] et de l'huile à l'*oxyde de*

---

1. Il faut employer du calomel rigoureusement privé de sublimé par lavage
à l'éther. Durand a donné la formule suivante (*Journal de Pharmacie et de
Chimie* (7). XVII, p. 195, 1918).

Calomel..........................	5 gr.	
Gaïacol..........................	3 gr.	
Camphre..........................	2 gr	$= 100$ cc.
Vaseline stéril..................	40 gr.	
Huile de vaseline stéril........	40 gr.	

On fait fondre dans une capsule de porcelaine la vaseline à une douce chaleur,
on y dissout par agitation le camphre et le gaïacol. Dans un mortier où l'on
a introduit le calomel on verse lentement cette vaseline, puis peu à peu
l'huile de vaseline: on bat vigoureusement pendant 45 minutes, on répartit
en flacons stériles. Comme pour l'huile grise, on fait tiédir au moment de
l'emploi, surtout en hiver, mais sans plonger dans l'eau bouillante pour ne
pas séparer le calomel.

mercure, avec l'huile d'olive purifiée ; mais le plus souvent on remplace celle-ci par de l'huile de vaseline médicinale qui. lorsqu'elle est bien neutre, permet alors de stériliser le mélange à l'autoclave à 115°, en flacons ou en ampoules, sans inconvénient.

Une remarque s'impose au sujet de la répartition de ces produits en ampoules ; on ne peut effectuer celle-ci qu'avec un flacon à soufflerie ; pendant qu'on chasse le mélange dans les ampoules, on agite sans cesse pour bien répartir la substance insoluble. On utilise, en outre, des ampoules sphériques en forme de bouteilles pour éviter l'accumulation du sel de mercure dans les pointes effilées.

Nous reparlerons des mélanges huileux mercuriels un peu plus loin.

Pour terminer la question des *corps gras*, j'indiquerai la stérilisation de deux solutions huileuses quelquefois employées et qui nécessitent certaines précautions : *l'huile iodoformée, l'huile lécithinée.*

DURAND (article cité plus haut) recommande pour l'huile iodoformée la formule suivante :

Gaïacol........ }		
Créosote....... }	ââ	2 gr.
Iodoforme.........		5 gr.
Ether anesth.......		30 gr.

Agiter jusqu'à dissolution, plonger ensuite le ballon dans de l'eau à 40-50° jusqu'à évaporation de 10 grammes d'éther. Ajouter ensuite :

Huile d'olive purifiée et stérilisée..... q. s.   100 cc.

Agiter, laisser déposer, passer sur gaze molle ou décanter, et répartir de suite en ampoules de verre coloré.

Cette huile, qui renferme 0 gr. 05 d'iodoforme par cc. se conserve très bien. On sait que l'iodoforme est altéré par l'action de l'air et de la lumière[1], ainsi que par l'action combinée de l'air et de la chaleur à 100° à l'abri de la lumière[2]. Cette préparation est donc *faite aseptiquement* avec un matériel stérile.

On peut obtenir l'*huile lécithinée* en mélangeant au mortier flambé la lécithine dans l'huile d'olive stérile et en répartissant ensuite en ampoules ou en flacons autoclavés. Malheureusement, la lécithine se dissout assez mal dans les huiles[3], on a donc conseillé de la dissoudre au préalable dans de l'alcool ou du chloroforme et d'ajouter cette solution à l'huile employée, puis de faire évaporer le solvant au bain-marie. Ces solutions, malheureusement, sont sujettes à se troubler facilement, surtout si le titre en est un peu élevé (0 gr. 05 par centimètre cube), même préparées avec de l'huile lavée à l'alcool et stérilisée, et si l'on essaie de les filtrer, la plus grande partie de la lécithine reste sur le filtre. Suivant Byla[4], si l'on a pu constater une supériorité quelconque, au point de vue de la solubilité, de l'huile lavée et stérilisée sur l'huile ordinaire, cela tiendrait, d'une part, à ce que le lavage laisse toujours dans l'huile, malgré toutes les précautions prises, un peu de l'alcool employé, et d'autre part, à ce que la stérilisation de l'huile l'acidifie très légère-

1. Voir à ce sujet Bougault : Sur la décomposition de l'iodoforme en solution. *Journ. de Pharm. et de Chim.*, [6], VIII, p. 213 ; 1898.

2. Voir Hénissey : Altérations et conservation des médicaments chimiques et galéniques. *Thèse agrég.*, p. 64. Paris, 1909.

3. Astruc et Courtial (*Bull. Sc. Pharm.*, VIII, p. 151 ; 1903) ont constaté que la lécithine est plus soluble dans l'huile de vaseline que dans l'huile d'olive et l'huile d'amandes douces; aussi pour les solutions huileuses dont le titre dépasse 1 p. 20, l'huile de vaseline serait indispensable.

4. P. Byla. *Les Produits biologiques médicinaux*, p. 175. Paris, 1905.

ment. C'est en se basant sur ces considérations que Byla
a proposé la formule suivante :

Diviser la lécithine au mortier dans son poids d'acide oléique pur,
ajouter l'huile peu à peu, placer le mélange au bain-marie vers 36-40°
durant une demi-heure environ; laisser reposer, décanter et *tyndalliser*.

On pourra même faire subir à l'huile lécithinée un court
chauffage à 100°, au bain-marie (10 minutes suivant la
Pharmacopée italienne).

Ce qui a été dit pour les huiles, les solutions ou mélanges
huileux, peut s'appliquer également à la *glycérine* et aux
injections à *base de glycérine*; la *glycérine* on le sait, ne se
décomposant qu'à une température supérieure à 120° et pouvant même être chauffée dans le vide ou dans un courant
de vapeur d'eau surchauffée à 290°, température de distillation, sans subir d'altération.

Solutions de formiate de soude. Les solutions de formiate
de soude (à 5 p. 100 par exemple) sont stérilisables à l'autoclave à 110°. On sait qu'à 260° seulement, en tube scellé,
l'acide formique se décompose.

Solutions d'hyposulfite de soude[1].

Ces solutions sont stérilisables à l'autoclave sans difficultés à la condition d'employer un sel très pur.

---

1. On sait que, dans certaines circonstances, une première injection d'un
produit albuminoïde peut sensibiliser l'organisme vis-à-vis d'une nouvelle
injection de ce produit; un *choc* anaphylactique peut alors se produire (par
exemple à la suite d'une injection d'un sérum antitoxique). Contre ce phénomène d'anaphylaxie on a proposé le chloral, l'uréthane, l'eau éthérée et aussi
l'hyposulfite de soude que l'on doit ajouter dans la 2° injection des sérums à
injecter, et qui agit sans doute en empêchant la floculation dans les capillaires (?) Cf. *Acad. Sc.* 18 oct. 1920. Lumière et Chevrotier.

II. — SUBSTANCES STÉRILISABLES A L'AUTOCLAVE DANS CERTAINES CONDITIONS

Solutions de chlorhydrate de cocaïne.

La stérilisation des solutions de chlorhydrate de cocaïne a suscité de nombreuses controverses. Si nous laissons de côté l'action des alcalis sur ce composé, action qui a été étudiée depuis longtemps par divers auteurs, nous voyons que déjà, en 1886, FLUCKIGER[1] mentionne que l'eau bouillante seule suffit à décomposer la cocaïne[2]. En 1888, EINHORN[3] établit que, dans ce dernier cas, sous une influence hydratante peu énergique, on arrive seulement à l'alcool méthylique et à la benzoylecgonine. HÉRISSEY[4], en 1898, détermine le pouvoir rotatoire du chlorhydrate de cocaïne anhydre ($\alpha_D = -71°,95$ pour une solution aqueuse à 2 p. 100) et, à cette occasion, constate que ce pouvoir rotatoire ne varie pas après stérilisation au bain-marie. Le même auteur fait une observation analogue après stérilisation à

1. *Pharm. Journ. Transact.*, p. 800, 1886; d'après *Arch. der Pharm.*, [3], XXIV, p. 663; 1886.
2. Il est à noter que FLUCKIGER parle ici de la cocaïne et non du chlorhydrate. C'est d'ailleurs un fait général que les bases organiques sont plus stables à l'état salifié qu'à l'état libre. Voir à ce sujet : HÉRISSEY, thèse citée, p. 71.
3. *Beiträge zur Kenntniss des Cocaïns. Ber. chem. Ges..* XXI, p. 47; 1888.
4. Sur le pouvoir rotatoire des solutions de chlorhydrate de cocaïne. *Journ. de Pharm. et de Chim.*, [6], VII, p. 59; 1898.

114°, dans le service du Dr P. RECLUS, lequel ne constate aucune variation appréciable dans le pouvoir anesthésique des solutions ainsi chauffées[1]. ARNAUD et TUFFIER[2] établissent à leur tour, en 1901, que le chlorhydrate de cocaïne en solution aqueuse à 2 p. 100 n'est pas altéré par chauffage en vase clos à 125°, et. après avoir confirmé que la déviation polarimétrique est la même pour la solution chauffée et la solution non chauffée, ils constatent :

1° Que les chiffres obtenus pour les dosages de cocaïne (méthode au carbonate de soude) dans ces deux solutions sont identiques ;

2° Qu'il ne se produit pas de benzoylecgonine.

Ces deux dernières observations paraissent en désaccord avec une assertion antérieure de SPASSKI (1900), lequel avait constaté la destruction de la cocaïne pendant le chauffage à l'autoclave[3]. DUFFOUR, dans une thèse soutenue à Toulouse en 1905, que j'ai déjà citée, fait observer que ces résultats contradictoires proviennent de conditions expérimentales différentes[4] et pose à son tour les conclusions suivantes :

Une partie de la cocaïne est toujours dédoublée, quels que soient le procédé et le verre employés ; mais ce dédoublement peut être considéré comme négligeable au point de vue pratique avec des verres cédant à l'eau très peu d'alcali ou avec des verres relativement très alcalins, quand la température reste au voisinage de 100° ; l'emploi d'une tempé-

1. *Bull de l'Acad. Méd.*, XLV, [3], p. 120 ; 1901.
2. De la stérilisation des solutions de cocaïne. *Presse médicale*, p. 81 ; 1901.
3. Travaux de la Société médicale de Kharkow (1899). *Vratch*, n° 27, p. 828 ; 1900.
4. J'ajouterai que certains auteurs ne semblent pas avoir fait de distinction entre l'alcaloïde et son sel. Cette distinction était cependant nécessaire, car nous avons dit plus haut que la base est beaucoup moins stable que le sel.

rature plus élevée devient par contre, dangereux avec des verres même moyennement alcalins.

Néanmoins, Duffour observe au polarimètre, *avec ses meilleurs verres*, des variations de 10′ à 12′ et une perte de cocaïne de 1/20 environ, après stérilisation à l'autoclave à 120° (solutions à 2/100). Ces résultats sont donc en opposition avec ceux qui avaient été obtenus antérieurement par Hérissey et par Arnaud. La question qui se pose est celle-ci : Peut-on stériliser à l'autoclave à 120°, sans risquer une décomposition partielle, une solution aqueuse de chlorhydrate de cocaïne, 1° dans des verres de choix à peu près neutres (Iéna, Serax), 2° dans des verres du commerce d'alcalinité moyenne ou même élevée?

Nous citerons les conclusions de notre travail sur ce sujet, renvoyant au mémoire original pour le détail des expériences.

1° L'examen polarimétrique ne permet pas de déceler de très faibles altérations de l'alcaloïde; car l'un des produits du dédoublement : l'ecgonine, est assez fortement lévogyre comme le chlorhydrate de cocaïne.

2° Les dosages de cocaïne, d'acide benzoïque, et la recherche de l'alcool méthylique établissent que, dans tous les verres, une fraction de cet alcaloïde est dissociée pendant la stérilisation à 120°.

3° Cette décomposition est d'autant plus grande que le verre est plus alcalin.

4° Elle est négligeable dans tous les bons verres (Iéna, Serax), car elle atteint à peine 1/120 de la quantité totale de l'alcaloïde.

5° Même avec des verres courants du commerce, à moins qu'ils ne soient par trop alcalins (ce dont il est facile de s'assurer par un dosage), la perte d'alcaloïde après stérilisation est très peu prononcée (1/60 avec le verre blanc ordinaire).

6° La petite altération qui se produit dans les meilleurs verres (Iéna, Scrax) *ne paraît pas tenir à l'action propre de la chaleur, mais plutôt à l'imparfaite neutralité de ces récipients,* puisque dans les récipients de silice (neutres même en employant comme indicateur l'alizarine sulfoconjuguée) l'altération est nulle.

7° La température de 100° au bain-marie, elle-même, quand on opère dans des vases de verre, provoque une altération minime d'alcaloïde.

8° La stérilisation des solutions aqueuses de chlorhydrate de cocaïne à l'autoclave à 110-120° est pratiquement réalisable dans tous les verres dont l'alcalinité ne dépasse pas trop sensiblement 3 cc. de soude centinormale pour 50 cc. (après une heure de chauffage à 120°, dans des ballons de capacité correspondante[1]).

D'après G. Mossler (article cité précédemment) : la décomposition de la solution de chlorhydrate de cocaïne atteindrait 2,4 p. 100 à 115°. — 1,6 p. 100 par tyndallisation (plusieurs chauffages à 70°-80°). Dans un verre très commun, le simple chauffage à 100° décompose 2,3 p. 100, mais dans les récipients de choix à peine 1 p. 100. C'est donc le chauffage à 100° que G. Mossler préconise. — Ces chiffres paraissent un peu élevés, mais ainsi que nous l'avons dit, tout dépend des conditions d'expérience, et notamment de la qualité du verre employé. Ajoutons enfin que, selon certains auteurs, (*Arch. de Pharm.*, 258, pp. 287, 295, 1920) les solutions

---

1. Communication faite à la Société de Pharmacie le 1ᵉʳ avril 1908. Voir *Journal de Pharm. et de Chim.* [6]. XXVII, p. 474, 526; 1908.

neutres de cocaïne perdraient peu à peu leur activité avec le temps (?)

· **Solution de stovaïne.** — La stérilisation des solutions de chlorhydrate de stovaïne à 115° à l'autoclave peut se faire dans les très bons verres sans altération appréciable. Suivant MOSSLER, il y aurait une décomposition de 0.75 p. 100 à 100°; de 1 p. 100 à 115°; cela est presque négligeable; toutefois, si l'on ne dispose pas de très bons verres, il sera préférable de ne chauffer qu'à 100°.

Solutions de bromhydrate et chlorhydrate d'arécoline. — Mêmes observations que pour la stérilisation des solutions de chlorhydrate de cocaïne et de stovaïne; pas d'altération sensible avec les verres neutres.

Solutions de chlorhydrate de morphine. — La stérilisation des solutions aqueuses de chlorhydrate de morphine à l'autoclave, au-dessus de 100°, présente, on le sait, quelque difficulté.

Le *Codex* de 1908 laisse le choix entre 10 minutes d'autoclave à 110°, ou le bain-marie bouillant pendant un quart d'heure.

THOMANN recommande l'emploi de la vapeur fluente dans un appareil approprié (Koch, Hauser ou autres) ou simplement dans le chapiteau d'un appareil distillatoire.

La précipitation de la *morphine* est susceptible de se produire dans des verres cédant à l'eau une assez *grande* quantité d'alcali; la formation d'*oxymorphine* plus fréquente, accompagnée du brunissement de la solution, se produit au contraire dans *tous les verres*, même ceux qui ne cèdent à l'eau que des traces d'alcali. Elle est plus ou moins prononcée, elle se fait peu à peu et au bout d'un temps plus ou moins long, mais elle se fait toujours.

Plusieurs facteurs étant susceptibles d'être mis en cause,

il importe de les séparer nettement les uns des autres, d'autant plus que cette question complexe a généralement été mal posée. Ces facteurs sont :

La *lumière*, la *chaleur*, *l'alcalinité des verres*, l'*oxygène* (air).

1° *Lumière*. — Une solution de chlorhydrate de morphine se colorant, même si on la conserve à l'abri de la lumière, on peut affirmer que l'influence de cet agent physique n'est que secondaire. La lumière peut favoriser, accentuer l'altération, elle n'en est pas la cause initiale. Il sera d'ailleurs facile de se placer complètement à l'abri de cette influence en employant des verres colorés, procédé depuis longtemps recommandé par BERLIOZ et DUFLOCQ[1].

2° *Température*. — La température joue un rôle plus important. BERLIOZ[2] dit qu'il est utile de ne pas dépasser 110° à l'autoclave. DUFFOUR a stérilisé à l'autoclave à 100°; 107°.5, 116°, 123°, des solutions de chlorhydrate de morphine: il a constaté que *plus on élevait la température plus la solution était altérée* (l'altération était évaluée au colorimètre).

En réalité, plus on élève la température, plus le verre est attaqué, plus il y a d'alcali cédé au liquide, et par suite plus il y a d'alcaloïde oxydé (car, ainsi que nous le verrons plus loin, l'alcalinité facilite ces oxydations), mais l'influence de la température, d'ailleurs très minime, ne s'exerce pas directement, en tant qu'agent physique.

3° *Alcalinité des verres*. — L'alcalinité que les verres cèdent aux solutions qu'ils contiennent, quand on les chauffe à l'autoclave, paraît exercer une influence très no-

____

1. *Archives de Médecine expérimentale*, n° 1; janvier 1894.
2. *Journ. de Pharm. et de Chim.*, [5], XXIX, p. 410; 1894.

table. BARONI[1] s'est basé sur la facile altérabilité de certains sels d'alcaloïdes (et en particulier du chlorhydrate de morphine) pour établir la qualité des verres. Selon cet auteur, une solution aqueuse de chlorhydrate de morphine à 2 p. 100, chauffée à l'autoclave dans un récipient de verre, pendant une demi-heure à 112°, doit rester *incolore* et parfaitement *limpide* si le verre est bon (c'est-à-dire *neutre*).

J'ai effectué cette opération non seulement dans les verres du commerce, mais dans les verres de choix, *Iéna* et *Serax*[2]; *dans tous ces verres* les solutions sont sorties limpides, mais *légèrement colorées*, de l'autoclave; la coloration était seulement un peu moins accentuée dans les verres neutres que dans le verre blanc ordinaire. Ces solutions, conservées à l'abri de la lumière, se sont colorées peu à peu davantage et ont laissé se déposer, au bout de plusieurs mois, des cristaux d'*oxymorphine*.

Dans des verres marques *Serax*, *Schott* et *Genossen* (Iéna), *Ehrenfeld* (Cologne), un lavage répété une journée avec de l'eau distillée neutre rend les récipients neutres dans les conditions de la stérilisation (20′ à 120°), c'est-à-dire qu'il n'y a plus aucune alcalinité appréciable cédée à l'eau, même en employant comme indicateur l'alizarine sulfoconjuguée.

Dans ces verres *neutres*, la solution de chlorhydrate de morphine jaunit à 120°. Il en est de même dans les tubes de *silice fondue* (neutres et inattaquables par l'eau); *un milieu neutre est donc insuffisant* pour obtenir une solution incolore et non altérée.

---

1. *Journ. de Pharm. et de Chim.*, [6], XXI, p. 510 : d'après *4p. Ztg.*
2. Je me servais de ballons de 50 cc. et d'une solution à 2 p. 100.

Ce fait s'accorde d'ailleurs avec les conclusions d'un travail de DUFFOUR que nous avons déjà cité.

Mes essais personnels me permettent de confirmer ce fait, que *la dose d'acide qu'il faut ajouter varie avec l'alcalinité du verre employé, mais doit toujours être supérieure à celle qui serait capable de neutraliser exactement les alcalis passés en dissolution.* Par exemple, un verre dont l'alcalinité cédée est de 0 cc. 3 soude décinormale nécessite plus de 1 cc. de cette liqueur.

4° *Oxygène* (air). — Introduisons dans un petit ballon 50 cc. de solution de chlorhydrate de morphine à 2 p. 100; faisons bouillir et fermons aussitôt le col effilé du ballon. Dans ces conditions, la stérilisation pourra s'effectuer à 120° sans qu'il se produise *aucune coloration* du liquide ainsi *privé d'air*, et cela aussi bien dans un verre ordinaire[1] que dans un verre neutre comme le verre d'Iéna.

Une ampoule étant complètement *remplie*, la stérilisation se fera sans coloration sensible et la solution pourra se conserver longtemps sans altération. Une ampoule presque pleine s'altérera beaucoup moins vite qu'une ampoule à demi remplie.

L'altération habituelle des solutions de chlorhydrate de morphine est donc une *oxydation* que suffit à réaliser, surtout *à chaud,* la petite quantité d'air restée dans les récipients. *Cette oxydation demeure très faible en milieu neutre* (verres d'Iéna, Serax, Cologne, tubes de silice); elle est *facilitée en milieu alcalin* (ce dernier se trouvant réalisé grâce à l'attaque des verres ordinaires aux tempéra-

---

1. Il ne faut pas que l'alcalinité soit assez considérable pour déplacer l'alcaloïde de son sel.

tures élevées de l'autoclave, et c'est là seulement qu'intervient la température). L'oxydation enfin est nulle *en milieu acide*.

Ces oxydations sont d'ailleurs comparables à celles constatées par M. BOURQUELOT qui a déjà signalé l'influence de la réaction du milieu pour certains composés phénoliques très facilement oxydables[1]. On s'explique aussi de cette façon que des solutions de chlorhydrate de morphine conservées cependant dans de bons verres, à l'abri de la lumière, s'altèrent progressivement et que leur couleur, déjà légèrement jaune au sortir de l'autoclave, se fonce peu à peu, en même temps qu'il se dépose de l'*oxymorphine*. L'oxydation est en outre facilitée par l'alcali cédé progressivement par le verre, puisque celui-ci est attaqué par l'eau, même à froid.

Or, la présence d'un *excès d'acide* : 1° contrarie l'influence oxydante de l'air contenu dans le récipient; 2° sature les traces d'alcali cédées par le verre et empêche ainsi la formation d'un milieu alcalin favorable à l'attaque du verre[2].

Dans cette addition d'acide, on est cependant limité par la crainte de créer un milieu douloureux à l'injection ou dangereux pour les tissus. La quantité d'acide à ajouter *varie* avec la qualité des verres dans des limites assez étendues, et cela implique pour le pharmacien la nécessité de mesurer, une fois pour toutes, l'alcalinité du verre qu'il emploie, afin d'y *proportionner* la quantité d'acide nécessaire et suffisante.

---

1. Voir en particulier: *Journ. de Pharm. et de Chim.*, [6], IV, p. 243 ; 1896.
2. Les solutions alcalines attaquent le verre encore plus que l'eau pure ; avec les solutions acides, au contraire, l'attaque est moindre qu'avec l'eau.

Pratiquement, *un excès* correspondant à 10 ou 15 cgr. en *HCl pur*, gazeux, par litre, me semble la limite convenable pour protéger contre l'oxydation les solutions de chlorhydrate de morphine.

En résumé la meilleure façon d'opérer sera la suivante :

1º Pour préparer les solutions de chlorhydrate de morphine, il faudrait prendre, autant que possible, la précaution *de purger totalement d'air : liquide* et *récipient ;* mais comme cette opération est assez difficile à réaliser dans la pratique, il sera préférable, si l'on veut assurer une stérilisation à l'autoclave suivie d'une très longue conservation, d'opérer *en milieu légèrement acide.* Pour cela : on mesurera[1] (en employant de préférence comme indicateur : l'alizarine sulfoconjuguée Poulenc) l'alcalinité du verre employé, on ajoutera à la solution la quantité de HCl correspondante, plus un excès de HCl; gazeux (c'est-à-dire au moyen d'une solution décinormale) 10 à 15 cgr. (par litre).

2º Pour une conservation *limitée*, le *milieu neutre sera à la rigueur suffisant*; on fera alors usage de verres neutres à l'alizarine (c'est-à-dire subissant, sans céder d'alcali appréciable à ce réactif, un chauffage de 20' à 120° : verre Serax). Ces verres seront d'abord rincés avec une solution de HCl à 1 p. 100, puis avec de l'eau distillée ainsi que le recommande la *Pharmacopée suisse.* On fera la solution avec l'eau distillée bien neutre qu'on fera nouvellement bouillir pour en chasser le plus d'air possible, et on vérifiera en outre la neutralité du matériel employé

---

1. On mesurera cette alcalinité en remplissant d'eau distillée neutre les récipients (en opérant sur une vingtaine à la fois, s'il s'agit de petites ampoules) et en stérilisant 20 minutes à 120°.

(entonnoir, filtre, etc.). On stérilisera enfin en récipients clos ou scellés et *remplis* le plus complètement possible, 20′ à 110°[1].

Pour les usages courants, quand on préparera les solutions de morphine en flacons destinés à être employés dans un court délai, on pourra avoir recours au procédé du bain-marie (ancien Codex).

Les considérations qui précèdent peuvent d'ailleurs s'appliquer à d'autres corps très oxydables, en milieu alcalin surtout, et qui présentent comme la morphine une *fonction phénolique* : l'*acide pyrogallique*[2], la *résorcine*, et surtout l'*adrénaline* fréquemment employée aujourd'hui en hypodermie[3]. Cependant, ces substances étant plus sensibles que la morphine, aux causes d'altération que nous venons d'indiquer, nous les rangerons dans le chapitre suivant.

En parlant des altérations du chlorhydrate de morphine, j'ai envisagé uniquement la coloration et la formation du précipité.

L'absence de tout changement de teinte et la limpidité parfaite de ces solutions sont-elles des caractères suffisants pour affirmer qu'elles n'ont subi aucune altération ?

Je peux répondre affirmativement à cette question, car la *déviation polarimétrique* est identique dans les solutions

1. Les risques de casse, même dans ces conditions, sont assez minimes avec les petites ampoules.

2. Pour l'acide pyrogallique en particulier, l'oxydation en milieu alcalin est si nette et si sensible, qu'elle pourrait presque servir comme dosage colorimétrique pour les très petites quantités d'alcali, non appréciables avec les indicateurs courants.

3. Cerbelaud a constaté que les solutions de *cacodylate de gaïacol* donnent à la longue un précipité noir floconneux qu'il attribue également à l'air contenu dans les ampoules.

de chlorhydrate de morphine non chauffées et dans les solutions stérilisées qui sont demeurées incolores[1].

Mossler (art. cité) conseille également la stérilisation, à 100° après addition de HCl à 1 p. 1.000. Il semblerait résulter de ses expériences faites comparativement dans des verres ordinaires et dans des récipients de quartz (nous avions déjà eu recours antérieurement à ces récipients à propos de la cocaïne) que, en dehors de l'alcalinité du verre, il faudrait aussi mettre en jeu *l'alcalinité intime* des alcaloïdes, c'est-à-dire qu'une dissociation pouvant se produire à une température élevée (100 à 120°, et même parfois aussi à 70-80°) le groupe amine dégagé, dans le cas de la morphine par exemple, agirait sur l'hydroxyle phénolique.

Dans les expériences relatées par Mossler, il a été fait usage entre autres moyens de contrôle des mensurations de conductibilité, plus précises selon lui que les déterminations d'activité optique.

Solutions de sulfate de strychnine. — Il est dit dans plusieurs traités qu'on ne peut pas stériliser les solutions de sulfate de strychnine à l'autoclave à 110-120° sans décomposition.

Assurément, si l'on fait usage de verres abandonnant à l'eau une quantité assez notable d'alcali, une fraction de l'alcaloïde se trouvera déplacée de son sel, et il se précipitera de la strychnine, en quantité d'autant plus élevée que le verre sera plus alcalin. Mais j'ai pu constater sur plusieurs séries d'essais que, si l'on opère dans de moins mauvaises

1. Pour tout ce chapitre consacré à la stérilisation des solutions de chlorhydrate de morphine : voir notre Communication faite à la *Société de Pharmacie*. le 6 octobre 1909. Voir aussi : *Journ. de Pharm. et de Chim*, [6], XXX, p. 337 ; 1909.

conditions, on n'observe plus aucune altération appréciable.

Lorsque la solution reste limpide, cela ne veut pas dire nécessairement qu'aucune altération ne se soit produite. La quantité de strychnine mise en liberté par l'alcali du verre peut être inférieure à la quantité maxima pouvant rester en dissolution dans l'eau.

D'autre part, sous l'influence combinée de l'eau et de la chaleur, il peut se produire une réaction quelconque, non accompagnée de trouble ou de précipité, réaction qui peut modifier la composition du liquide injectable, et par suite son action thérapeutique.

Duffour[1], qui a étudié cette question, a tenté d'opérer un dosage comparatif en précipitant par un excès d'ammoniaque une solution-témoin non chauffée (à 1 p. 100), et une solution autoclavée à 120° dans un très mauvais verre[2]. Il s'est basé sur les résultats obtenus pour affirmer que, pendant le chauffage, une perte de 3,6 p. 100 en moyenne est susceptible de se produire.

Si l'on considère que l'auteur a fait choix du verre le plus défectueux qu'il ait pu trouver et que, d'autre part, la méthode analytique suivie était d'une approximation très relative, on comprendra qu'il est assez malaisé de tirer une conclusion de ces expériences.

Duffour, pour leur donner plus de poids, a d'ailleurs tenté de réaliser quelques *essais physiologiques*. Il a pratiqué sur des lapins des injections intra-veineuses de solution de strychnine, et mesuré la toxicité par rapport au poids de l'animal. Les résultats de ces expériences, au nombre de 39, furent contradictoires; l'auteur en prenant

1. Thèse citée, p. 69.
2. Verre cédant 40 cc. de soude décinormale pour 100 cc. d'eau, après 1 heure de chauffage à 120°.

leur moyenne, en tira cette conclusion que la stérilisation des solutions de sulfate de strychnine peut se faire à la température élevée de l'autoclave sans inconvénient thérapeutique.

Suivant KRŒBER [1], les traces d'alcali cédées par les verres habituellement usités suffisent à déplacer une partie de la base dans les solutions de nitrate de strychnine chauffées à l'autoclave; aussi, cet auteur recommande-t-il de les préparer le plus aseptiquement possible (méthode IV de la *Pharmacopée helvétique*) sans les stériliser. Nous pensons qu'il y a dans cette manière de voir un peu d'exagération.

Pour ma part, j'ai répété les premières expériences de DUFFOUR, c'est-à-dire le dosage par l'ammoniaque, et j'en ai conclu qu'il est impossible de rien tirer de l'ensemble des résultats obtenus, les différences, d'ailleurs très faibles, étant même parfois contradictoires [2].

J'ai pensé que l'essai au polarimètre présenterait plus d'exactitude, et c'est à ce procédé que j'ai eu recours.

Je ferai tout d'abord remarquer que le pouvoir rotatoire spécifique du *sulfate neutre de strychnine officinal* (à 5 molécules d'eau), indiqué au *Codex* (—66°6), est inexact. Il résulte des nombreuses déterminations que j'ai faites sur des solutions de titres différents, que le pouvoir rotatoire de ce corps serait sensiblement de — 27°50 [3]. Au sujet de la

1. Stérilisation des solutions de nitrate de strychnine. *Ap. Ztg.*, 487; 1908.

2. Voici l'un de nos résultats pour une solution faite à un titre quelconque et semblable pour les trois échantillons :

Solution-témoin (non chauffée)...................... 0 gr. 1500 strychnine
Solution stérilisée à 120°,20' dans du verre Serax.... 0 gr. 1495 —
     —   —   —   addit. de
3 cc. soude centinormale........................ 0 gr. 1492 —

3. Voici, pour $l = 2$, les résultats de deux observations différentes : solution à 1 p. 100 : $\alpha = — 33'$; solution à 2 p. 100 : $\alpha = — 1°,4'$.

solubilité dans l'eau, le chiffre de 1 p. 36,5 (à 17°) indiqué au *Codex*, est également un peu fort ; les feuilles de drogueries indiquent seulement 1 p. 50, et c'est ce chiffre que reproduisent LÉPINOIS et MICHEL dans la nouvelle édition de l'*Officine*, de DORVAULT.

Voici les résultats obtenus pour les échantillons stérilisés :

a) Ballon de 50 cc. en verre *Serax* contenant 40 cc. solution sulfate de strychnine 2 p. 100[1] et 10 cc. eau distillée : $\alpha = - 1°50'$.

b) Ballon de 50 cc. en *verre blanc* contenant 40 cc. solution sulfate de strychnine 2 p. 100 et 10 cc. eau distillée : $\alpha = - 1°48'$.

c) Ballon de 50 cc. en *verre Serax* contenant 40 cc. solution sulfate de strychnine 2 p. 100, 5 cc. eau distillée, 5 cc. soude centinormale : $\alpha = - 1°48'$.

Pour un autre essai, exécuté dans les mêmes conditions, la déviation du témoin était de $- 48'$, ($l=2$), les déviations des deux échantillons stérilisés étaient de $- 46'$, $- 48'$. La différence, on le voit, est infinitésimale.

J'ajouterai que, dans les bons verres du commerce que j'ai utilisés, je n'ai jamais observé de dépôt de strychnine après le passage à l'autoclave.

J'en conclus que la stérilisation des solutions de sels de strychnine peut se faire à 110, 115° sans aucun inconvénient, à moins que les verres utilisés ne soient trop nettement alcalins[2].

---

1. Le titre n'est pas *exactement* de 2 p. 100, mais il est le même pour les quatre prises d'essai ; le tube employé est celui de 5 décimètres.

2. C'est-à-dire que leur alcalinité ne doit pas dépasser sensiblement 3 cc. soude centinormale pour 100 cc. d'eau chauffée dans un récipient de capacité correspondante. Nous avons dit précédemment, et nous reviendrons sur ce sujet, que les solutions de sels de strychnine pouvaient servir à apprécier précisément la qualité des verres.

Une intéressante préparation que nous avons il y a déjà longtemps exécutée pour le Dr J. HALLÉ est l'*huile camphrée et strychninée*, qui correspond à l'huile camphrée additionnée par centimètre cube de un ou deux milligrammes de *strychnine pure* (base); il suffit de pulvériser cet alcaloïde, puis d'ajouter peu à peu l'huile camphrée; on triture au mortier avec soin; on introduit le mélange dans un flacon bouché et on place celui-ci dans un bain-marie qu'on porte à l'ébullition. La dissolution opérée, on peut filtrer au besoin au papier, répartir ou non en ampoules, puis stériliser à 100°. Si l'on voulait incorporer une plus grande quantité de strychnine, il serait nécessaire d'ajouter un peu d'acide oléique, mais cette addition aurait l'inconvénient de rendre la préparation douloureuse à l'injection.

Nous parlerons au chapitre des *Incompatibilités* des diverses associations dans lesquelles on fait intervenir les sels de strychnine (cacodylate, glycérophosphate, etc.). Ces solutions plus ou moins complexes ne devront se stériliser qu'à 100°.

Solutions de sulfate de spartéine. — Les observations indiquées au sujet des solutions de sulfate de strychnine sont applicables aux solutions de sulfate de spartéine (à 5 p. 100 généralement). Je n'ai pas constaté de différence appréciable au polarimètre entre les solutions autoclavées (dans du verre Serax), et les solutions non chauffées.

Dans une solution à 5 p. 100 environ : la déviation au polarimètre avant ou après le passage à l'autoclave reste la même : — 2°6' (tube de 22 cm.).

Solutions de chlorhydrate de pilocarpine. — J'ai stérilisé à l'autoclave à 120° pendant une demi-heure des solutions de chlorhydrate de pilocarpine à 1 p. 100 dans des ampoules ou des ballons en verre Serax. Il ne s'est produit au sein de ces solutions ni trouble ni précipité. D'autre part, la déviation polarimétrique des solutions autoclavées est restée semblable à celle des solutions non chauffées (un de mes essais sur une solution à 1 p. 100 environ a donné $+$ 1°56' dans le tube de 22 cm.). D'après MOSSLER cependant il y aurait *au delà* de 100° une très légère formation d'*iso-pilocarpine*.

Solutions de sels de codéine. — On a employé en injections le bromhydrate acide de codéine (à 1 ou 2 p. 100), le chlorhydrate, le phosphate et l'iodure.

Le bromhydrate, en particulier, est peu soluble : F. MARTIN[1] conseille d'ajouter du benzoate de Na pour augmenter la solubilité ; ainsi 2 grammes de benzoate de Na permettraient de dissoudre 2 grammes de sel d'alcaloïde dans 100 cc. d'eau, alors que 1 gramme seulement est soluble dans l'eau pure. Il faudrait 15 grammes de benzoate pour dissoudre 5 grammes de sel de codéine dans 100 cc.

L'altération signalée à propos de la morphine n'a plus ici les mêmes raisons de se produire, puisque la fonction *phénol* de la morphine se trouve éthérifiée par l'alcool méthylique.

On sait d'ailleurs que la codéine, à l'état sec, ne commence à s'altérer qu'à 120°, et que l'on peut régénérer la codéine en chauffant son éther chlorhydrique ou *chloro-codide*, avec de l'eau à *130°*.

Il en résulte qu'on peut considérer la codéine et ses sels comme stérilisables à l'autoclave (15 minutes à 110°), sans altération appréciable si l'on opère, bien entendu, dans de bons récipients.

---

1. Voir *Journ. de Pharm. et de Chim.*, (7) ; XXV, p. 441, 1922. F. MARTIN a également fait une bibliographie très complète de la question des sels de codéine.

Solutions de sels de narcéine. — La narcéine, qui est à peu près insoluble dans l'eau, fond à 92°, jaunit vers 110°, est altérée par les solutions bouillantes de potasse, et décomposable par l'action de l'eau à *140°* ; mais la narcéine forme des sels assez stables et solubles dans l'eau, et c'est surtout le chlorhydrate que l'on emploie. La solution à 2 p. 100 subit sans altération notable la température de 110° pendant 15 minutes.

Quelques auteurs préfèrent cependant un simple chauffage assez prolongé (une demi-heure au minimum) au bain-marie bouillant.

Solutions salines dites « sérums artificiels[1] ».

Il faut envisager deux cas :

1° *Les solutions ne renferment pas de phosphates* : l'altération produite est alors sans importance et sans inconvénient ; elle se traduit par une légère décomposition du silicate alcalin : passage d'une petite quantité d'alcali dans la solution saline, et sans doute aussi d'une proportion infinitésimale de silice hydratée ; cette décomposition pourra même être réduite à néant par l'emploi de verres résistants et neutres (Iéna, Serax).

2° *Les solutions renferment des phosphates* : dans ce cas, à l'altération précédente, il faudra ajouter celle qui est due à la chaux qui accompagne dans le verre les silicates alcalins.

Les meilleurs verres (même ceux qui dans les conditions

---

1. Sur le rapport de NETTER, l'Académie de Médecine, le 21 mai 1918, a émis le vœu que le mot de *sérum* ne soit employé que pour désigner uniquement les sérums sanguins d'animaux normaux ou immunisés.

habituelles de la stérilisation résistent à l'action de l'eau pure), sont ainsi attaqués et il se produit au sein de la solution chauffée un phosphate insoluble rendant celle-ci inutilisable pour l'hypodermie. J'ai établi la nature exacte des précipités formés, ainsi que leur dosage, celui-ci d'ailleurs très variable suivant le verre employé[1].

Dans la majeure partie des cas, le précipité formé contient du phosphate de chaux avec des traces de silice, et quelquefois d'alumine.

J'ai montré que cette décomposition était d'autant plus prononcée : 1° que la solution était plus concentrée en phosphate; 2° que le degré de chauffe était plus élevé.

J'ai établi en revanche que l'altération n'était pas proportionnelle à la teneur en chaux du verre; les verres peu calcaires étant en général plus attaquables que les verres très riches en chaux, celle-ci conférant au verre une grande résistance à l'égard de l'eau et de la chaleur.

Mais d'autre part, j'ai montré que le remplacement total de la chaux par d'autres éléments comme l'*alumine*, la *magnésie* et le *zinc*, ainsi que l'introduction d'acide borique, rendaient les verres moins attaquables que les verres calcaires par les solutions phosphatées et même par l'eau pure.

C'est dans cet esprit qu'ont été fabriqués les nouveaux verres d'Iéna, de Cologne, le verre Serax et le verre au zinc que M. LEGRAS a eu l'amabilité de me préparer. Ces quatre espèces de verre m'ont donné pour la stérilisation des sérums phosphatés d'excellents résultats, et comme l'un au moins de ces quatre verres cède à l'eau une quantité notable d'alcali au cours de la stérilisation, il appa-

---

1. Voir les détails de nos expériences dans la 1re et la 2e éditions de ce travail.

rait bien nettement que le véritable but à atteindre est d'obtenir non pas un verre neutre inattaquable par l'eau, mais surtout un verre *sans traces de chaux*. Malheureusement, à notre connaissance, ce verre idéal n'existe pas et, c'est pourquoi, vraisemblablement, un très léger trouble subsiste encore quand on stérilise à l'autoclave les solutions concentrées de phosphate de soude.

Il en résulte que deux cas peuvent se présenter :

1° La solution est peu ou moyennement concentrée en phosphate (Chéron, Trunececk) : la stérilisation pourra dans ce cas s'effectuer à l'autoclave à 110-115° pendant un quart d'heure, ou par un chauffage de 30 minutes à 100° pendant trois jours de suite, dans des verres de choix analogues à ceux que nous avons indiqués.

2° La solution est très concentrée (de 5 à 10 p. 100) : la stérilisation à l'autoclave produira un léger trouble qu'on pourra éviter en ajoutant au préalable à la solution soit de l'acide citrique (PAILLARD), soit de l'acide phosphorique[1] ou du citrate d'ammoniaque ainsi que je l'ai proposé[2].

Cette addition devra se faire suivant certaines proportions qui varieront selon la concentration en phosphate et selon la qualité du verre employé.

Par exemple, la dose de 1 gramme à 1 gr. 50 d'acide citrique par litre de sérum ne sera qu'une moyenne : mais pour ne pas la dépasser il sera nécessaire d'employer de bons verres, résistants et peu alcalins.

Dans le cas des solutions peu concentrées cette addition

---

1. Ajouter VIII gouttes d'acide officinal pour 100 cc. (GUYOT).

2. Les deux premières éditions de ce travail comportent des détails sur la question des dissolvants à utiliser et aussi sur celles des solutions phosphatées en général. Nous y renvoyons le lecteur qui désirerait avoir des renseignements complémentaires.

sera également nécessaire, si l'on n'utilise pas les verres non calcaires que j'ai indiqués.

Enfin, si l'on préfère avoir recours *à la filtration* pour stériliser les sérums artificiels, il faudra prendre toutes les précautions que nous avons déjà indiquées précédemment.

Solutions d'arséniates. — Les arséniates en solution se comportent à la façon des phosphates vis-à-vis des éléments du verre, et les observations faites dans le chapitre précédent leur sont applicables; toutefois, le titre habituel de ces solutions étant assez faible, le précipité formé pendant la stérilisation est généralement beaucoup moins abondant.

III. — SUBSTANCES STÉRILISABLES
à 100°.

J'ai étudié dans le chapitre précédent les diverses substances qui peuvent, à mon avis, supporter la stérilisation à l'autoclave à 110-115°.

Je vais passer en revue maintenant les solutions ou préparations qui ne peuvent être chauffées dans ces conditions sans se décomposer et perdre tout ou partie de leurs propriétés thérapeutiques.

A la vérité, ce nouveau chapitre pourrait se relier au précédent, car il peut paraître arbitraire de classer ainsi méthodiquement les diverses substances injectables. Dans la pratique, il est impossible de distinguer deux groupes de substances : l'un comprenant les substances altérables sous l'influence du surchauffage, l'autre les substances non altérables. Il existe certaines substances qui ne sont aucunement sensibles aux températures de l'autoclave (chlorures, sulfates) ; il y a des substances dont l'altération est d'ordre infinitésimal, surtout si l'on opère dans certaines conditions que nous avons précisées antérieurement (sels de cocaïne et de morphine) ; il y en a d'autres dont l'altération, tout en restant minime, doit cependant fixer l'attention : celles, par exemple, dont les produits de décomposition sont toxiques (atoxyl), ou celles qui sont employées à dose très faible et dont la moindre modification chimique aurait pour conséquence une modification non négligeable d'activité thérapeutique (aconitine). Certaines substances enfin (novocaïne) semblent, après le chauffage au-delà de 100° ne pas conserver intégralement leur activité physiologique, tout en n'ayant subi cependant aucune altération chimique appréciable.

Pour d'autres composés, l'altération peut être quantitativement assez importante et quelques-uns perdent même complètement leurs propriétés sous l'influence de la moindre élévation de température (ferments).

Dans le groupe que nous allons maintenant aborder, nous rangerons l'hyoscyamine, l'atropine, l'aconitine, la dionine, l'héroïne, la scopolamine, l'holocaïne, la colchicine, l'émétine, le glycogène, le salicylate de soude, le benzoate de mercure, l'adrénaline, l'arrhénal, l'ésérine et l'apomorphine, etc..., etc..., substances qui, si elles sont sans doute très légèrement décomposées à l'autoclave, supportent cependant sans altération appréciable le chauffage au bain-marie à 100°.

Ces diverses substances formeront ainsi le trait d'union entre les liquides stérilisables à l'autoclave et ceux qui, supportant mal l'action de la chaleur, seront seulement tyndallisés, filtrés, ou préparés le plus aseptiquement possible (méthode aseptique), sans subir de stérilisation réelle.

Solutions de salicylate de soude. — L'air et la lumière, on le sait, altèrent peu à peu le salicylate de soude qui devient rose, puis brun.

On devra donc opérer, autant que possible, en l'absence d'air et dans des récipients colorés.

J'ai personnellement observé que les solutions de salicylate de soude après le passage à l'autoclave, prenaient souvent une légère teinte jaune. Toutefois, cette coloration, quand on opère dans les bons verres, est peu sensible, et l'altération paraît tout à fait négligeable. La présence d'alcalis semble favoriser l'altération.

On a conseillé d'employer en injections intra-veineuses le sel pur recristallisé en solution à 1 p. 30, mais en faisant suivre cette injection d'une autre de 10 cc. de soluté physiologique de NaCl pour éviter l'induration des parois veineuses. Pour les veines de petit calibre on conseille de diluer davantage les solutions de salicylate.

Solutions de nitrite de soude. — Les solutions de nitrite de soude peuvent être stérilisées à 100° et même à l'autoclave à 110° (?).

Solutions de silicate de soude. — On a utilisé une solution à 0 gr. 005 par cc., soit 0 gr. 01 pour 2 cc., en injection intra-veineuse, solution qui peut être stérilisée à 100°.

Solutions de pipérazine. — On utilise quelquefois la pipérazine et le chlorhydrate de pipérazine, sous la forme de solution injectable à 30 p. 100[1].

On les stérilisera en récipients fermés, pour éviter l'action de l'acide carbonique de l'air, à 100° au bain-marie pendant une demi-heure, au besoin même à 110° à l'autoclave.

Solutions de glucosides. — Les glucosides se dédoublant aisément sous l'action des acides étendus à l'ébullition, il était intéressant de savoir si la température de 120° à l'autoclave produisait déjà une altération minime, en présence d'eau distillée neutre.

---

1. MOUNEU a fait observer qu'il y avait lieu de préférer dans la pratique pharmaceutique l'hydrate de pipérazine (à 6 molécules d'eau) à la pipérazine officinale qui est anhydre et peu stable à l'air (Voir HÉRISSEY, thèse citée, p. 74).

J'ai préparé dans l'eau distillée rigoureusement neutre des solutions à 1 p. 100 environ de *salicine*, de *bakankosine*[1], *d'arbutine*, et j'ai stérilisé ces diverses solutions 30′ à 115° dans de grandes ampoules scellées en *verre Serax*. La déviation polarimétrique pour la solution de *salicine* était de — 1°22′ (dans le tube de 20 cm.), et elle était identique à celle de la solution non chauffée. La déviation de la solution *d'arbutine* avant stérilisation était de — 1°20′; elle était égale à — 1°18′ après la stérilisation, ce qui constitue, en somme, une différence non appréciable. La déviation polarimétrique de la solution de *bakankosine* avant ou après stérilisation était de — 4° 14′.

Quant à la solution *d'amygdaline*, j'ai constaté qu'elle subissait au cours de la stérilisation à l'autoclave (30′ à 120°), une modification importante, puisque la déviation enregistrée pour la solution à 1 p. 100 était de — 48′ avant stérilisation ($l = 2$), et de — 1° après stérilisation. Il s'agit très vraisemblablement dans ce cas non d'une hydrolyse, mais d'une isomérisation. L'*isoamygdaline*, qui est lévogyre comme l'amygdaline, a un pouvoir rotatoire beaucoup plus élevé (— 51°4 au lieu de — 39°). Or, cet isomère prend naissance quand on fait agir, ainsi que l'ont fait WALKER et DAKIN de simples traces de baryte sur l'amygdaline. BOURQUELOT et HÉRISSEY ont obtenu de la même façon la transformation de la sambunigrine en prulaurasine. Il est à présumer que les traces d'alcali cédées par le verre, suffisent, surtout à chaud, pour isomériser l'amygdaline. Dans les conditions de mes expériences, la transformation, sans être tout à fait totale, est déjà très accentuée.

1. Pour la nature et l'origine de ce glucoside, voir BOURQUELOT et HÉRISSEY. *Journ. de Pharm. et de Chim.*, [6], XXV, 417, 1907 et [6], XXVIII, 433, 1908.

La stérilisation des *glucosides* offre d'autant plus d'intérêt que le nombre de ces composés, grâce aux admirables travaux de Bourquelot et de ses élèves, va chaque jour en s'augmentant et qu'un champ très vaste paraît ainsi s'ouvrir à la thérapeutique.

Solutions de digitaline. — On peut injecter en solution diluée, même dans les veines, une solution renfermant pour 2 cc. d'eau distillée 5 à 20 gouttes de la solution officinale au millième[1].

Solutions d'urotropine. — On a utilisé l'urotropine à la dose de 1 gr. 50 à 2 grammes en solution aqueuse contenant 0 gr. 25 par cc.; Loeper et Grandidier (*Progrès médical*, juillet 1918) ont constaté que ce liquide sirupeux, très hypertonique ($\Delta = -2°80$), peut être introduit lentement dans les veines à la dose de 6 à 8 cc. Suivant ces auteurs, on ne constaterait pas la présence de formol dans le sang ni dans les urines.

La stérilisation des solutions d'urotropine peut se faire à 100°; au delà, on risque une décomposition; nous avons constaté que les solutions chauffées à 120° devenaient parfois ammoniacales.

Solutions de camphre. — On a proposé de mélanger 20 à 25 grammes de camphre dans 1 litre de solution chlorurée physiologique; après agitations répétées pendant 24 heures, on filtre, et on peut stériliser; à chaud, le liquide se trouble mais il s'éclaircit par refroidissement; 100 grammes contiennent environ 0 gr. 10 de camphre. On peut injecter dans les veines 50 à 100 cc.; l'action serait à rapprocher de celle des solutions colloïdales (*Bull. Acad. méd.* p. 635, 1919).

Solutions de saccharate de chaux. On agite un lait de

---

1. Voir Fiessinger (*Bull. Soc. méd. hop.* séance 25/7. 1919).

chaux avec 30 grammes de sucre ; après filtration, on stérilise à chaud ; la solution, qui devient trouble, s'éclaircit par refroidissement.

Solutions de méthylarsinate de sodium (arrhénal). Dans certains verres de choix, la stérilisation des solutions de méthylarsinate de sodium peut s'effectuer à 110° ; mais généralement on observe, même dans les bons verres du commerce, un trouble plus ou moins accentué après le chauffage à l'autoclave. Ce trouble serait dû probablement à l'attaque du verre et à l'incompatibilité des sels de chaux avec l'arrhénal. On sait que les solutions de ce dernier sel sont alcalines au tournesol ; une solution d'arrhénal : 0 gr. 20 et de stovaïne : 0 gr. 01, dans 2 cc. d'eau neutralisée par HCl normal (neutre à la phtaléine, à peine alcaline à l'alizarine) peut rester limpide même après chauffage à 100°.

On associe quelquefois aussi la caféine au méthylarsinate de sodium, il faut neutraliser ce dernier sel pour éviter l'incompatibilité.

Citons encore la formule de A. GAUTIER. (solution de NaCl à 8 p. 1000 : 400 cc. ; Ch^te quinine 0 gr. 50 ; arrhénal 0 gr. 05).

Toutes ces solutions, y compris celle d'arrhénal, se stériliseront de préférence à 100°, pendant 30 minutes, chauffage qu'on pourra au besoin répéter trois jours de suite.

De nombreux méthylarsinates métalliques ont été décrits ; ce sont en général des composés peu stables. Citons cependant le *méthylarsinate acide de strychnine* (BOUILLOT)[1] obtenu en faisant réagir dans l'alcool bouillant une molécule de strychnine sur une molécule d'acide méthylar-

1. Voir *Journ. de Pharm. et de Chim.*, (7), XXIV, p. 289, 1921 et (7), XXV. p. 92, 1922.

sinique (l'analyse donne : strychnine 65,4 p. 100; As :
14,7 p. 100; eau de cristallisation : 7,05 p. 100) la formule
est la suivante :

$$O = As. \underset{\diagdown\ CH^3}{\overset{\diagup\ OH}{- OH}} - C^{21}H^{22}N^2O^2 + 2H^2O$$

Ce sel serait soluble dans 14,5 parties d'eau à 20° [1]. Vitali
a préparé un autre méthylarsinate peu soluble (dans
600 parties d'eau) par double décomposition entre le
sulfate acide de strychnine et le méthylarsinate disodique.
Barthe a obtenu le même sel en saturant à l'ébullition
une solution hydroalcoolique d'une molécule d'acide
méthylarsinique par 2 molécules de strychnine et faisant
cristalliser.

Citons encore les *méthylarsinates de quininine, de fer et
de mercure* décrits par Picon [2].

1. Voir *Journ. de Pharm. et de Chim.* (7); XXIV, p. 289. 1921.
2. *Le méthylarsinate de mercure* ne peut pas se préparer par action du sublimé
sur le méthylarsinate de soude, ces deux sels ne réagissant pas entre eux.
Le sel mercurique pur s'obtient avec un bon rendement par un procédé cal-
qué sur celui inscrit au Codex pour le benzoate et légèrement modifié. Très
peu soluble dans l'eau, le méthylarsinate de mercure se dissout bien dans
une solution d'antipyrine. On peut obtenir une *solution injectable de sel de
mercure* en partant directement d'acide méthylarsinique, d'oxyde jaune de
Hg, d'antipyrine et de soude. Ce dernier corps permet d'obtenir une solution
stable et neutre (Voir *Journ. de Pharm. et de Chim.* (7), xxiv, p. 379, 1921.
La solution injectable de *méthylarsinate de quinine* s'obtient en employant
une molécule de chacun des trois corps suivants : acide méthylarsinique,
quinine et antipyrine. La liqueur est neutre et reste limpide à une concentration de 10 cgr. de sel de quinine par cc. Toutefois, elle est hypertonique et
donne un précipité au contact du sérum sanguin.
La solution injectable de *méthylarsinate ferrique* s'obtient par l'action de
l'hydrate ferrique gélatineux sur l'acide méthylarsinique, puis neutralisation
ultérieure au moyen de l'ammoniaque. Il se forme une combinaison ammo-
niacale (Voir *Journ. de Pharm. et de Chim.* (7); xxiv, p. 465, 1921).

Ces divers méthylarsinates se stériliseront par tyndallisation, à 60° de préférence, dans des verres neutres.

Solutions d'extrait d'opium. — CANDUSSIO a constaté qu'en stérilisant les solutions d'extrait d'opium à l'autoclave (112°) ou dans un courant de vapeur d'eau (100°)[1], il se produit un dépôt, même dans les meilleures ampoules en verre d'Iéna, ce qui peut donner lieu à des observations de la part du médecin. L'auteur dit s'être assuré par le dosage de la morphine que la formation de ce dépôt, composé essentiellement de matières résineuses, ne diminue pas la proportion de morphine contenue dans la solution et, vraisemblablement pas, celle des autres alcaloïdes; de telle sorte que la stérilisation n'affaiblirait en rien l'action thérapeutique des solutions d'extrait d'opium.

CANDUSSIO propose donc de stériliser d'abord la solution à part, puis, après le dépôt du précipité, de remplir avec la solution claire les ampoules préalablement stérilisées.

Selon l'auteur, on pourrait procéder de la même manière pour la stérilisation de l'*ergotine Bonjean*[2].

Solutions de sulfate d'atropine, de chlorhydrate ou bromhydrate d'hyoscyamine, de bromhydrate ou chlorhydrate de scopolamine, de sulfate de duboisine, etc. — On sait que WILL et SCHMIDT[3] ont constaté que l'*atropine* (composé racémique) pouvait prendre naissance par transformation de son isomère gauche : l'*hyoscyamine*, par exemple en chauffant une solution de ce dernier alcaloïde à l'abri de l'air à 110°.

1. Selon nous, il est préférable de chauffer seulement à 100°.

2. *Journ. suisse de Chim. et de Pharm.*, d'après *Bull. Comm. P. C.*, 37ᵉ année, n° 8, p. 382; 1909.

3. SCHMIDT. *Pharm. Ztg.*, 542; 1887 et WILL. *Journ. de Pharm. et de Chim.*, (5), XVIII, p. 58; 1888.

Les sels employés pour ces deux alcaloïdes sont les sulfates.

On sait aussi que MERCK a pu saponifier l'*hyoscyamine* par l'action prolongée de l'eau chaude, et qu'il a obtenu ainsi de la tropine et de l'acide tropique gauche[1]. D'autre part, on sait également que, chauffée en présence de baryte ou d'un acide dilué, l'*atropine* est dédoublée par hydrolyse en acide tropique et tropine.

Dans la pratique, j'ai pu constater que la stérilisation à 110°-115° pendant 15 minutes dans de très bons verres (Serax, Iéna) des solutions de *sulfate d'atropine*, ne s'accompagne pas d'altération appréciable au polarimètre. Suivant MOSSLER il y aurait à 100° : 0,6 p. 100 d'altération, et 1,2 p. 100 à 115°. Comme il s'agit d'un composé très actif, habituellement injecté à doses très minimes, et comme le plus souvent les verres utilisés sont légèrement alcalins, il sera donc préférable de ne chauffer les solutions de *sulfate d'atropine* qu'au bain-marie à 100°, pendant 30 minutes.

Pour les *sels d'hyoscyamine*, on opérera dans les mêmes conditions[2].

La complexité des phénomènes d'isomérisation pour l'*atropine*, l'*hyoscyamine* et leurs produits d'hydrolyse est telle, qu'il est préférable de ne pas s'exposer à des altérations difficilement appréciables, ce qui pourrait se produire si l'on chauffait les solutions trop longtemps ou à des températures trop élevées.

C'est d'ailleurs aussi l'avis de THOMANN et de la nouvelle

---

1. GADAMER a même constaté que l'hyoscyamine, en *solution aqueuse*, s'hydrolyse déjà partiellement à la température ordinaire (WERTZ, 2ᵉ *suppl.* p. 647).

2. Voir sur l'atropine et l'hyoscyamine l'intéressante communication de M. TIFFENEAU (*Bull. Soc. Thérap.* 4, XXVI, p. 144. 1921).

Pharmacopée italienne, qui rangent ces substances parmi celles que l'on ne doit pas autoclaver, mais dont on doit préparer les solutions le plus aseptiquement possible, en flacons stériles, puis tyndalliser ensuite trois fois à 70°.

Pour les solutions de *sels de scopolamine* : mêmes remarques que pour celles des alcaloïdes précédents : stérilisation au bain-marie à 100°, ou tyndallisation. Suivant Hans Lauger[1], les solutions de sels de *scopolamine* même additionnées de traces d'acide HCl ou HBr, pour éviter l'action de l'alcali du verre seraient peu stables, elles subiraient à la longue une transformation qui se traduirait par une diminution notable d'activité physiologique (diminution des 2/3 en cinq mois et des 16/17 en neuf mois). Les expériences étaient faites sur l'œil du chat et le cœur de la grenouille. Il ne faudrait donc utiliser que des solutions récentes de scopolamine[2]. Suivant d'autres auteurs, les échantillons de *scopolamine* que l'on trouve dans le commerce ne seraient pas toujours des composés bien définis, chimiquement ou physiologiquement, mais des mélanges d'atropine et d'un autre corps très toxique et mal connu (?) — C'est peut-être pour cette raison que les effets thérapeutiques ainsi que les recherches sur la conservation de la scopolamine ont donné lieu à des opinions contradictoires[3].

Pour les solutions de *sulfate de duboisine* : même stérilisation que pour les solutions des alcaloïdes précédents ;

1. D'après *Apoth. Ztg.*, n° 19, p. 174; 1912.

2. D'après Straub, on pourrait conserver longtemps les solutions de sels de scopolamine en les additionnant d'un alcool polyatomique : arabite, dulcite, mannite; ce dernier surtout, à la dose de 10 gr. dans 100 cc. de solution (Voir *Journ. de Pharm. et Chim.* 7, X, 2, p. 75; 1914).

3. Suivant L. Rousseau, la scopolamine à la dose recommandée par Cazin (2 dixièmes de milligramme) ne produirait d'effet qu'avec un produit très riche en cette substance toxique mal connue (?)

d'après les recherches les plus récentes, la *duboisine* ne serait d'ailleurs pas autre chose que de l'*hyoscyamine*[1].

J'en dirai autant de l'*hyoscine*, qui d'après SCHMIDT, HESSE, etc., ne serait probablement que de la *scopolamine* g[2].

Solutions d'aconitine. — On utilise quelquefois la solution à 0,01 p. 100 de *nitrate d'aconitine*. On sait que l'aconitine maintenue quelques heures dans l'eau en ébullition est hydrolysée avec formation d'acide acétique, d'acide benzoïque et d'aconine.

Comme cet alcaloïde est employé à dose extrêmement faible, il sera préférable, à mon avis, de ne pas risquer une décomposition qui ne serait pas appréciable chimiquement ; on stérilisera les solutions au bain-marie à 100° seulement, pendant 30 minutes, dans de bons verres très peu alcalins.

Solutions d'holocaïne. — Lorsqu'on fait bouillir les solutions de *chlorhydrate d'holocaïne* dans des récipients de verre, la solution aqueuse se trouble et une petite quantité de base libre se sépare. Pour dissoudre le *chlorhydrate d'holocaïne*, on fera bien d'employer des vases en porcelaine et de filtrer ensuite dans des récipients de verre bien bouillis à l'acide chlorhydrique. Avec les très bons verres d'Iéna seulement, cette altération pourra ne pas se produire. La stérilisation de ce corps semble donc délicate ; il faut opérer à 100° seulement, et dans de très bons verres. Mentionnons encore ici les solutions d'*allocaïne S*, qui sont irritantes.

Solutions d'eucaïne. — Le chlorhydrate d'eucaïne, très

1. La *duboisine* a été identifiée par LADENBURG avec l'*hyoscyamine* (WURTZ, 2ᵉ *Suppl.*, p. 646).
2. Voir WURTZ, 2ᵉ *Suppl.*

soluble dans l'eau, n'est aucunement décomposé à l'ébullition ; on emploie les solutions à 1 ou 2 p. 100, qui peuvent être stérilisées dans de bons verres, même à 110-120°, pendant 15 minutes.

La résistance de l'eucaïne à 110-120°, en présence d'eau, constituerait, suivant certains auteurs, un des avantages de ce produit sur la cocaïne. Nous avons vu précédemment que le ch^{te} de cocaïne lui-même était stérilisable à cette température dans certaines conditions.

Solutions de novocaïne ou syncaïne française, tropacocaïne (chlorhydrates). — Mêmes remarques que pour l'eucaïne. Les solutions de novocaïne, en particulier, peuvent être chauffées sans altération appréciable à 110-115° dans de bons verres.

Cependant, BRETEAU a fait remarquer que, sans qu'il se produise aucune altération chimique, on a constaté souvent pour les solutions chauffées une diminution d'activité anesthésique. Il conseille donc la formule suivante :

Novocaïne...........................	1 gr.
Adrénaline.........................	C gouttes
Eau dist. saturée d'ac. benzoïque[1].....	100 gr.

Mettre en ampoules de 5 cc.

Les ampoules, préalablement bien lavées sont stérilisées ainsi que le matériel de verrerie qui servira à la préparation. Les ampoules, remplies et fermées, ne sont pas stérilisées ; l'acide benzoïque assure la conservation de *toute l'activité*, et joue en outre le rôle d'antiseptique[2].

---

1. On obtient l'eau saturée d'ac. benzoïque en dissolvant 1 grammes d'acide benzoïque dans un litre d'eau distillée stérilisée chaude ; le léger excès d'acide benzoïque cristallise par refroidissement. On filtre. Un gramme d'acide benzoïque se dissout dans 375 grammes d'eau à 17°5 : et 45 gr. 7 d'eau à 75°.

2. *Journ. de Pharm. et de Chim.* (7), XXV, 3, p. 97.

Solutions de chlorhydrate d'héroïne. — Cet éther diacétique de la morphine se prescrit sous forme de chlorhydrate à la dose de 0,5 à 1 p. 100.

FRED. BAYER indique de préparer les solutions injectables par dissolution dans de l'eau récemment bouillie et *refroidie*.

Il faudra de plus éviter l'addition des alcalins (bicarbonate de soude, etc.), qui précipiteraient la base libre et, à chaud, risqueraient de dissocier l'éther acétique.

Il est certain que l'eau bouillante, agissant d'une *façon prolongée*, suffit à saponifier le chlorhydrate d'héroïne partiellement, avec formation d'*acétylmorphine* α [1] ; mais, en réalité, à la condition d'opérer avec des verres de très bonne qualité (comme pour la cocaïne), j'ai pu stériliser les solutions de chlorhydrate d'héroïne à 110° à l'autoclave pendant 15′, sans qu'il se forme aucun précipité et sans que l'activité thérapeutique paraisse sensiblement modifiée. MOSSLER, cependant prétend qu'à 115°, il y a une séparation d'acide acétique s'élevant à 5 p. 100 de la quantité du sel (en solution à 2 p. 100). Il sera donc préférable de procéder seulement à la stérilisation à 100°.

Solutions de dionine. — On emploie quelquefois en injections la solution de chlorhydrate d'éthyl-morphine (à 2 p. 100). Les remarques faites plus haut au sujet des solutions de codéine leur sont applicables.

Solutions iodées. — L'*huile iodée* faite à 1 p. 100 avec l'huile d'olive lavée et stérilisée, pourra subir la stérilisation à 100°, de même que la solution aqueuse *iodo-iodurée*, et celle d'*iodate de soude*. La *teinture d'iode* chauffée

---

1. Voir JUNGFLEISCH, ouvrage cité, II, p. 986.

à 100° pendant une heure en ampoule scellée ne subit aucune modification appréciable d'après Sapin[1].

- Solutions de glycogène. — On sait que les solutions de *glycogène* ne sont pas modifiées en présence d'alcali, même à la température de l'ébullition, mais qu'à 150° le *glycogène*, étant chauffé avec de l'eau pure, est partiellement transformé en sucre fermentescible. Avec les acides dilués, l'hydrolyse se produit beaucoup plus facilement.

En hypodermie, on utilise quelquefois des solutions de *glycogène* (de 2 à 5 p. 100), mais leur stérilisation à l'autoclave, et même à 100°, suivant certains auteurs, présenterait des inconvénients, non seulement au point de vue de l'hydrolyse possible (car celle-ci, en milieu non acide, n'aurait guère le temps de se produire), mais à cause aussi de l'état colloïdal du *glycogène* en solution. Ces auteurs conseillent donc d'opérer la stérilisation par tyndallisation à 70°.

Mes expériences personnelles m'ont permis de constater qu'en milieu neutre il ne se produisait pas de modification physique ou chimique sensible dans les solutions de *glycogène*, même après un chauffage de 15′ à 110° à l'autoclave.

Solutions d'ergotine. — La nouvelle *Pharmacopée italienne*, ainsi que Thomann[2] et Gérard[3], rangent l'*ergotine* parmi les substances altérables à 100° et qu'il faut stériliser par tyndallisation à 80-90°.

On a vu que Candussio était d'un avis contraire; on sait d'autre part que le *Codex* indique, pour la préparation de l'*extrait d'ergot de seigle*, de réduire le liquide d'épuise-

---

1. *Revue Pharm. des Flandres*, xi, 65; 1895. Sapin a également démontré que la teinture d'iode doit être conservée de préférence en pleine lumière.
2. Article cité.
3. Ouvrage cité, 3ᵉ édition, p. 75.

ment au bain-marie ; il est donc permis de supposer que la solution d'*ergotine* supporte assez facilement la température de 100°.

Pour ma part, j'ai constaté que les solutions d'*ergotine*[1] supportent sans se troubler la température de 100° au bain-marie pendant 30' mais que, par contre, un chauffage à l'autoclave, une demi-heure à 130°, les trouble légèrement[2].

Solutions de chlorhydrate d'émétine. — Le nitrate d'émétine est peu soluble, le chlorhydrate est le sel le plus employé. Préconisé surtout par ROGERS de Calcutta, et en France par CHAUFFARD (*Acad. de méd.*, 25 février 1913), c'est un sel assez soluble dans l'eau. D'après PAUL et J. COWNLEY[3], le chlorhydrate d'émétine n'est pas altéré à 100-110°. On pourra donc stériliser les solutions au bain-marie à 100°. On fait des solutions diluées (0,05 p. 30 cc. par exemple) ou des solutions fortes titrant de 1 à 5 p. 100, dont on injecte 1 cc.[4]

Solutions de sels de mercure. — Nous avons dit que certains sels (bibromure, bichlorure, biiodure, cyanure, etc.), sont stérilisables à l'autoclave à 110-115°.

---

1. Ergotine 2 gr., glycérine neutre 1 gr., eau distillée 10 cc.

2. On emploie le plus souvent pour la voie hypodermique l'*ergotine fluide* (formule YVON ou Codex) qui correspond à son poids d'ergot ; l'*extrait mou d'ergot* du Codex est à peu près totalement dépourvu des deux principes actifs essentiels (ergotinine et ac. sphacélinique). Il renferme deux principes solubles dans l'eau, l'un (choline) toxique sans action thérapeutique bien connue, l'autre (ac. ergotinique) simplement narcotique et sans action sur l'utérus.

3. *Journ. de Pharm. et de Chim.* [5], xxx, 514 ; d'après *The Pharmaceutical Journal*, 11 août 1894.

4. L'*émétine* présente une certaine toxicité favorisée par sa *lente élimination*, par son altération à la lumière (le produit se fonce graduellement), la tolérance du sujet, etc... En pratique, la dose *totale* ne doit pas dépasser 1 gramme divisé en doses quotidiennes, ne dépassant pas 0 gr. 08 à 0 gr. 10. Les injections intra-veineuses doivent être évitées. (Voir *Union Pharm.*, p. 40, 1918) et *Annales des Laboratoires Clin* (Juillet, Sept. 1921).

En revanche, pour d'autres sels peu connus ou mal définis, il est plus prudent d'opérer soit une courte exposition au bain-marie à 100°, soit plutôt une tyndallisation. Pour certaines préparations, la méthode dite *aseptique* sera même la seule applicable et; comme il s'agit de composés mercuriels, c'est-à-dire antiseptiques, elle sera souvent à peu près suffisante.

Solutions de benzoate de mercure. L'emploi du benzoate de mercure présente un certain nombre d'inconvénients, que ne rachète pas d'ailleurs sa richesse en mercure, laquelle est de 43 p. 100, c'est-à-dire inférieure à celle du biiodure (44 p. 100), du cyanure (79 p. 100), du bichlorure (73 pour 100) du calomel (84 p. 100), etc.

Néanmoins, ce sel est très fréquemment employé en thérapeutique.

Comme, avec le temps et à la lumière, il s'altère avec formation de sel mercureux, il faut, autant que possible, le préparer *au moment du besoin*, par le procédé du Codex[1] que recommandaient déjà DESMOULIÈRE et LAFAY[2], qui

---

1. A. CHRISTIAENS conseille de sécher le benzoate de mercure à basse température et dans le vide et non à 100° comme l'indique le Codex, ce qui jaunit et insolubilise le produit. Le même auteur, pour éviter toute acidité en excès recommande de laisser une trace d'oxyde non dissoute; par exemple : pour 10 gr. d'oxyde mercurique, n'introduire que 6 gr. au plus (et non 10 gr.) d'acide acétique pur. De plus, il faudrait 15 gr. et non 11 gr. de benzoate de soude. Enfin, selon le même auteur, le benzoate de mercure étant insoluble dans l'eau, il suffirait de calculer les quantités d'oxyde mercurique et de benzoate de soude nécessaires pour obtenir un poids donné de benzoate de mercure, on redissoudrait ensuite celui-ci sans le sécher, et pour plus de sûreté, on titrerait la solution ainsi obtenue. Pratiquement, 1 gramme d'oxyde jaune de Hg donne 2 grammes de benzoate de Hg, supposé sec. Ainsi pour obtenir 10 gr. de benzoate de Hg, il faudra employer 5 gr. d'oxyde jaune de Hg, 5 gr. d'acide acétique et 7 gr. 50 benzoate de soude (Cf. *Union Pharm.*, p. 337: 1917).

2. *Bull. de la Soc. française de Derm. et de Syph.* mai 1906, p. 304.

conseillaient de procéder de la façon suivante pour obtenir un sel bien défini, de formule $(C^7H^5O^2)^2Hg + H^2O$, pouvant se dissoudre complètement en présence de chlorure de sodium (absence de sel mercureux) en donnant une *solution neutre* :

·Précipiter de l'oxyde de Hg en versant peu à peu une solution de sublimé dans une solution de potasse à l'alcool, laver par décantation jusqu'à ce que les eaux de lavage ne précipitent plus par l'azotate d'argent. Dissoudre la bouillie d'oxyde jaune obtenue à l'aide d'acide acétique dilué. Avoir soin d'éviter toute élévation de température et n'ajouter que la quantité d'acide nécessaire à la dissolution de l'oxyde ; au besoin laisser une trace d'oxyde non dissoute de façon à être sûr de n'avoir pas un excès d'acide dans la liqueur. Filtrer et verser peu à peu dans cette solution une solution de benzoate de soude à 5 p. 100 environ.

Laver le précipité à la trompe à l'aide d'un entonnoir en porcelaine de Büchner ; pour cela, essorer d'abord soigneusement le précipité sur un disque de papier durci placé dans l'entonnoir, puis le délayer dans de l'eau distillée froide. Egoutter à nouveau sur l'entonnoir et recommencer plusieurs fois l'opération. Après avoir délayé et essoré le précipité 4 ou 5 fois, les eaux de lavage sont neutres au tournesol. Cette façon d'opérer est très rapide et permet de dessécher en grande partie le précipité. Il ne reste plus qu'à achever la dessiccation dans le vide, au-dessus de l'acide sulfurique[1].

Le *benzoate de mercure* obtenu, on peut employer pour le solubiliser dans l'eau, soit le benzoate d'ammoniaque qui fournira un sel double (formule peu usitée aujourd'hui), soit le chlorure de sodium.

Dans le premier cas, par exemple, on met en présence 1 gramme (ou 2 grammes) de benzoate de Hg et 4 grammes (ou 8 grammes) de benzoate d'ammoniaque, et de l'eau

1. Non seulement le produit chauffé jaunit, mais il y a dissociation partielle, avec formation d'oxyde de mercure ; il peut aussi se former du benzoate mercureux.

distillée q. s. pour 100 cc. Dans le second cas, ainsi que nous le verrons plus loin, la quantité de NaCl à ajouter varie suivant les auteurs, et plusieurs formules ont été indiquées.

VICARIO a proposé également une formule au bromure de sodium.

La formule au benzoate d'ammoniaque est défectueuse. Il est nécessaire d'employer un sel ammoniacal légèrement alcalin, et même un excès d'ammoniaque pour assurer la dissolution. L'exécution de cette formule est assez délicate; quand on opère par touches sur le papier de tournesol, pour vérifier la réaction du benzoate d'ammoniaque le papier rougit assez vite, même avec un benzoate alcalin, ce qui provient de la dissociation du benzoate d'ammoniaque, une partie de l'ammoniaque se volatilise et laisse un benzoate acide. De solubilisation difficile, le benzoate de mercure ammoniacal est en outre facilement dissociable et l'injection en est plus douloureuse que celle de la solution au chlorure de sodium.

Les échantillons de benzoate mercurique que l'on trouve dans le commerce sont souvent impurs ou trop anciens, ils se dissolvent mal, même dans le chlorure de sodium et la liqueur obtenue présente une réaction acide; s'ils renferment du sel mercureux celui-ci est transformé en chlorure mercureux insoluble et, après filtration, le titre en Hg de la solution est diminué.

La première formule de GAUCHER comportait pour 100 cc. : 1 gramme de benzoate de Hg, 0 gr. 75 de NaCl (théoriquement il faut 0 gr. 25 de NaCl pour la transformation en sublimé, mais un excès de NaCl est nécessaire pour favoriser la dissolution et rendre le liquide isotonique); puis on a constaté que les solutions faites avec une petite quantité de NaCl étaient mal supportées, sans doute parce que la solution de sublimé formée coagule les albuminoïdes ; cette coagulation ne se produirait plus avec un excès de NaCl ; afin d'empêcher que le sublimé coagule l'albumine, il faudrait pour 0 gr. 60 de $HgCl^2$ au moins 1 gr. 50 de NaCl (LÉGER).

La deuxième formule de GAUCHER fortement hypertonique était la suivante : benzoate Hg : 1 gramme, NaCl : 2 gr. 50, eau distillée : q. s. pour 100 cc. Elle n'est pas douloureuse.

Dans toutes les formules où le benzoate de Hg est dissous à la faveur du chlorure de sodium, le sel mercuriel est transformé. VARET (1897) a démontré le premier, par la thermochimie que le système : benzoate Hg $+$ NaCl devenait en réalité : benzoate Na $+$ $HgCl^2$ (sublimé) $+$ excès de NaCl. DELÉPINE est arrivé aux mêmes conclusions. Il a comparé entre elles deux solutions équivalentes en Cl, en Na, en Hg, en radical benzoïque. L'une renfermait : benzoate de Hg et NaCl ; l'autre : $HgCl^2$, benzoate de Na et NaCl. Après agitation de ces solutions avec de l'éther, celui-ci renfermait une même quantité de $HgCl^2$ pour les deux solutions. Il serait par suite tout à fait inutile de préparer du benzoate de mercure, opération longue et coûteuse.

LÉGER a donc proposé la formule suivante de chloromercurate de sodium :

$HgCl^2$..........	0 gr. 60[1]	Verser sur le mélange des sels 25 cc.
NaCl pur........	2 gr. 25	d'eau ; laisser en contact en agitant de
Benzoate de Na.	0 gr. 70	temps en temps. Quand la solution est
Eau dist.... q. s.	100 cc.	obtenue, compléter à 100 cc. et filtrer.

1. Théoriquement il faudrait $Hg\,Cl^2$: 0,589 ; benzoate Na : 0 gr. 704. Voir *Journ. de Pharm. et de Chim.* (7), **xx**, p. 145. 1919.

Grâce à la présence de NaCl, la solution de sublimé est mieux tolérée; le sublimé dans ces solutions diluées est toujours partiellement ionisé avec mise en liberté de HCl, or le benzoate de soude fixe cet HCl et l'acide benzoïque ainsi libéré est moins nocif que HCl.

Chimiquement, la formule de LÉGER est identique à la deuxième formule de GAUCHER; l'action thérapeutique est semblable également (Expériences de GAUCHER et JEAN-SELME). Cette solution hypertonique, serait mieux tolérée que la solution isotonique (HgCl^2 : 0 gr. 589 — NaCl : 0 gr. 496 — benzoate Na : 0 gr. 704 — Eau dist. q. s. 100 cc.).

DESMOULIÈRE et LAFAY, ainsi que nous l'avons dit précédemment, ont proposé la formule suivante : benzoate de Hg récent; 1 gramme — NaCl pur : 1 gramme — Saccharose pure : 10 grammes. — Eau distillée stérilisée q. s. pour 100 cc. Au lieu de saccharose, on peut employer du glucose ou du lactose. Ces solutions ne peuvent être autoclavées, car il y aurait réduction du sel de Hg par le sucre; on les filtre à la bougie (?). On peut faire une solution analogue avec le biiodure de Hg. Ces solutions hypertoniques seraient très bien tolérées (*La Clinique* V. p. 278. 1910).

Pour les autres solutions, formules GAUCHER, DELÉPINE, LÉGER, etc... la stérilisation peut se faire à 100°; mais à 115°-120°, on observe souvent, surtout avec les verres ordinaires, un léger trouble et les solutions deviennent un peu douloureuses. Quant à la conservation, même dans de bons verres, elle n'est pas illimitée.

On associe parfois au benzoate de mercure le cacodylate de soude: il faut employer le benzoate chloruré sodique et non la solution au benzoate d'ammoniaque; le mélange peut se stériliser à 100°.

On ajoute aussi fréquemment un peu de chlorhydrate de cocaïne ou de stovaïne aux solutions de benzoate de mercure pour les rendre tout à fait indolores. Il ne faut pas dépasser 2 ou 3 milligrammes de ce sel par cc. : au delà de cette dose, il se produit un précipité. Les solutions hypertoniques sont d'ailleurs peu ou pas douloureuses et une très faible dose d'anesthésique est suffisante.

Solutions d'adrénaline. — On emploie assez fréquemment la solution suivante :

```
Adrénaline.........................  0 gr. 10,
NaCl pur...........................  0 gr. 90
HCl à 1 p. 10......................  XV gouttes
Eau distillée............. q. s. pour  100 cc.
```

qu'on peut au besoin additionner de *chlorétone* 0,25 p. 100, pour en assurer la conservation.

La solution effectuée, on la divisera en ampoules ou en flacons *colorés* et on pourra la stériliser, à la rigueur, à l'autoclave à 110-115° à la condition d'employer des verres de *premier choix*, de bien remplir les récipients et d'éviter tout à fait l'influence de l'air, conditions difficiles à réaliser dans la pratique. Il est donc préférable d'effectuer un chauffage au bain-marie à 100° pendant 30 minutes.

On sait que l'adrénaline présente une ou deux fonctions phénoliques ; or, on constate que ces solutions sont très légèrement colorées après leur stérilisation, sans cependant avoir perdu leurs propriétés. Leur conservation n'est pas indéfinie ; il se forme, même à l'abri de la lumière, de *l'oxyadrénaline* inactive. Les solutions, d'ailleurs, deviennent d'un rose de plus en plus brun ; elles peuvent être utilisées tant que la coloration reste peu accentuée et que la solution ne renferme pas de flocons bruns.

RICHARD et MALMY[1] ont recommandé avec raison d'uniformiser la formule de la solution d'adrénaline au millième, de façon qu'elle présente toujours la même tension superficielle et, par suite, le même nombre de gouttes au gramme. Ces auteurs, qui comme nous ont constaté la nécessité d'un milieu très légèrement acide pour la conservation de cette solution, recommandent de préférence l'emploi de l'*acide sulfureux*, qui agirait à la fois comme dissolvant, réducteur et antiseptique. Cette dernière action est d'autant plus nécessaire, disent ces deux auteurs, que la stérilisation des solutions d'adrénaline est assez difficile à réaliser. La chaleur à 60° produit parfois déjà une coloration des solutions et, à 105° celles-ci peuvent même se troubler légèrement. La parfaite stérilisation et la conservation des solutions d'adrénaline est d'autant plus nécessaire qu'on ajoute souvent quelques gouttes de cette solution dans du sérum physiologique ou glucosé au moment même des injections ; or, les solutions non additionnées d'un antiseptique, comme le chlorétone, ou non suffisamment stérilisées dans la crainte d'altération possible, contiennent souvent des filaments mycéliens.

RICHARD et MALMY conseillent donc d'opérer de la façon suivante : on prépare d'abord la solution d'acide sulfureux, soit en faisant barboter dans l'eau distillée de l'acide sulfureux comprimé qu'on trouve en siphon dans le commerce ; soit en produisant cet acide par l'action de l'acide sulfurique dilué au tiers sur une solution concentrée de bisulfite de soude et en faisant passer le gaz produit dans l'eau distillée jusqu'à ce qu'on obtienne, dans les deux cas, une solution assez concentrée dont la densité soit

1. Journ. de Pharm. et de Chim. [7], XXIII, p. 209 ; 1921.

comprise entre 1.020 et 1.040. On titrera cette solution à l'aide de l'iode, par différence.

La formule proposée est la suivante:

Adrénaline gauche du Codex[1]........... 1 gr. »
Acide sulfureux gazeux[2]............... 1 gr. »
Chlorure de sodium pur et desséché.... 7 gr. 50
Eau distillée............... q. s. pour 1.000 gr. »

dissoudre l'adrénaline dans 100 cc., de solution physiologique de NaCl contenant 10 gr. d'acide sulfureux par litre. Compléter à 1.000 avec la solution physiologique de NaCl *préalablement stérilisée.*

Cette solution dont XX gouttes correspondent au gramme,

1. TIFFENEAU et RICHAUD ont insisté sur la nécessité du contrôle physiologique de l'adrénaline (*Journal de Pharm. et de Chim.* [7], XXIII, p. 313-366; 1921 et XXV, p. 155, 1922. La détermination du pouvoir rotatoire, le dosage colorimétrique de l'adrénaline, peuvent être employés pour l'essai de l'adrénaline : ces procédés ne suffiront pas pour apprécier la valeur d'une *solution* d'adrénaline. Pour le dosage colorimétrique, on utilise les réactions que donnent les solutions d'adrénaline avec le perchlorure de fer, l'iode, le ferricyanure de potassium et le bioxyde de manganèse (ZANINO-GNUNI).

Ce contrôle chimique doit être complété par l'étude physiologique.

Dès 1917, la *Pharmacopée des Etats-Unis* a prescrit l'essai des produits dérivés de la glande surrénale (Cf. BOUGAULT. J. P. C. 1917. XV, p. 107.

La meilleure méthode consiste, selon TIFFENEAU, (J. P. C. 1921. XXIII; p. 313) à comparer l'augmentation de la pression sanguine produite chez le chien, préalablement atropinisé, par une injection intraveineuse de ces préparations, avec celle produite par une solution titrée d'une *adrénaline-type,* dont on a vérifié la pureté par l'analyse chimique.

En effet, pour l'adrénaline en nature, le contrôle chimique va de pair avec l'essai physiologique, tandis que pour les petites quantités de solution d'adrénaline, la méthode physiologique est à peu près seule applicable. Elle est fort utile pour apprécier la valeur thérapeutique des solutions d'adrénalines synthétiques, la plupart *racémiques,* pour lesquelles le pouvoir rotatoire ne fournirait évidemment aucune indication quantitative.

2. Théoriquement, il faudrait 0 gr. 175 d'acide SO^2 pour solubiliser 1 gramme d'adrénaline. La solution avec excès d'acide dont RICHAUD et MALMY donnent la formule est bien tolérée en injections.

se conserve très bien en flacons pleins et bien bouchés, ou en ampoules. Pour préparer ces dernières, il y a intérêt à opérer à l'abri de l'air. On pourra se servir à cet effet du dispositif conseillé par RICHARD et MALMY dans lequel, la solution, une fois filtrée sur des bougies poreuses, pour éliminer les poussières ou filaments de coton, se trouve manipulée complètement en atmosphère carbonique. Le gaz carbonique est fourni par un obus de gaz comprimé et détendu tout d'abord dans un ballon en caoutchouc. Par l'intermédiaire des deux tubulures de la cloche à vide, on peut faire arriver sur les ampoules vides, soit le liquide destiné à les remplir, soit du gaz carbonique pour ramener à la pression atmosphérique.

DEBUCQUET[1] a conseillé la formule suivante qu'on doit préparer aseptiquement, sans chauffer :

Adrénaline pure (base)..................	1 gr.
NaCl pur...............................	7 gr.
Eau dist. bouillie et saturée d'ac. benzoïque	
q. s. pour.........................	1.000 cc.

introduire dans une éprouvette graduée les 2/3 du volume final de la solution aqueuse benzoïque (voir p. 216); ajouter l'adrénaline; agiter pour dissoudre. Ajouter NaCl, et après agitation compléter le volume total. Agiter de nouveau; filtrer au Berzelius à l'abri de la lumière.

Essai : On compare le pouvoir rotatoire de la solution benzoïque avec celui d'une solution faite avec de l'adrénaline pure (en solution dans $SO^4H^2N/10$). Pour la solution à 1 p. 100, le pouvoir rotatoire doit être — 53° (le point de fusion de la base est + 207-208°).

---

1. Voir dans *Journ. de Pharm. et de Chim.* (7); XXV, p. 136, 1922 l'article de DEBUCQUET.

La solution doit donner les réactions colorimétriques habituelles avec AzH^3,Fe^2Cl^6 étendu, etc., elle est isotonique, compte XXII gouttes au gramme, est acide au tournesol (3 gr. par litre, en acide benzoïque : PM. 122) ; mise en ampoules de verre neutre jaune, elle se conserve bien. Elle n'est cependant pas réellement stérilisée et les remarques que nous avons faites au sujet de l'action stérilisante imparfaite des antiseptiques lui sont applicables.

THOMANN a rappelé que, selon FIRBAS, les solutions d'adrénaline ne sont pas stérilisables à 100°, tandis que d'après des communications de la firme PARKE-DAVIS elles supporteraient facilement la température de 100° à 120°.

Selon ROWE (*American Journal of Pharmacy*, 1914, p. 145), la solution de chlorhydrate d'adrénaline peut être chauffée trois heures dans l'eau bouillante sans perdre son activité. On peut aussi plonger les ampoules dans l'eau bouillante à sept reprises différentes pendant 15 minutes chaque fois.

D'après GRUBLER[1], elles sont stérilisables sans inconvénient par la vapeur fluente. C'est d'ailleurs aussi ce qui résulte de mes expériences personnelles : j'ai constaté, pour l'adrénaline comme pour la morphine, qu'en l'*absence d'air*, la stérilisation devient beaucoup plus facile ; la réaction *acide* du milieu est également très favorable.

Pour nous résumer, le chauffage à 100° (bain-marie ou vapeur fluente pendant 30 à 45 minutes, chauffage répété au besoin trois jours de suite) semble constituer le procédé le plus pratique.

On associe fréquemment à l'adrénaline : la *cocaïne*, la *stovaïne*, l'*eucaïne*, la *novocaïne*. etc[2].

---

1. Voir THOMANN, article cité.
2. La poudre citro-boriquée d'adrénaline, à 1 p. 100 de MANSIER ou celle

Solutions d'ésérine (sulfate ou salicylate) et de chlorhydrate d'apomorphine. — Les solutions de sels d'ésérine et d'apomorphine sont, on le sait, très oxydables.

En opérant à l'abri de l'air et en présence d'un très léger excès d'acide, d'après la technique indiquée au chapitre de la morphine, je ne suis jamais parvenu à obtenir des solutions *rigoureusement incolores*; toutefois, elles étaient beaucoup moins colorées que les solutions chauffées sans cette précaution préalable. L'addition de HCl à 1 p. 1.000 est insuffisante pour empêcher la coloration. Une concentration à 1 p. 100 de HCl, permettrait de l'éviter tout au moins au-dessous de 70-80°, mais cette acidité est trop forte pour la pratique des injections. En résumé nous conseillons la méthode de tyndallisation ou le simple chauffage au bain-marie à 100°, dans des ampoules scellées ou des flacons en verre jaune et bien neutre. La conservation de ces solutions ne sera d'ailleurs pas indéfinie, et l'on devra les renouveler le plus souvent possible[1].

L. Debucquet a conseillé de faire la solution dans l'eau saturée d'acide benzoïque, ainsi qu'il a été dit précédem-

de l'ancien *Formulaire des Hôpitaux militaires*, citro-borique à 1/10, sont à rejeter : les solutions préparées au moyen de ces poudres sont de très mauvaise conservation. Enfin, on a vu précédemment (page 216) le procédé de préparation de Breteau, avec l'eau saturée d'acide benzoïque. Pour la préparation de l'*adrénaline synthétique*, voir *J. P. C.* (7), xxi, p. 440. 1920.

1. A propos des solutions de chlorhydrate d'apomorphine, G. Pégurier (*Rép. de Pharm.*, (3), xix, 301 ; 1907) a conseillé : 1° de faire la manipulation dans une chambre éclairée à la lumière rouge pour éviter l'action de la lumière ; 2° de neutraliser les vapeurs ammoniacales de l'atmosphère en évaporant un peu d'acide acétique dans la pièce où l'on opère ; 3° d'employer des ampoules en verre jaune et une solution acidulée par HCl. Malgré ces précautions, ajoute l'auteur, on devra préparer les solutions le plus aseptiquement possible, sans en effectuer la stérilisation à l'autoclave.

Ce procédé semble assez compliqué et, de plus, il n'empêche pas l'action oxydante de l'air contenu dans les ampoules de se produire.

ment à propos de la *novocaïne*. La tyndallisation ne produirait ainsi aucune coloration, et le chauffage à 100° ne s'accompagnerait que d'une très légère coloration.

Solutions de chlorhydrate d'apocodéine. — Même stérilisation que pour l'apomorphine, bien que ce corps soit plutôt moins altérable.

Solutions de résorcine et de pyrogallol. — On stérilisera à 100° dans des verres bien neutres, en milieu acide et à l'abri de l'air comme pour l'apomorphine et l'adrénaline.

Solutions de colchicine. — Les solutions de *colchicine* pour usage hypodermique sont rarement employées. On utilise quelquefois une solution à 0,10 p. 100 dans l'alcool dilué (alcool à 90° : 15 cc. et eau distillée : QS. 100 cc.).

La *colchicine* est assez peu soluble dans l'eau, et moins encore à chaud qu'à froid. La solution est lévogyre, elle est altérable à la lumière, décomposable par les alcalis ou la lessive de soude diluée, à chaud, en colchicéine et alcool méthylique. La solution réduit alors la liqueur cupropotassique.

En raison de cette altérabilité, et aussi des incertitudes qui subsistent au sujet de la constitution exacte de ce composé, on devra de préférence stériliser la solution à 100° au bain-marie, 30'; ou même, de préférence, par tyndallisation à 70°, et la conserver dans des verres colorés.

Solutions de cantharidine. — On emploie quelquefois une solution renfermant 0,01 de *cantharidine* et 0,02 de potasse caustique pour 100 grammes d'eau; c'est-à-dire que la solution renferme en réalité du *cantharidate de potasse*. On utilise aussi le *cantharidate de soude* aux mêmes doses.

Ces solutions supportent la température de 100°.

Solutions de bleu de méthylène. — La solution de *bleu de* *méthylène*, à 2 ou 5 p. 100 par exemple, peut se stériliser par chauffage au bain-marie à 100°, pendant 30 minutes. Les injections intra-veineuses sont bien supportées mais les injections intra-musculaires sont douloureuses.

Solutions d'acide cyanhydrique. — On emploie quelquefois la solution à 0,05 pour 100, qu'on répartit en ampoules colorées, et qui peut être stérilisée en vase clos ou en ampoules scellées à 100° au bain-marie pendant 30 minutes[1].

1. Les rayons ultra-violets attaquent assez rapidement l'eau de laurier-cerise; celle-ci est ramenée en quelques heures au titre zéro en acide cyanhydrique. On peut en conclure que l'eau de laurier-cerise se conservera mieux en récipient rouge orangé.

IV. — SUBSTANCES STÉRILISABLES
PAR TYNDALLISATION

Solutions d'alypine. — Les solutions aqueuses de sels *d'alypine* sont neutres au tournesol; on les stérilise par tyndallisation. En effet, selon MOSSLER, les sels d'alypine, dans lesquels un seul des deux groupes amines est salifié, sont très altérables par la chaleur. A 100°, après 5 minutes, le nitrate est partiellement décomposé (8 p. 100), davantage après 30 minutes (24 p. 100); et à 115° à l'autoclave pendant 20′ elles deviennent acides au tournesol par dissociation de l'acide benzoïque et subissent près de 50 p. 100 d'altération. La parfaite stérilisation de ces solutions est cependant indispensable car, si les solutions à 2 ou 4 p. 100 se conservent quelque temps, les solutions plus étendues moisissent très vite.

Solutions d'atoxyl. — Les avis sont encore actuellement partagés quant à la stérilisation des solutions *d'atoxyl*; d'après WULFF, dit THOMANN, ces solutions peuvent être soumises à la vapeur, tandis que, d'après un prospectus enroulé autour du produit, on doit appliquer la tyndallisation.

G. CANDUSSIO[1] a résumé ainsi les conclusions de ses recherches :

---

1. *Journ. de Pharm. et de Chim.*, [7], 1, 169; d'après *Pharm. Ztg*; 1909, p. 891.

1° L'atoxyl ne doit être stérilisé ni en chauffant à 112° pendant 30′, ni en chauffant à 100° pendant 1 heure, ni même par tyndallisation (chauffages à 70° pendant 7 ou 8 heures sans interruption).

2° En cas d'urgence, on peut les stériliser en chauffant 2′ à 100°; toutefois, il est préférable de les stériliser à froid, sous pression, à travers un filtre en porcelaine, en opérant à l'abri de l'air au moment du remplissage et de la fermeture des ampoules.

3° On ne doit se servir que d'atoxyl cristallisé et qui a été conservé dans des flacons en verre jaune.

Les solutions qui auraient pris lors de la conservation une coloration jaune paille même légère, doivent être rejetées Le pharmacien ne doit pas être rendu responsable de la stabilité des solutions d'atoxyl.

4° Les solutions d'atoxyl se décomposent avec le temps et deviennent plus ou moins jaunes. Par contre, lors de la décomposition qui se produit dans les solutions qui ont été stérilisées par la chaleur, ces dernières restent incolores.

L'auteur termine en insistant sur l'action toxique fréquemment observée de l'atoxyl. Il n'est pas éloigné de croire qu'on doit attribuer exclusivement à la décomposition qui a lieu les effets secondaires trop souvent constatés dans la pratique médicale.

J'ai relaté mes expériences personnelles à propos de la stérilisation par les *rayons ultra-violets*.

Au point de vue de la *stérilisation par la chaleur*, j'ai fréquemment observé un trouble ou un précipité en stérilisant à l'autoclave les solutions d'*atoxyl*.

G. BERTRAND a montré qu'une solution d'atoxyl à 25 p. 100 était partiellement décomposée en aniline et arséniate monosodique à 125°. M. FRANÇOIS (*Union Ph.* 1918, p. 145) a constaté que vers 35-40°, et par exemple dans les pays tropicaux, l'atoxyl peut être déjà l'objet d'une altération spontanée (à la façon de la poudre de guerre, dite poudre B, dans les soutes chaudes des navires). Cette altération peut aller progressivement jusqu'à la décomposition complète; 0 gr. 50 d'atoxyl, dose habituelle pour la maladie du sommeil, sont alors remplacés par trois centigrammes d'anhydride arsénieux et 56 centigrammes d'arséniate de soude officinal, comme toxicité. Il faut donc surveiller ce produit et l'essayer avant l'emploi.

Pour conclure, étant donné que la stérilisation, même à 100°, peut éventuellement donner naissance à des composés toxiques (les produits de décomposition sont l'*aniline* et l'*arséniate monosodique*), je me range à l'avis de THOMANN pour proscrire cette méthode de stérilisation, et pour recommander la tyndallisation (à 60-70° pendant une heure et trois jours consécutifs) ou la filtration.

Sels de mercure non stérilisables à 100°. — Le *méthylarsinate* de mercure, sel peu stable et dont nous avons parlé précédemment à propos des méthylarsinates, le *chlorhydrargyre* (douloureux), sont à abandonner; l'*amidopropionate*, l'*asparaginate*, le *cacodylhydrargyre* (obtenu au moyen du cacodylate d'ammoniaque et de l'oxyde jaune de mercure), le *sozoiodolate* de mercure (additionné de KI), la *succinimide* préconisée par JULLIEN et ARNAUD, et surtout le *salicylate neutre* (avec NaCl), *l'énésol* (salicylarsinate de mercure) et l'*hermophényl* (phénoldisulfonate de mercure et de sodium), supportent une très courte stérilisation au bain-marie à 100°; ou mieux une tyndallisation à température relativement élevée (80°).

Le *cacodylate de mercure*, en solution à 1 p. 100, constitue une préparation peu stable et très rarement employée, qui ne pourra être stérilisée que par *tyndallisation* (ou par filtration), car la solution aqueuse se décompose à chaud et même souvent à froid avec séparation d'oxyde de mercure. La formule est donc à rejeter. La solubilisation se trouverait sans doute facilitée par addition d'acide, mais celui-ci aurait le double inconvénient de changer la nature du sel mercuriel et de rendre l'injection plus ou moins douloureuse.

On utilise quelquefois des formules de solutés où l'on associe le cacodylate de mercure à l'iodure de sodium, ou le cacodylate de soude à l'iodure de sodium et au biiodure de mercure. Voici quelques-unes de ces formules empruntées au Formulaire de CERBELAUD[1].

<table>
<tr><td>1° a) Cacodylate de mercure.</td><td>1 gr.</td><td>»</td><td rowspan="5">Ajouter b à a, neutraliser avec une solution de soude à 1/10°; ajouter de l'eau en quantité suffisante pour faire 100 cc., tyndalliser à 80° ou à 100°.</td></tr>
<tr><td>Acide cacodylique.....</td><td>2 gr.</td><td>»</td></tr>
<tr><td>Eau distillée..........</td><td>75 gr.</td><td>»</td></tr>
<tr><td>b) Iodure de sodium.....</td><td>1 gr.</td><td>»</td></tr>
<tr><td>Eau distillée..........</td><td>5 gr.</td><td>»</td></tr>
</table>

2° Biiodure de mercure..... 0 gr. 50
Iodure de sodium........ 0 gr. 60
Chlorure de sodium...... 0 gr. 60
Cacodylate de soude..... 3 gr. »
Eau distillée... q. s. pour 100 cc.

SOLUTÉ DE BROCQ

—

3° Biiodure de mercure..... 0 gr. 47
Cacodylate de soude...... 4 gr. »
Iodure de sodium........ 2 gr. »
Eau distillée bouillie.....
q. s. pour 100 cc.

Tyndalliser à 80° ou à 100°, après filtration sur deux doubles de papier-filtre.

Le *lactate de mercure* a été étudié par LEXTRAIT et GANDILLON[2] et par GUERBET[3]. Ce dernier auteur a publié un

1. *Formulaire des principales spécialités.* Paris, 1909, et 2° édition, 1912.
2. *Bull. Soc. méd des hôp. de Paris,* février 1902.
3. M. GUERBET. Sur les lactates de mercure. *Journ. de Pharm. et de Chim.* [6], XVI; 5; 1902. M. FRANÇOIS (*Journ. de Pharm. et de Chim.* (7) xv, 2, 1917) a signalé que le lactate mercurique cristallisé séché à l'air se conserve

mode de préparation qui permet d'obtenir une solution de lactate mercurique, facilement conservable. Il utilise l'oxyde jaune de mercure (obtenu par exemple au moyen de la précipitation du sublimé par la potasse), et dissout le sel de mercure ainsi récemment préparé dans une solution d'acide lactique (voir l'article original de GUERBET). Une solution à 1 p. 100, préparée de cette façon, peut servir aux injections intra-musculaires ; mais elle est peu stable et ne peut être stérilisée par la chaleur : car si on la fait bouillir, le sel mercurique passe à l'état de sel mercureux, tandis qu'il se forme de l'acide carbonique, de l'aldéhyde (C^2H^4O) et de l'acide lactique (GUERBET). D'ailleurs, grâce au pouvoir antiseptique de ce composé mercuriel, la méthode de préparation dite *aseptique* sera à la rigueur suffisante. Il faudra seulement préparer de petites quantités de liquide à la fois, et ne pas les conserver trop longtemps.

Oxycyanure de mercure. La majorité des produits commerciaux, sinon tous, dénommés *oxycyanure de mercure*, sont presque complètement formés de *cyanure* (ainsi que l'ont démontré BUCHNER[1] et RICHARD[2]. Ce dernier auteur, cependant, a préparé un *oxycyanure* vrai[3] répondant à la formule $HgCy^2HgO$, composé *assez instable au-dessus de 80°*, et soluble, à 1 p. 100 environ, dans l'eau. Ce sel basique se colore en gris à 100° avec formation d'un sel mercureux, et l'eau bouillante le décompose partiellement ; on ne pourra

très bien ; les solutions aqueuses très diluées (1 p. 1.000) ne se conservent pas trop mal pendant trois mois, mais les solutions concentrées s'altèrent plus rapidement avec formation de lactate mercureux.

1. *Chem. Zeit.*, 17, 1361 ; 1893.

2. *Journ. de Pharm. et de Chim.*, [6], XVIII, 553 ; 1903.

3. Voir aussi procédé de A. J. JONES. *Journ. de Pharm. et de Chim.*, (7) XXIII, p. 58, 1921.

donc songer à stériliser par la chaleur des solutions d'oxycyanure *vrai*. On les préparera le plus *aseptiquement* possible, et leur conservation ne sera évidemment que limitée.
On devra de préférence, pour éviter toute confusion, prescrire le *cyanure* qui est stérilisable à l'autoclave.

Peptonate de mercure : le *Codex* de 1908 indique une formule de solution de *peptonate de mercure* qui se prépare en
mélangeant une solution de sublimé et de chlorure de sodium avec une solution de peptone préparée au moment du
besoin en faisant agir de la pepsine en milieu chlorhydrique
sur du blanc d'œuf. Il n'est pas indiqué de stérilisation. —
Il existe d'autres formules dues à DELPECH, YVON, PETIT et
BAMBERGER. — Toutes ces préparations peuvent être *tyndallisées* vers 70°[1].

Pour ne pas les séparer des autres composés mercuriels
ne supportant pas l'action de la chaleur nous parlerons ici
des *composés mercuriels insolubles*.

A propos des corps gras, j'ai parlé déjà de la préparation
de l'huile au calomel, de l'*huile grise* (emploi de la méthode
aseptique : stérilisation des excipients, purification du mercure, matériel flambé, flacons stériles). La répartition en
ampoules peut se faire au moyen d'un flacon à soufflerie et
en agitant sans cesse, ainsi que je l'ai déjà indiqué. On
emploie des ampoules de forme évasée ou de forme bouteille, et on utilise l'huile grise un peu diluée (5 ou 10
p. 100 par exemple)[2]. La forme *ampoule* est d'ailleurs à
déconseiller pour les préparations insolubles[3], car l'agi-

1. Suivant certains auteurs, on aurait avantage à utiliser la *peptone de viande*
qui donnerait une préparation plus stable à chaud et se conserverait mieux.
2. ROBERT prépare cependant des ampoules auto-injectables d'huile grise
à 40 p. 100.
3. Th. BENGELSDORFF indique de préparer l'huile grise pour ampoules sui-

tation nécessaire pour bien homogénéiser les produits au moment de l'injection, est rendue trop difficile.

Le *mercure colloïdal* se prépare aseptiquement suivant le procédé de BREDIG et avec de l'eau stérilisée.

L'*huile au calomel*, faite avec de l'huile de vaseline *neutre*, supporte la chaleur de l'autoclave, ou dans tous les cas celle du bain-marie à 100°. Il faut opérer le mélange avec du *calomel purifié* (lavé à l'éther, afin d'éliminer les traces de sublimé qu'il peut contenir). La répartition en ampoules (peu recommandable), se fait, comme pour l'huile grise, au moyen d'un flacon à soufflerie et en agitant sans cesse.

Si l'on emploie comme excipient l'*huile d'olive* au lieu de l'huile de vaseline, il est plus prudent d'opérer suivant la méthode aseptique (huile stérilisée, calomel pur, matériel flambé, flacons stériles) sans chauffer le mélange, surtout à l'autoclave.

J'en dirai autant pour l'*huile à l'oxyde jaune de mercure*.

On préparera également le plus aseptiquement possible et sans stérilisation ultérieure : l'*huile au protoiodure de mercure*, la suspension aqueuse de *calomel colloïdal* (calomelol), l'*huile au tannate de mercure*, etc. Pour l'*huile au biiodure*,

vant la formule de ZIELER, c'est-à-dire avec de l'huile de ricin au lieu d'huile de vaseline (Hg : 40 gr. — lanoline : 15 gr. — huile de ricin : 45 gr.), le métal serait ainsi mieux divisé. Quant au remplissage, il s'effectuera ainsi suivant l'auteur : Les ampoules lavées et stérilisées sont fermées à une extrémité, remplies particllement avec un peu d'éther, puis on chauffe légèrement de façon à chasser l'éther presque complètement ; la pointe ouverte de chaque ampoule encore chaude est plongée dans l'huile grise qui doit être agitée continuellement. Par refroidissement l'huile grise remplit l'ampoule, et finalement celle-ci est fermée. Pour l'emploi, il faut utiliser deux sortes d'aiguilles ; la première pour le remplissage de la seringue est large (2 mm.) elle sert à l'aspiration de l'huile hors de l'ampoule ; on substitue la deuxième aiguille plus fine pour pratiquer l'injection (*Ph. Ztg.*, 1913 ; p. 191).

il en a été déjà question à propos des corps gras. (Voir p. 177).

J'ai parlé précédemment des *amalgames injectables* dont j'ai, le premier, réalisé l'exécution avec DEGUY. Je prépare les amalgames d'argent ou de platine suivant la *méthode aseptique*[1].

J'ai préparé également avec B. SAUTON une huile au *calomel réduit* qui a été essayée dans les hôpitaux. On sait que les injections d'huile au calomel, qui sont très actives, sont malheureusement très douloureuses[2], ce qui en restreint beaucoup l'emploi.

Or, la présence de sulfocyanure dans certains liquides de notre organisme, laissant supposer que ce composé joue un rôle dans le transformation du calomel injecté, nous avons fait agir le sulfocyanure de sodium sur le calomel. La réduction est immédiate, et le mercure obtenu est à l'état de *division extrême*. La formule de la réaction est la suivante :

$$Hg^2Cl^2 + 2CAzSNa = Hg + Hg(SCAz)^2 + 2NaCl$$

c'est-à-dire que 50 p. 100 du mercure sont à l'état libre, et 50 p. 100 à l'état de sulfocyanure.

Le produit noir obtenu, trituré *aseptiquement* dans un excipient approprié, paraît constituer, dès à présent, un liquide mercuriel injectable, non toxique, très efficace, peu douloureux, très homogène, et sans doute aussi très assimilable. De plus. cette préparation est d'une exécution rapide et facile. Elle est malheureusement peu stable; au bout de

1. Au sujet des *amalgames injectables* LESURE, voir : *Traité de Thérapeutique pratique*, par Alb. ROBIN, tome V, p. 848 à 851. — Vigot, édit , 1912.

2. On additionne quelquefois les préparations de calomel d'orthoforme et surtout de camphre et de gaïacol pour les rendre indolores.

quelques semaines elle blanchit, devient douloureuse et l'on y retrouve du calomel régénéré. D'ailleurs, l'addition d'une petite quantité de sulfocyanure la noircit de nouveau ; nous avons obtenu de meilleurs résultats en employant comme excipient du sirop de sucre en place de lainine ; mais la formule assurant une stabilité parfaite reste encore à trouver.

On remarquera que ; dans le cas des composés mercuriels,. l'absence de stérilisation *rigoureuse* a moins d'inconvénient que pour les autres substances généralement employées en hypodermie, car ces composés ont un pouvoir bactéricide propre qui n'est pas négligeable.

Solutions de glycérophosphates. — Les glycérophosphates les plus employés sous la forme hypodermique sont ceux de calcium et de sodium.

Astruc a fait récemment une étude approfondie du premier[1], de laquelle il résulte que souvent les glycérophosphates de chaux du commerce ne sont pas uniquement constitués par du monoglycérophosphate (sel officinal), mais par un mélange de ce dernier avec de petites quantités de diglycérophosphate et quelquefois aussi d'autres éthers phosphoriques.

L'auteur s'est donc préoccupé du moyen de purifier ces produits commerciaux. On sait qu'une solution de *glycérophosphate de chaux* saturée à froid (solubilité 1 p. 25 à 15°), étant soumise à l'action de la chaleur, commence à précipiter vers 32°, et que cette précipitation devient très abondante à 40°.

Cavalier et Pouget[2] ont déterminé la solubilité du glycé-

1. *Journ. de Pharm. et de Chim.*, (7), I, 490, 539, 577 ; et II, ii ; 1910.
2. *Bull. Soc. Chim.* [3], XXI, p. 365 ; 1899.

rophosphate de chaux à diverses températures et ont établi qu'à 70° la précipitation était presque totale.

Le précipité ainsi formé est constitué par du monoglycérophosphate de chaux *pur*, débarrassé du diglycérophosphate qui le souillait. Cependant le filtrat de cette première opération faite à 70°, étant porté au bain-marie à 90°, laisse à nouveau déposer un mélange de mono et de diglycérophosphates, ainsi que l'a constaté ASTRUC. Le filtrat de cette deuxième épreuve étant lui-même enfin soumis à l'ébullition, ASTRUC a constaté la formation d'un nouveau précipité de nature identique à celui de l'essai précédent.

Lorsqu'on porte une solution aqueuse de glycérophosphate de chaux du commerce directement à l'ébullition, le précipité obtenu, dit ASTRUC, est donc constitué par un mélange des deux sels. Il en résulte que l'ébullition de ces solutions ne saurait constituer un mode de purification, et que la seule façon d'obtenir un sel pur, officinal, c'est-à-dire le monoglycérophosphate de chaux, consiste à porter la solution aqueuse du produit commercial à 60-70°, *sans dépasser cette température.*

Le glycérophosphate ainsi purifié doit donner, dit ASTRUC, une solution sensiblement neutre à la phtaléine.

D'après ces données, les solutions de glycérophosphate de chaux ne doivent pas être chauffées, puisqu'à partir de 32° elles laissent déposer le sel dissous; de plus, une ébullition prolongée décompose celui-ci en mettant en liberté l'acide phosphorique (*Codex*).

Pour le *glycérophosphate de magnésie* on prendra des précautions analogues.

J'ai établi précédemment que la stérilisation des solutions de glycérophosphate de chaux s'effectue facilement et sans décomposition par les rayons ultra-violets. On peut aussi filtrer la solution à la bougie, puis la répartir en ampoules stérilisées au moyen du dispositif déjà décrit page 70, (trompe à eau, cloche à vide, etc. ou appareil de Lutz).

Pour les solutions de *glycérophosphate de soude*[1], la question de solubilité n'intervenant pas, la dissociation seule est à redouter : on sait qu'elle se produit à 120°, même à 100°, si l'on prolonge trop longtemps l'opération.

La tyndallisation vers 70-80°, ou le chauffage au bain-marie bouillant pendant 30' ne s'accompagnent pas de décomposition sensible.

Si l'on veut réaliser une stérilisation plus complète, on peut effectuer 3 chauffages de 20' à 100° à un jour d'intervalle.

Il en est de même pour les solutions de *glycérophosphate de fer* quelquefois employées; bien que ces dernières subissent à chaud un changement de coloration d'ailleurs sans importance au point de vue thérapeutique[2].

---

1. On sait que le glycérophosphate de soude étant difficile à obtenir cristallisé, une solution aqueuse à 50 p. 100 constitue le produit officinal. Toutefois, il existe un glycérophosphate de soude pur et *cristallisé* (Poulenc). Voir à ce sujet l'article de François et Boismenu (*Journ. de Pharm. et de Chim.*, (7), VII, p. 492, 1913). Régier, qui dans une thèse récente de Pharmacie (1913, Paris) a étudié aussi les glycérophosphates, a pu obtenir, en partant du sel sodique de Poulenc, un glycérophosphate de *chaux* cristallisé. Dans le sel de soude de Poulenc, étudié par Guimbert et O. Bailly (*Journ. de Pharm. et de Chim*, 15 avril 1915, p. 153), c'est la fonction acide la plus faible de l'acide phosphorique qui est unie à la fonction alcool secondaire de la glycérine. Il s'agit donc du sel disodique de l'éther B mбnoglycérophosphorique :

$$O = P \diagup \begin{matrix} ONa \\ - ONa \\ \diagdown O.CH \end{matrix} < \begin{matrix} CH^2OH \\ CH^2OH \end{matrix} + 5H^2O$$

2. Même remarque pour les solutions où l'on associe les glycérophosphates de soude et de fer : la coloration fonce à 100°, sans altération appréciable.

Notons encore, pour terminer, que la dissociation du *glycérophosphate de soude* par exemple, peut s'accompagner de précipités de même nature à peu près que ceux observés avec les phosphates, c'est-à-dire dus à *l'attaque du verre*. Je mentionnerai, au chapitre des incompatibilités, les principales associations salines dans lesquelles on fait intervenir les glycérophosphates.

Solutions de nucléine ou acide nucléinique. — La *nucléine* n'est soluble qu'en milieu alcalin ; on l'emploie souvent associée au glycérophosphate de soude qui est généralement un peu alcalin et solubilise la *nucléine* ; on stérilise par tyndallisation.

Solutions de bromhydrate de conine (ou de *cicutine*). — *Le bromhydrate de conine droite* est plus soluble à froid qu'à chaud ; d'autre part la chaleur décompose ces solutions[1]. On emploie quelquefois les solutions à 0, 5 ou 1 p. 100 ; elles ne peuvent pas être stérilisées à l'autoclave ; on pourra risquer une tyndallisation vers 70°, mais en employant de très bons verres (Iéna, Serax). Sinon, on fera la préparation *à froid*, au moment du besoin, et le plus aseptiquement possible (méthode aseptique) ; on ne devra d'ailleurs pas conserver longtemps ces solutions.

Sérums thérapeutiques[2].

Presque tous les sérums d'origine microbienne proviennent du sang d'animaux, notamment des chevaux,

1. Voir HÉNISSEY. Thèse citée, p. 71.
2. Voir pour les Vaccins et les Sérums :
Instructions et annexe sur le mode d'emploi des sérums et des vaccins. (brochure de l'Institut Pasteur). *Les Vaccins*, par André LESUNE (*Journ. de Pharm. et Chim.* N°ˢ des 1ᵉʳ et 15 août et 1ᵉʳ septembre 1921). *Thérapeutique ;*

immunisés contre diverses maladies contagieuses; ils sont
préparés en France à l'Institut Pasteur. Une loi, en date
du 25 avril 1895, réglemente la fabrication de ces produits;
l'article 1er en est ainsi conçu[1] :

Les virus atténués, sérums thérapeutiques, toxines modifiées et produits
analogues pouvant servir à la prophylaxie et à la thérapeutique des maladies contagieuses, et les substances injectables d'origine organique non
définies chimiquement appliquées au traitement des maladies aiguës ou
chroniques, ne pourront être débités à titre gratuit ou onéreux qu'autant
qu'ils auront été, au point de vue soit de la fabrication, soit de la provenance, l'objet d'une autorisation du gouvernement, rendue après avis
du Comité consultatif d'hygiène publique de France et de l'Académie
de médecine. Ces produits ne bénéficieront que d'une autorisation temporaire et révocable. Ils seront soumis à une inspection exercée par
une commission nommée par le ministre compétent.

Au-dessus de 56°, les sérums thérapeutiques deviennent
inactifs. Seuls, le sérum *antivenimeux* et le sérum *antipesteux* ne perdent leurs propriétés que vers 60°. L'Institut
Pasteur prépare des sérums liquides et des sérums desséchés; ces derniers se conservent un temps assez long.

Le *Codex* de 1908 mentionne les sérums *liquides* qui
sont délivrés aux pharmaciens en tubes scellés ou en flacons
bien bouchés, avec plomb de garantie et étiquette indiquant la date de préparation ainsi que l'évaluation du
pouvoir anti microbien et du pouvoir antitoxique. On doit,
ajoute le *Codex*, les conserver à l'abri de la chaleur, et
aussi à l'abri de la lumière qui, on le sait, atténue le sérum
tétanique ainsi que la plupart des cultures microbiennes.

II *Vaccinothérapie, Sérothérapie,* par PRUVOST (xxx° vol. du traité de Pathologie médicale de SERGENT, RIBADEAU-DUMAS et BABONNEIX). — *Formulaire
de R.* CERBELAUD. Edition de 1920. Vaccins et Sérums par APERT. (*Flammarion
édit., 1922*).
1. Voir *Codex* de 1908, p. 936.

On doit renouveler généralement les sérums au bout d'un an.

Les sérums *desséchés* sont obtenus par évaporation du sérum des animaux immunisés, soit à froid et *dans le vide,* en présence d'acide sulfurique, soit par dessiccation à une température ne dépassant pas 40°, dans un *courant d'air sec* privé de germes. Ces sérums secs sont solubles dans l'eau froide à 1 p. 10, et les solutions opalescentes ainsi obtenues représentent à peu près la concentration du sérum liquide primitif.

On enferme les sérums secs dans des flacons qu'on bouche hermétiquement ou dans des tubes scellés; chaque récipient contient 1 gramme de produit et porte un trait qui correspond à 10 cc. de capacité.

Pour faire la solution, on débouche le flacon, ou on brise la pointe du tube, et l'on place le récipient horizontalement de façon à étaler la matière dans toute la longueur; on introduit alors une petite quantité d'eau *bouillie* et *refroidie* pour humecter la substance sèche et déterminer son adhérence à la paroi du récipient. On redresse après quelques instants le flacon dans la position verticale, et on remplit d'eau stérilisée jusqu'au trait. La dissolution se fait peu à peu sans qu'il soit nécessaire d'agiter.

Je n'insisterai pas sur la préparation et la stérilisation des sérums puisque le pharmacien n'est jamais appelé à les pratiquer.

Je dirai cependant quelques mots des sérums les plus employés dans la thérapeutique courante.

Sérum antidiphtérique (Roux). — C'est un sérum *antitoxique* obtenu en vaccinant des chevaux par injections de doses croissantes de toxine atténuée par l'iode, puis de toxine pure; on se sert actuellement d'une toxine dont le

centième de centimètre cube tue le cobaye en 36 heures.
On saigne l'animal dix jours après la dernière inoculation.
Une saignée peut donner en moyenne 6 litres de sang et
3 litres de sérum. Ce sérum est à la fois préventif et curatif; mais cette action est de courte durée (3 à 4 semaines).
On trouvera dans le Codex les renseignements concernant
la mesure des pouvoirs antitoxique et antimicrobien.

L'Institut bactériologique de Lyon prépare un *sérum
mixte* par injections de *toxines* et de différents types de
bacilles; et l'Institut Pasteur prépare aussi un sérum *antimicrobien* (MARTIN) pour applications locales, sous forme
de poudre ou de pastilles[1].

Sérum antitétanique (NOCARD) : *antitoxique* avant tout,
ce sérum est obtenu en vaccinant des chevaux avec de la
toxine tétanique, atténuée d'abord avec de l'eau iodée ou du
trichlorure d'iode (en débutant par 1/20 de cc.) puis avec
de la toxine pure. Ce sérum est affaibli par la lumière et la
chaleur (38°); il ne se conserve pas très longtemps, et doit
autant que possible ne pas avoir plus de 6 mois d'ancienneté (voir Essai du pouvoir antitoxique dans le Codex).

Sérum antistreptococcique. — Le sérum de l'Institut
Pasteur (BESREDKA), est obtenu à l'aide de streptocoques
de provenances nombreuses et variées (40), recueillies en
presque totalité chez l'homme. Il s'agit donc d'un sérum
polyvalent, et *antimicrobien* puisqu'il est réalisé par des
injections intra-veineuses de streptocoques aux chevaux[2].

---

1. Ce sérum est obtenu en injectant sous la peau, dans les veines, ou dans
le péritoine d'un cheval une émulsion de b. de Lœffler chauffée à 100° pendant une heure.

2. Il y a un sérum antistreptococcique de MARMORECK, polyvalent et un
tout récent de M⁰ VINABERT qui serait très efficace surtout dans les cas de
fièvre puerpérale et garderait longtemps sa virulence. Citons encore le sérum

Sérums antiméningococciques. — Il existe des sérums monovalents ou polyvalents; *monovalents* : ils correspondent aux quatre types de NICOLLE : A (ou vrai méningocoque de DOPTER) B, C, D (ou paraméningocoques); *polyvalents* : ils sont constitués par les types, les plus fréquents; A et B obtenus simultanément sur le même cheval.

Ces sérums sont antimicrobiens et antiendotoxiques; on les emploie surtout par la voie rachidienne (après ponction lombaire). La réceptivité des animaux étant très variable, il est impossible actuellement, dit le supplément du Codex, de titrer le pouvoir thérapeutique du sérum antiméningococcique.

Sérum anticholérique. — L'Institut Pasteur prépare un sérum antitoxique. On inocule au cheval la toxine cholérique, d'abord par voie veineuse en quantité faible et diluée, puis on augmente les doses jusqu'à 50 à 60 cc. au bout de 4 à 6 mois. Le sérum est alors récolté et dosé au point de vue de son activité.

En réalité, la toxine employée est un mélange complexe de vibrions et de produits vibrioniens, c'est-à-dire de microbes, d'endotoxines et d'exotoxines : ce sérum est donc à la fois antimicrobien et antitoxique, et davantage antiendotoxique qu'antiexotoxique, ce qui explique sa valeur un peu relative dans le choléra qui est une intoxication due aux exotoxines. On mesure la valeur *antimicrobienne et la valeur antitoxique.*

Sérum antivenimeux (CALMETTE). — On injecte à des chevaux des petites doses de venin, mélangé d'une quantité égale de solution à 1 p. 100 d'hypochlorite de chaux; on

de MOSER pour la scarlatine, qui n'est autre chose qu'un serum antistreptococcique polyvalent.

augmente peu à peu la quantité de venin par rapport à celle d'hypochlorite. On obtient ainsi en 16 mois un sérum suffisamment *antitoxique*.

Le venin de cobra étant le plus riche en *neurotoxine*, c'est celui dont on se sert pour la préparation du sérum ; en outre, on inocule au cheval des venins riches en hémorragine (venin des vipéridées) pour avoir un sérum *complet* et *polyvalent* (voir essai du pouvoir antitoxique dans le Codex).

Sérum antipneumococcique (TRUCHE). — Le sérum préparé par l'Institut Pasteur provient de chevaux immunisés par des injections intra-veineuses de doses croissantes de pneumocoques très virulents traités par l'alcool-éther. C'est un sérum *polyvalent* (trois types de pneumocoques) qui possède une action *antimicrobienne* aussi bien préventive que curative[1]. L'animal d'essai est la souris. On obtient, en cultivant les germes recueillis chez cet animal des pneumocoques dont on peut déterminer le type par précipitation et agglutination.

Sérums antidysentériques. — Ces sérums sont destinés à combattre les dysentéries bacillaires (et non amibiennes). Le b. dysentérique se présente suivant plusieurs types (SHIGA, FLEXNER, HISS, STRONG, SAÏGON, etc....) Les résultats les plus concluants ont été obtenus avec le sérum anti-Shiga, type le plus toxique. Le sérum de VAILLARD et DOPTER préparé à l'Institut Pasteur est *antimicrobien* et *antitoxique* ; il a des propriétés préventives et curatives. On l'obtient en immunisant des chevaux par la voie veineuse, à l'aide de cultures vivantes de b. *de Shiga*, toutes

---

1. TRUCHE prépare aussi des sérums monovalents répondant à quatre types de pneumocoques: les 3 premiers équivalent aux sérums américains I, II, III ; le type IV est obtenu avec une race spéciale isolée des troupes noires par BONNEL et KÉRANDEL.

les semaines, à doses d'abord très faibles, puis, progressivement croissantes (voir essai de l'activité dans le Supplément du Codex).

On a préparé un sérum *polyvalent* avec les différents types de b. dysentériques, et des sérums *monovalents* soit avec le Shiga, soit avec le Flexner, mais le sérum de Shiga seul est rigoureusement spécifique.

Sérum antipesteux (YERSIN). — Le sérum antipesteux est préparé à l'Institut Pasteur par inoculations intra-veineuses d'émulsion d'abord de microbes tués, puis de microbes vivants[1].

L'exposition au soleil altère rapidement ce sérum; en 4 mois, il est décoloré et sans action; à l'abri de la lumière et au frais il se garde longtemps (5 ans).

En raison de son emploi à doses massives, il n'est additionné d'aucun antiseptique. Ce sérum est antitoxique et antimicrobien; on trouvera dans le Codex les renseignements nécessaires concernant la mesure de son activité.

Il existe aussi un *sérum antigonococcique* (NICOLLE) que prépare l'Institut Pasteur. Il est obtenu sur le lapin par injections intra-veineuses répétées de doses croissantes de gonocoques; ce sérum a des propriétés agglutinantes, bactériolytiques, bactéricides; DEBRÉ et PARAF avaient réussi en 1913 à préparer un vaccin *polyvalent* et *antimicrobien*; l'action est surtout *locale*.

Citons encore le *sérum anticharbonneux*, le *sérum antimelitococcique*, les sérums contre la *poliomyélite* (paralysie infantile), la *spirochétose ictérohémorragique*, la *fièvre typhoïde* (RODET), le *typhus exanthématique*, etc....

---

1. Voir GILBERT et CARNOT. Sérothérapie et vaccination contre la peste bubonique. *Bibliothèque de Thérapeutique*, p. 133.

Sérums mixtes ou polymicrobiens :

Sérum de Leclainche et Vallée. — C'est un sérum spécifique à la fois contre des espèces aérobies (staphylocoque, streptocoque, pyocyanique) et des espèces anaérobies (perfringens, vibrion septique). Préparé à l'Ecole d'Alfort, il provient du sang de cheval immunisé contre les germes ci-dessus. Il existe deux sérums : l'un pour le pansement des plaies, l'autre pour l'hypodermie.

Sérum de Weinberg et Seguin. — C'est un sérum antianaérobie (antivibrion septique, antiœdematiens, antiperfringens, et antifallax).

Sérums antigangréneux de l'Institut Pasteur. — Il en existe quatre : sérums antiperfringens, antivibrion-septique, antiœdematiens, antihystolyticus; que l'on peut employer isolés, ou, plus fréquemment combinés (voir notice de l'Institut Pasteur sur l'emploi des sérums et des vaccins.

Sérum antibellonensis de Sacquepée, etc...

Citons encore, le *sérum antipollinique* que nous mettrons à part, et qui est utilisé contre le rhume ou asthme des foins. On l'a obtenu par injections dans le péritoine du canard de poudre de lycopode en suspension dans l'eau savonneuse, ou bien encore par injections aux chevaux de toxalbumines isolées du pollen de certaines graminées. Ce sérum s'emploie généralement en instillationsdans les yeux[1].

Sauf le *sérum antirabique* de PASTEUR, ROUX et CHAMBERLAND, les pharmaciens peuvent se procurer les diffé-

---

1. La spécificité du rhume des foins est très contestée aujourd'hui; nous verrons plus loin une méthode de traitement auto-sérothérapique basée sur la nature anaphylactique possible de cette affection inflammatoire (?).

rents sérums de l'Institut Pasteur, et les délivrer sur ordonnance médicale.

STÉRILISATION. — Les sérums thérapeutiques sont généralement stérilisés par tyndallisation (8 chauffages au moins à 56°). Quant aux solutions de sérums desséchés, on a vu qu'elles se préparaient suivant la *méthode aseptique*.

Nous rappellerons que les sérums peuvent présenter parfois une certaine nocivité : urticaire, fièvre, vomissements, diarrhées, arthralgies, etc.; ces accidents peuvent même parfois présenter un certain caractère de gravité lorsqu'il s'agit d'une seconde injection pratiquée à une certaine distance de la première; on leur a donné le nom *d'accidents anaphylactiques*. Or, cette nocivité est plus accentuée dans les sérums frais, elle diminue dans les deux premiers mois pour devenir fixe ultérieurement. Pour atténuer cette nocivité, l'Institut Pasteur ne livre à l'emploi thérapeutique que des sérums chauffés à 56° et recueillis deux mois auparavant.

Sérums non spécifiques.

Nous venons de parler des sérums thérapeutiques antimicrobiens ou antitoxiques. Ce sujet mériterait de longs développements qui sortiraient du cadre de cet ouvrage; nous renverrons donc le lecteur aux traités spéciaux[1].

Nous ne pouvons pourtant passer sous silence les méthodes de *sérothérapie non spécifique* qui ont pris dans ces dernières années un grand développement. Il s'agit dans ce cas, non plus de sérum d'animaux *préparés*, mais de sérum, plasma, ou sang total d'hommes ou d'animaux sains et *normaux*.

____

1. Voir notamment les ouvrages signalés page 244.

En dehors de toute spécificité immunitaire, le sérum sanguin, en effet, possède des propriétés diverses qui ont permis de l'utiliser en thérapeutique : action favorisant la coagulation sanguine ; action stimulante vis-à-vis des globules sanguins (hématies ou leucocytes), ou d'une façon générale vis-à-vis des défenses de l'organisme.

On a eu recours aux *sérums normaux* dans les cas d'hémophilie, dans les hémorragies diverses, les anémies et aussi comme nous le verrons plus loin dans certaines affections où des phénomènes d'anaphylaxie semblent être en cause.

On peut employer du sérum humain ou des sérums animaux.

Héterosérothérapie. — *Sérum humain*. Le *donneur*, c'est-à-dire le sujet sur lequel sera prélevé le sang, devra n'être, bien entendu, ni syphilitique, ni paludéen, ni atteint d'une infection quelconque, et quand cela sera possible, on aura avantage à le choisir dans la famille (sérothérapie familiale)[1].

La prise du sang est faite avec une aiguille stérile (au besoin passée dans de l'huile de paraffine stérilisée et chaude pour empêcher la coagulation du sang en son intérieur). On recueille une quantité variable (100 à 300 cc. par exemple) dans des tubes ou des flacons stérilisés ; on laisse reposer les tubes fortement inclinés. Si le sérum ne sort pas bien du caillot, on décolle aseptiquement et très légèrement celui-ci sur les bords à l'aide d'une pipette flambée. Le sérum exsudé au bout de 24 heures environ de glacière est aspiré avec des pipettes à boule stériles, et réparti en flacons ou en ampoules stérilisés.

On centrifuge au besoin s'il est resté quelques globules rouges en

1. Dans le cas surtout des transfusions veineuses il faut aussi examiner s'il n'y a pas incompatibilité entre le sang du donneur et celui du receveur (agglutination ou hémolyse : voir épreuve de BETH-VINCENT, dans l'ouvrage de PROVOST déjà cité).

suspension. On tyndallise les flacons ou ampoules (une heure à 56°, deux fois par jour, trois jours de suite). Si l'on est tout à fait sûr de l'asepsie dans la récolte du sang, cette stérilisation est superflue.

On bouche les flacons à la paraffine stérilisée, et on les conserve à la glacière.

En Angleterre, on trouve facilement dans le commerce du *sérum humain*.

Quelquefois, au lieu du sérum, on utilise le *plasma humain*[1] (Hétéroplasmothérapie).

Pour obtenir celui-ci, on reçoit le sang dans des ballons renfermant quelques cc. de citrate de soude à 10 p. 100, de façon que le sang recueilli soit citraté à 4 p. 100. On agite constamment pour prévenir la coagulation, et après quelques heures de repos au frais, on recueille le plasma par décantation. Il peut être utilisé cinq heures après la saignée.

Enfin, le *sang total* peut lui aussi être utilisé (hétérohémothérapie)[2] et cela constitue la *transfusion* du sang dont nous avons déjà eu l'occasion de parler (p. XV).

Il y a deux procédés principaux de transfusion sanguine : l'un qui n'est applicable qu'aux petites transfusions (au-dessous de 100 cc.) consiste à pratiquer l'injection sous-cutanée du sang coagulable, immédiatement, avec la seringue même qui a servi à la ponction veineuse et qui contient encore le sang prélevé. Une seconde aiguille a été introduite d'avance sous la peau de l'abdomen ou de la cuisse du sujet receveur.

Bien entendu, on peut aussi pour ces petites transfusions opérer

---

1. Le plasma agirait non de façon spécifique, mais sans doute en tant qu'albumine étrangère.

2. Nous pourrions citer encore la *transfusion blanche* ou leucocythérapie (G. Rosenthal : *Bull. Soc. de méd. de Paris*, 28 janvier 1922) qui consiste à injecter à un malade le contenu d'un abcès de fixation fait à un autre sujet (de la même famille) dans le but d'inoculer au défaillant les ferments leucocytaires d'un sujet sain.

avec du sang rendu *incoagulable* par le citrate de soude (la seringue
contenant 1 à 2 cc. de citrate à 1 p. 10 pour 20 à 30 cc. de sang).

Ce dernier procédé est le seul utilisable pour les grandes transfusions. En général, 3 grammes de citrate suffisent à empêcher la coagulation d'un litre de sang; chez l'homme, il faudrait en injecter jusqu'à
15 grammes environ pour provoquer des accidents toxiques. On se sert
d'une solution à 1 p. 10 dont la quantité varie avec celle du sang prélevé.
JEANDRAU préfère citrater à 4 p. 1 000; ainsi il recommande d'employer
10 cc. de solution à 1 p. 10 pour 250 grammes de sang; mais pour
les petites transfusions. on peut employer 10 cc. de solution citratée
pour 100 grammes de sang ou fraction de 100 grammes (la solution de
citrate de soude est délivrée en ampoules).

On reçoit le sang prélevé dans une grande ampoule graduée (GENT-
TILE) renfermant la quantité de solution citratée nécessaire[1]. Cette
ampoule est fermée à la partie supérieure par un bouchon de caoutchouc auquel on adapte une soufflerie de thermocautère et elle est
terminée à sa partie inférieure par une canule mousse en biseau.

La soufflerie sert à la fois pour aspirer le sang hors de la veine du
donneur et pour produire la pression nécessaire à la réinjection dans la
veine du *receveur* (un petit tube intermédiaire et garni de coton stérile
sert à la filtration de l'air).

Sérum animal. — Le cheval est choisi de préférence
aux autres animaux : le sérum doit provenir d'un animal
sain, normal, non vacciné, et le plus souvent ne subit
aucun chauffage[2]. On a employé cependant aussi, à défaut,
des sérums vieillis et chauffés (à 56°) et notamment les
sérums antitoxiques (antidiphtérique par exemple) dans un
but ainsi détourné de leur préparation.

On emploie également pour certains états anémiques, les
sérums hémopoiétiques (exemple : *hémostyl*), c'est-à-dire

1. RIBUX a proposé d'employer une solution renfermant : citrate de soude
tribasique 6 grammes et NaCl : 7 gr. 50.

2. Le sérum normal de OLIVIERO est chauffé 3 fois à 56° pour détruire son
pouvoir autotoxique.

prélevés sur des animaux mis, par une saignée préalable, en pleine crise de régénération hématique. On emploie quelquefois ces sérums par voie sous-cutanée, mais surtout par voie buccale.

Dans un autre ordre d'idées, DUFFOUR et LE HELLO, s'inspirant de ce fait que l'on observe généralement, concurremment avec les accidents d'anaphylaxie sérique (urticaire par exemple), une exagération de la coagulabilité sanguine, ont cherché à produire cet état de choc anaphylactique chez certains malades afin d'empêcher les hémorragies. Malheureusement, la crise anaphylactique en question ne peut pas être réalisée assez rapidement puisqu'elle ne se produit que lors d'une deuxième injection, suivant la première à plusieurs jours d'intervalle.

CH. RICHET et BESREDKA ont résolu la difficulté ; ils ont montré que l'on pouvait *sensibiliser* un sujet très rapidement en lui injectant une petite quantité de sérum d'un sujet en état d'anaphylaxie.

DUFFOUR et LE HELLO[1] ont à cet effet sensibilisé un lapin par des injections intra-veineuses répétées de sérum antidiphtérique, puis l'ont saigné pour recueillir le sérum au bout de 22 jours, c'est-à-dire après la période d'incubation nécessaire à l'apparition de l'état anaphylactique. Or, ce sérum d'animal sensibilisé (non modifié par la stérilisation et conservé seulement avec une petite quantité d'acide phénique), peut être injecté à des malades par doses de 5 cc. à 10 cc., et le sérum de ceux-ci devient ainsi hypercoagulable.

Il nous reste encore à citer une méthode dérivée de l'opothérapie : l'emploi de certains sérums animaux spéciaux, tel le *sérum de la veine rénale* de la chèvre ou du cheval (TEISSIER, de Lyon) pour le traitement de l'insuffisance ré-

1. *Presse méd.*, 1er octobre 1919.

nale. Ce sérum serait chargé vraisemblablement de la sécrétion interne que le rein doit déverser dans la veine rénale.

Le sérum d'*animaux éthyroïdés*, c'est-à-dire privés du corps thyroïde (en état d'hypothyroïdie) est employé pour soigner les sujets atteints d'hyperthyroïdie, maladie de Basedow, etc....

L'emploi des *Sérums, plasmas, sangs, vaccins*, peut être envisagé comme une méthode générale de traitement dite *Protéinothérapie*, c'est-à-dire qu'on peut considérer ces divers agents surtout en tant qu'antigènes de nature albuminoïde ou colloïdale, et comme susceptibles par leur introduction dans le sang de produire des phénomènes de *choc*.

Dans ce même ordre d'idées, on a utilisé aussi le *lait* et la *peptone*.

Le *lait*, qui agirait probablement par sa caséine, doit être bouilli 15 minutes. THIBOLOIX a associé *lait* et *peptone* (10 grammes par litre) : on fait bouillir 45 minutes, on filtre, on répartit en ampoules, on stérilise 30 minutes à 110° ou par filtration à la bougie[1].

La *peptone pure* (bactériologique) à raison de 5 grammes dans 100 grammes d'eau distillée additionnée de 0 gr. 50 NaCl, peut être stérilisée à 120° pendant 15 minutes; on filtre à chaud, on répartit en

1. Parmi les procédés de stérilisation du lait, citons celui de BEATTIE et LEWIS par l'électricité (*Amer. Journ Pharm*, XCII, p. 678, 1920). La température ne dépasserait pas 64°; 99, 93 p. 100 des germes et en particulier tous les pathogènes seraient détruits; et le lait ainsi stérilisé ne subirait aucune altération de goût et de qualité. Ph. RUPP a constaté que la pasteurisation elle-même peut apporter à la constitution du lait certaines modifications; chauffé à 75°, le lait met à se coaguler par la présure un temps double de celui qu'il faut au lait cru; avec le lait chauffé à 70°, la coagulation n'est que légèrement retardée; elle est au contraire avancée quand le lait a été chauffé au dessous de 65°; le lait pasteurisé à 68°8 pendant 30' ne subit aucune altération chimique appréciable, les phosphates solubles de Ca et de Mg ne deviennent pas insolubles.

ampoules de 10 cc. par exemple, et on stérilise de nouveau à l'autoclave.

L'injection se fait sous-cutanée ou intra-musculaire; pour les injections intra-veineuses de grandes précautions sont à prendre[1].

Tout ce que nous avons dit précédemment se rapporte
à l'héterosérothérapie (ou héterohémothérapie et héteroplas-
mothérapie); il nous reste à dire quelques mots de *l'auto-
sérothérapie* assez en vogue à l'heure actuelle. L'injection
au malade lui-même de ses épanchements sérofibrineux
retirés par ponction (liquide pleural, liquide d'ascite) constitue ce que l'on pourrait appeler : *l'autoplasmothérapie*.

ARTAULT DE VEVEY a préconisé *l'autolymphothérapie* qui
consiste à poser deux petits vésicatoires de 5 cm. sur 5 cm.
au-dessus des aines du malade, et à faire le lendemain
matin une injection intra-fessière de la sérolymphe contenue dans la phlyctène du vésicatoire.

On a essayé aussi *l'autohémothérapie*. Nous n'avons pas
à insister sur ces différentes méthodes dans lesquelles les
liquides injectés ne subissent à proprement parler ni préparation spéciale, ni stérilisation.

Il en est autrement de *l'autosérothérapie* proprement
dite, méthode qui consiste à prélever le sang d'un sujet
pour en recueillir le sérum, et le lui réinjecter dans un but
thérapeutique[2].

Il faut distinguer l'autosérothérapie *sous-cutanée* qui se
fait à petites doses et est utilisée surtout pour *désensibi-
liser* les malades. Autrement dit : en présence d'un indi-

---

1. Voir PRUVOST, ouvrage cité. Ajoutons que l'injection intra-veineuse de
peptone rend le sang incoagulable tandis que l'injection hypodermique détermine l'hypercoagulabilité.

2. Pour les autothérapies en général voir l'article de HUENNE (*Revue des
spécialités*, Juin 1922).

vidu atteint d'une affection de nature anaphylactique, on applique la méthode antianaphylactique de BESREDKA, c'est-à-dire des petites doses subintrantes[1].

On prélève aseptiquement le sang dans une veine du pli du coude, *en plein état de crise*, on décolle le caillot aussitôt que le sang est coagulé; on conserve le tube dans un endroit frais ; on décante le sérum au bout de 6 à 12 heures.

Le sérum obtenu ne conserve pas longtemps ses propriétés ; il ne peut servir que pour un seul traitement.

L'autosérothérapie *veineuse* en est encore à ses débuts (WIDAL, ABRAMI, etc.).

On recueille aseptiquement 100 à 200 cc. de sang dars des tubes stériles; on met ce sang non pas à l'étuve, mais *hors de l'étuve*, à la température de la pièce, la chaleur de 37° et au delà pouvant modifier le sérum c'est-à-dire le rendre trop hétérogène, ce qui dans le cas surtout des injections intra-veineuses risquerait de provoquer des réactions trop violentes.

Quand la coagulation est complète et que le caillot s'est rétracté, on prélève le sérum à l'aide de pipettes stériles, on le centrifuge pour le clarifier et on le conserve au frais jusqu'au moment de l'emploi. On obtient ainsi 20 à 60 cc., en moyenne 40 cc. de sérum qui, conservés stérilement, peuvent être réinjectés dans les veines du sujet lui-même en 5 ou 6 injections, faites à raison de une tous les deux jours[2].

Au lieu de pratiquer cette auto-sérothérapie antianaphylactique, on a tenté de pratiquer une auto-sérothérapie en quelque sorte anaphylactique, c'est-à-dire de réaliser une crise libératrice, de provoquer un choc anticipé au lieu de

---

1. Cette autosérothérapie désensibilisatrice a été utilisée notamment pour certains urticaires à répétition, la maladie de Quincke, et surtout le rhume ou asthme des foins.

2. On a employé ces auto-sérums dans l'asthme vrai, l'anaphylaxie alimentaire, l'hémoglobinurie paroxystique, etc., affections faisant partie du domaine anaphylactique.

l'empêcher, et d'utiliser les effets secondaires de ce choc qui peuvent être favorables. Le sérum sanguin par le seul fait des modifications que le sang total a subies pour le fournir, est différent du plasma circulant, et se comporte donc comme une albumine hétérogène quand on le réinjecte par voie intra-veineuse à l'organisme dont il provient ; mais les modifications sont peu sensibles dans l'auto-sérum recueilli ainsi qu'il vient d'être dit et destiné à être injecté dans le but de provoquer une accoutumance aux phénomènes de choc.

Au contraire, si le sang recueilli est *mis à l'étuve* à 38° ou 39°, par suite de l'autolyse subie par le sang, l'injection peut déclancher une réaction violente anaphylactique (sans urticaire cependant) comme en produisent généralement des sérums *trop hétérogènes*[1].

Enfin, certains sérums qui ne sont pas des sérums tout à fait normaux ont également été essayés, ce sont les *sérums de convalescents*. Ils forment une catégorie à part, différant à la fois des sérums *normaux* (humain ou animal) et des sérums *préparés* (antitoxiques ou antimicrobiens). Il s'agit cependant là d'une sérothérapie *spécifique* comme dans le cas des sérums antitoxiques ou antimicrobiens mais avec cette différence que le sérum provient d'un homme et non d'un animal, et qu'il est fait non avec un virus bien défini, mais à partir d'un virus encore inconnu[2].

On prélève le sérum sur un ancien malade convalescent ou guéri

---

1. Les injections intraveineuses de métaux colloïdaux, d'arsénobenzol, de peptone, rentrent sans doute un peu dans le même cas, c'est-à-dire dans le traitement par utilisation des phénomènes de choc.

2. En effet, c'est dans les cas de poliomyélite infantile, typhus, rougeole (voir l'article de P. M. Marie. *Presse méd.*, p. 455, 1922) que cette méthode a été surtout préconisée.

(3 mois à 4 ans après l'affection). On recueille le sang puis le sérum, ainsi qu'il a été dit page 253. Conservé à la glacière après addition de 1 goutte de solution de phénol à 5 p. 100 pour 10 cc. de sérum, il garde ses propriétés pendant plusieurs mois.

À côté des sérums, on peut citer les toxines et les vaccins d'origine microbienne, régis, nous l'avons vu, par la même loi.

Toxines : Tuberculines.

Il existe plusieurs sortes de tuberculines.

La *Tuberculine ancienne* ou *Lymphe de* Koch (1890) encore désignée par les lettres *TA*[1], se prépare de la façon suivante.

[1]. Koch a modifié plusieurs fois sa tuberculine primitive, afin de trouver un principe qui fut actif dans le traitement de la tuberculose sans susciter les réactions de la tuberculine ancienne: ce but n'a pas été atteint.

Ces nouvelles préparations sont : la *Tuberculine alcaline* (TA), obtenue par filtration d'émulsions de b. tuberculeux laissées 3 jours en contact avec 10 p. 100 de soude.

La *Tuberculine Ober* (au dessus, surnageante...) ou TO, était recueillie après la première centrifugation d'une émulsion aqueuse de b. tuberculeux préalablement desséchés dans le vide, puis broyés dans des mortiers d'agate, sous des hottes fermées. Cette première dose de liquide opalescent, surnageant, était mise à part.

La *Tuberculine résiduelle* (TR) provenait des résidus bacillaires ayant fourni la tuberculine TO; ces résidus boueux, desséchés, broyés de nouveau, étaient additionnés d'eau et centrifugés à plusieurs reprises, les liquides successifs de centrifugation réunis étaient concentrés au bain-marie.

TO serait à peu près identique à la tuberculine ancienne; TR a paru assez dangereux et est peu employé; il n'est pas supérieur non plus à l'ancienne tuberculine pour le diagnostic.

Koch a préparé aussi une émulsion bacillaire (BE) : les bacilles étant séchés et pulvérisés (comme pour TR), la poudre obtenue est émulsionnée dans l'eau glycérinée à 50 p. 100, à la dose de 1 p. 200.

Bonnel a préparé également une émulsion bacillaire, mais plus forte, renfermant 3 cgr. de substance bacillaire par cc.

Des cultures de 5 à 6 semaines, en voile, sur bouillon de veau peptonisé, glycériné à 6 p. 100, sont stérilisées à 110° pendant 1 heure, puis concentrées au bain-marie au dizième de leur volume primitif; on filtre ensuite grossièrement sur papier épais pour séparer les corps microbiens. Le filtrat constitue la *Tuberculine brute*.

Dans cette préparation, la glycérine (non volatile) se concentre à 50 p. 100; la tuberculine est donc en réalité un extrait glycériné de bacilles, mélangé à des produits microbiens diffusés dans le bouillon et aux principes constituants du milieu.

Le Codex donne la définition suivante : La *Tuberculine brute* est un extrait liquide glycériné et stérilisé de culture de b. de la tuberculose, elle constitue un liquide de couleur brune, de consistance visqueuse et possédant une odeur de miel et de fleurs.

La tuberculine brute, préparée par l'Institut Pasteur, est un mélange de tuberculines humaine, bovine, équine.

Le principe actif de la Tuberculine est très résistant à la chaleur, il n'est détruit qu'à 250°. Par contre, la tuberculine est très sensible à l'oxygène de l'air qui l'altère en quelques jours; il faut la conserver en pipettes scellées, à l'abri de la lumière et de la chaleur.

A la suite de la *Tuberculine brute*, le Codex mentionne la *Tuberculine diluée* obtenue en mélangeant une partie de la première avec 9 parties d'eau stérilisée phénolée à 5 p. 1.000.

Toujours dans la dernière édition du Codex, nous trouvons (page 791) la *Tuberculine solide purifiée*, obtenue en précipitant la tuberculine brute par 10 fois son volume d'alcool à 80°; le précipité est lavé à l'éther, puis desséché dans le vide.

Ce précipité alcoolique desséché peut se conserver long-temps dans des tubes scellés ; il est environ 30 fois plus actif que la tuberculine brute.

Comme il est très hygroscopique, il est assez difficile à manier, aussi l'Institut Pasteur prépare-t-il une solution mère au centième[1].

C'est cette solution mère qui est utilisée pour l'oculo et la cuti-réaction, et qui sert également à préparer la solution diluée pour l'usage hypodermique.

Cette *solution diluée à 1 p. 10.000* est inscrite au *Codex* avec la formule suivante :

> Tuberculine solide purifiée......   un centigramme
> Eau distillée stérilisée..........   100 grammes

1 cc. renferme un dizième de milligramme de tuberculine solide purifiée.

L'*Institut Pasteur*, d'autre part, recommande de prépa-rer ainsi qu'il suit la solution à 1 pour 10.000.

Verser dans un ballon gradué de 100 cc. un centimètre cube de solu-tion mère de tuberculine correspondant à 10 milligrammes de tuber-culine desséchée ; ajouter de l'eau physiologique stérilisée de façon à compléter le volume de 100 cc.

L'Institut Pasteur indique également une formule de *dilution à 1 p. 5.000* qui s'obtient dans les mêmes condi-tions.

Comme on le voit, ces diverses solutions de tuberculine sont préparées aseptiquement, sans stérilisation.

---

1.   Tuberculine solide purifiée...........   1 gr.
        Glycérine neutre....................   50 gr.
        Eau distillée...................... qs. p. 100 cc.
à diviser aseptiquement en ampoules de 1 cc. (suivant CERDELAUD, ouv. cité).

La solution à 1 p. 10.000 pour l'hypodermie doit être employée à doses très faibles et progressivement croissantes; on commence généralement par 2 gouttes, et on élève la dose de 2 gouttes chaque fois, en espaçant les injections de 2 à 8 jours suivant la tolérance.

Pour faciliter la mesure de ces petits volumes, on peut diluer ces gouttes dans le corps même de la seringue avec de l'eau physiologique à 8 p. 1.000 et phéniquée à 0,5 pour 100.

Nous citerons encore pour terminer la *Tuberculine de Beraneck*, employée surtout en Suisse. C'est un mélange de toxine-bouillon (TB) et d'acido-toxine (AT). On prépare TB en filtrant des cultures sur macération de viande glycérinée et réduisant ensuite le filtrat par évaporation dans le vide; on obtient AT en laissant macérer les corps microbiens à 60° pendant deux heures dans l'acide orthophosphorique à 1 p. 100; on neutralise ensuite.

Le mélange de AT et de TB dilué à 1 p. 20 constitue la *Tuberculine de Beraneck*.

A côté des toxines, on peut citer les *Antitoxines*. D'après certains auteurs, la principale différence entre les unes et les autres tiendrait essentiellement à l'état de dilution[1].

---

1. Au fur et à mesure que la dilution s'accroîtrait, la toxine perdrait progressivement sa toxicité, passerait par un point mort, pour acquérir enfin l'anti-toxicité.

D'après H. DE PUY : 1° Une antitoxine agirait plus activement lorsque son pouvoir antitoxique qui neutralise la toxine correspondante est exalté par une dilution dans l'ordre des 3 à 30° dilutions centésimales, soit de 1/105 gr. à 1/1059 de substance antitoxique. 2° : Les toxines agiraient surtout par *isopathie;* elles auraient la même action que les antitoxines, ainsi qu'on l'a constaté dans certains cas avec la tuberculine de Koch diluée au millionième, à la condition de les diluer dans l'ordre des 100° et même 1000° dilutions centésimales, soit de 1/10199° à 1/1019999 de toxine.

A l'appui de ces considérations, on a cité les expériences suivantes : un cas

Vaccins.

On sait que les vaccins actuellement utilisés sont en réalité des émulsions microbiennes pour la plupart.

Quand on injecte un vaccin, on inocule, non seulement des produits plus ou moins spécifiques, mais les éléments physiques et chimiques (albuminoïdes) dont il se compose. Or, la brusque introduction d'une albumine hétérogène dans un organisme en vient troubler l'équilibre colloïdal.

Un vaccin n'est pas un élément simple, mais un élément multiple à la fois *spécifique* et *non spécifique*.

Nous ne parlerons pas ici des théories concernant le mode d'action des vaccins, nous rappellerons seulement que la différence essentielle, qui existe entre les *sérums* et les *vaccins* réside en cette hypothèse que les premiers sont

de *morve* inoculée à un lapin et guéri par des injections de *malléine* à la 1/1200ᵉ dilution centésimale; un cas de *tuberculose miliaire* traité avec succès par des ingestions de globules de sucre imprégnés de la 4000ᵉ dilution de crachats tuberculeux, soit 1/107999ᵉ.

La détermination des poids moléculairss des albuminoïdes, puis des toxines et des antitoxines pourrait seule nous apporter des précisions sur ces hypothèses. Malheureusement, si la cryoscopie, ainsi que nous l'avons vu précédemment (p. 26), permet de fixer le poids moléculaire des cristalloïdes, elle ne permet pas une évaluation précise de celui des colloïdes. Ainsi Sabanejew trouve pour l'amidon plus de 30000, Brown et Morus de 20 à 30000; pour le glycogène : Gruzewska plus de 200000 et Sabanejew 1600; pour l'albumine, ce dernier auteur indique 13000 tandis que Liebermann s'arrête à 6400. En somme, une *toxine* doit avoir un poids moléculaire dans l'ordre des milliers, et d'après ce que l'on sait des *antitoxines* qui sont probablement propriété du protoplasme et non substance, (cette propriété pouvant être conférée par exemple au dit protoplasme par un métal, un métalloïde, ou une combinaison des deux) l'ordre de grandeur des poids moléculaires est sans doute dans l'ordre des millions.

(Voir pour l'interprétation de ces phénomènes : A. Leprince. *Bull. de la Soc. de Médecine de Paris*, 1921, 1922; et H. de Pury. *Soc. des Sc. natur. de Neuchatel*, t. XLVI, 1920-1921).

des milieux chargés d'*anticorps*, tandis que les seconds sont des milieux chargés d'*antigènes*.

Le sérum produit une immunité *passive* en apportant à l'organisme des produits de défense tout formés, le vaccin engendre au contraire une immunité *active*, c'est-à-dire incite l'organisme tout entier à fabriquer lui-même ces produits de défense.

Outre cette différence tirée du mode d'action de ces deux sortes de préparations, il faut mentionner celle qui résulte de leur mode d'obtention : le vaccin est généralement une *culture* tuée, ou plus ou moins atténuée; injecté à un animal, dans les conditions voulues, il immunise celui-ci, si bien que le sang de cet animal peut servir ensuite à préparer un sérum. Un sérum, en général, est donc obtenu à partir d'un vaccin.

Vaccins sensibilisés; sérums-vaccins. — Une autre différence, tirée du mode d'action, est à signaler : les sérums sont le plus souvent inoffensifs, agissent vite, mais la durée de leur action est éphémère; au contraire, l'action des vaccins est généralement plus durable, mais les cultures, même tuées complètement, ne sont pas toujours sans dangers.

BESREDKA eut l'idée, en *sensibilisant* les vaccins, de réunir les avantages respectifs des sérums et des vaccins. Les vaccins sensibilisés sont des milieux renfermant en quelque sorte à la fois : antigènes et anticorps[1]. On sait que

---

1. La première publication date de 1902. Les premiers vaccins sensibilisés furent préparés avec le bacille de la peste, le vibrion cholérique et le bacille typhique. (Voir. Bull. Inst. Pasteur. VIII, n° 6, p. 241, 1910).

Il est à remarquer qu'on ne doit pas confondre les vaccins sensibilisés avec les *sérums-vaccins* qui résultent de l'addition aux microbes tués d'un peu de sérum correspondant. Ces préparations n'assurent pas une immunité plus durable que les simples sérums.

tout microbe, mis en contact avec un sérum contenant l'anticorps correspondant, fixe ce dernier à l'exclusion des autres substances contenues dans ce sérum. BESREDKA chercha donc à n'emprunter aux sérums que leurs substances spécifiques, en éliminant les matières albuminoïdes ou autres, qu'ils renferment en abondance, et ce sont ces microbes, ainsi sensibilisés, qui furent utilisés sur les animaux d'abord, puis, dans certains cas, sur l'homme. Nous ne décrirons pas la technique de BESREDKA, d'ailleurs mentionnée en détail dans les ouvrages spéciaux et introduite dans la dernière édition du Codex (vaccin antipesteux sensibilisé).

Les vaccins anticholérique et antityphique sont préparés comme le vaccin antipesteux, avec cette différence toutefois que les microbes sont imprégnés du sérum correspondant avant de subir le chauffage, ce qui assure mieux la fixation de l'anticorps. Les microbes ainsi sensibilisés sont lavés plusieurs fois et chauffés une heure à 56°[1]. Nous verrons plus loin que BESREDKA prépare à présent un vaccin antityphique sensibilisé *vivant*, c'est-à-dire non chauffé.

Les vaccins sensibilisés seraient *atoxiques* (l'endotoxine du corps des microbes étant neutralisée par l'antitoxine spécifique du sérum), aussi ne produiraient-ils pas de réaction générale.

L'absence de réaction locale et générale, la rapidité d'action (24 à 48 heures), la durée de celle-ci, généralement supérieure à celle des vaccins ordinaires : tels seraient les avantages des vaccins sensibilisés (vaccins antipesteux et

---

[1]. Il faut éliminer avec soin toute trace de sérum pour assurer une vaccination durable; ces lavages doivent en outre être effectués rapidement, en une journée, car de longues macérations pourraient faire perdre aux microbes sensibilisés une partie de leur substance active.

antilyphique de Besredka, vaccin antirabique de A. Marie, vaccins antidysentériques, antituberculeux, antipneumococcique, antidiphtérique, antigonococcique, etc.).

Th. Smith, appliquant un principe analogue a essayé de sensibiliser la *toxine* diphtérique en l'imprégnant de l'antitoxine correspondante, et il a obtenu une préparation d'effet immunisant rapide et pouvant durer plusieurs années[1].

Nous allons énumérer les principales sortes de vaccins, décrire leur mode de préparation et nous dirons pour terminer quelques mots des vaccins les plus employés dans la thérapeutique moderne.

Différentes sortes de vaccins. Vaccins préventifs, vaccins curatifs. — Nous distinguerons tout d'abord les vaccins dits *préventifs*, autrefois seuls employés, et les vaccins dits *curatifs*, dont l'usage tend à se généraliser de plus en plus.

Les *vaccins préventifs* : vaccins antityphiques dont nous parlerons plus loin, vaccins antipesteux ordinaire et sensibilisé, vaccins anticholériques, vaccins contre la grippe[2], s'emploient pour protéger les sujets qui doivent se trouver

---

1. On fait un mélange de toxine diphtérique et de sérum antidiphtérique. Comme il serait impossible de ne prélever exclusivement dans ce dernier que les anticorps spécifiques, on ne centrifuge pas le mélange comme dans le cas des vaccins sensibilisés, mais on a soin de n'employer que la quantité de sérum strictement nécessaire à la sensibilisation de la toxine. Trop de sérum rendrait l'immunité peu durable, comme lorsqu'on ne débarrasse pas assez le vaccin antityphique de l'excès de sérum antityphique. Avec trop peu de sérum, le mélange donnerait lieu à des troubles locaux plus ou moins graves.

2. Nous laissons de côté à dessein le vaccin *antivariolique* qui est à peu près le seul à ne pas répondre exactement à notre définition des vaccins. Dans ce cas, en effet, le virus injecté n'est pas le germe même de la maladie qu'il s'agit de prévenir; on sait que dans la vaccination jennérienne, on inocule à l'homme une maladie des bovidés : le cowpox. Ajoutons que pour certains auteurs, la vaccine de la génisse ne serait qu'une forme de la variole, affaiblie pour l'homme, grâce à son passage chez les bovidés.

exposés à contracter l'infection. Il faut y avoir recours avant toute contamination si l'on veut éviter les phénomènes d'hypersensibilité. Les vaccins préventifs conviennent pour immuniser à l'avance l'organisme contre les maladies infectieuses aiguës; leur action ne s'établit qu'après un certain délai, et l'immunité produite a une durée limitée. Cette durée est d'ailleurs variable: on peut dans certains cas l'évaluer, par exemple pour l'infection typhique au moyen de la séro-agglutination et surtout la recherche des anticorps bactéricides et bactériolytiques[1]. Un sérum de vacciné pourra agglutiner fortement un an, deux ans ou même davantage, puis le pouvoir agglutinant diminuera peu à peu pour redevenir très faible ou normal. Il sera alors utile de renouveler la vaccination si le sujet doit être exposé de ñouveau à une contamination possible. Pour ce qui concerne l'infection typhique, certains auteurs admettent qu'un organisme qui aurait été mis trois ou quatre fois en état d'immunité temporaire serait bien près d'avoir conquis une immunité définitive. De toute façon, l'immunité acquise ou moyen de la maladie elle-même est beaucoup plus durable que celle qui est conférée par les vaccins.

Les *vaccins curatifs* conviennent en général aux maladies chroniques. Nous donnons ci-contre un tableau résumant dans une première colonne : les affections justiciables des vaccins; dans la deuxième colonne : les principaux germes employés. Nous ne donnons ces indications qu'à titre documentaire, c'est-à-dire sous réserves et sans nous

---

1. Le Professeur CHAUFFARD a constaté que la plupart des anciens mobilisés, en traitement à l'hôpital Saint-Antoine, vaccinés entre 1915-1919, sont encore aujourd'hui en état d'immunisation.

prononcer en aucune façon sur l'efficacité ou l'innocuité des vaccins correspondants.

NATURE DES MALADIES (1)	DIFFÉRENTS GERMES EMPLOYÉS SUIVANT LES CAS (2)
Pyodermites, abcès, phlegmon, anthrax, furoncle, folliculite, ostéomyélite, acné, impétigo, sycosis, etc...	*Staphylocoque, seul ou associé (avec streptocoque et b. pyocyanique : bouillon Delbet)*
Bactériuries, pyélonéphrites, cystites, métrites, salpingites, blennorragies.	*Coli-bacille, staphylocoque, gonocoque, entérocoque.*
Affections des voies respiratoires, bronchites chroniques, pleurésies, asthme bronchique, etc...	*Pneumocoque, staphylocoque, streptocoque, b. de Friedlander, catarrhalis, b. de Pfeiffer, tétragènes*
Infection puerpérale, plaies à streptocoques, érysipèle.	*Streptocoque.*
Entérites.	*Microbes de la flore intestinale : coli, proteus, perfringens, entérocoques.*
Dysentéries bacillaires.	*B. de Shiga, de Flexner, etc...*
Coqueluche.	*Cocco-bacille de Bordet-Gengou.*
Méningites cérébro-spinales.	*Méningocoques.*

1. Voir : Thérapeutique, II, *Vaccinothérapie*, par Pruvost. (XXXe vol. du Traité de Pathologie médicale de Sergent, Ribadeau-Dumas et Rabonneix.) Maloine, édit., 1921.

2. Pour le staphylocoque, les doses moyennes pour adulte varient progressivement de 500 millions à 10 milliards de germes par cc. Pour le streptocoque, les doses sont très faibles, au contraire : 10 à 250 millions par exemple ; pour la plupart des autres germes, les doses varient depuis 100 à 500 millions jusqu'à 2 à 5 milliards.

Nous ferons remarquer que la distinction établie entre vaccins préventifs et vaccins curatifs n'a rien d'absolu. Tel vaccin qui possède des propriétés curatives peut jouir aussi à un certain degré de propriétés préventives. Le vaccin antityphique sensibilisé vivant de BESREDKA, bien que préventif, peut être injecté également après le début de l'infection et exercer sur celle-ci un effet favorable. Le mode d'administration du vaccin (dosage des germes, nombre des injections, etc.) exerce une influence sur les effets curatif et préventif; le premier de ces effets est en rapport avec la rapidité d'action, le second avec la durée. Si les premières injections ont pour but de vaincre la maladie, on se propose souvent, avec les suivantes, d'éviter les rechutes, en maintenant un certain temps l'immunité ainsi conférée.

Stock-vaccins, auto-vaccins. — Parmi les vaccins curatifs, il y a lieu de distinguer deux sortes de préparations[1] : 1° les *stock-vaccins* : on donne ce nom aux diverses souches microbiennes isolées par cultures, émulsionnées dans un liquide approprié, eau physiologique généralement, à des concentrations variables, et que l'on trouve toutes préparées et immédiatement utilisables dans les laboratoires *autorisés*. Ces vaccins sont en effet soumis à la loi de 1895, c'est-à-dire qu'ils ne peuvent être débités ou délivrés au public à titre onéreux ou gratuit, par les pharmaciens, que s'ils ont été au préalable l'objet d'une autorisation du gouvernement, rendue par décret, après avis du Comité consultatif d'hygiène de France et de l'Académie de Médecine.

2° *Les auto-vaccins* : ils sont obtenus en prélevant les germes sur le malade lui-même, en isolant l'espèce ou les diverses espèces par des ensemencements, et en préparant ensuite, comme dans le cas des stock-vaccins, des émul-

---

1. Les vaccins préventifs sont nécessairement tous des stock-vaccins.

sions à des titres variés. Leur préparation, faite suivant les indications du médecin traitant, ne nécessite pas l'autorisation spéciale indiquée ci-dessus.

Certains auteurs ont préconisé des *auto-hétérovaccins*, c'est-à-dire des associations d'auto-vaccin et de stock (Exemple : vaccin antigonococcique de MINET contenant outre le vaccin du porteur de la maladie, la souche 9 Pasteur, très active) (voir *Bull. Soc. de Méd. de Paris*, n° 11. — 1924).

Nous verrons plus loin comment se fait l'isolement des germes ; signalons seulement que dans le cas le plus général, on sépare les microbes de leur milieu de culture et on les émulsionne dans un excipient approprié : solution saline, ou huile (*lipo-vaccin*) ; cependant il arrive quelquefois que l'on utilise comme vaccin le bouillon lui-même avec ses germes (bouillon de Delbet).

Quand le vaccin (stock ou auto) renferme une seule variété de germes (staphylocoque de furoncle) il est dit *monovalent* ; quand il renferme plusieurs variétés du même germe (staphylocoques de furoncle, anthrax, ostéomyélite, etc...) il est dit : *polyvalent*. Quand le vaccin renferme à la fois différentes espèces de germes (staphylocoque, streptocoque, pneumocoque, etc...) il constitue un vaccin *mixte* ou polymicrobien. Certains praticiens donnent la préférence aux vaccins spécialisés, d'autres aux vaccins les plus polyvalents possibles, et même aux vaccins mixtes ou polymicrobiens. Dans le cours d'une maladie, en effet, on peut avoir affaire à plusieurs variétés et même à plusieurs espèces de germes.

Ainsi dans la blennorrhagie, il n'y aurait pas *un* gonocoque, mais diverses variétés et de virulence fort variables suivant les cas, sans compter les pseudo-gonocoques et

aussi les germes dits *secondaires* tels que le staphylocoque, l'entérocoque, et diverses variétés de diplocoques
plus ou moins bien déterminées. L'importance de ces
microbes *associés* serait au moins égale, selon Le Fur à
celle du gonocoque.

Pour les affections coli-bacillaires : mêmes remarques.
D'autre part, certains auteurs prétendent qu'il y aurait
avantage à extraire les antigènes, à les libérer de leur
enveloppe cellulaire, pour ne pas encombrer l'organisme
de carapaces ou de matériaux inutiles. Mauté a fait remarquer qu'un microbe est une cellule à structure très
complexe, qui agit par des substances chimiques et par un
substratum colloïdal: et l'on sait que selon Loeb, les colloïdes sont susceptibles, tout comme les cristalloïdes de
former de véritables combinaisons chimiques, variables
d'ailleurs suivant la nature acide ou alcaline des milieux.

Un microbe constituant, suivant l'expression de Nicolle
déjà citée, une vraie mosaïque d'antigènes, on conçoit que
l'on peut en modifier la structure par le jeu des combinaisons chimiques. On a pu modifier profondément les corps
microbiens, sans détruire leurs propriétés antigéniques,
par exemple en les traitant par des substances chimiques
capables de les dissoudre. Thompson a préparé des vaccins
détoxiqués en solubilisant les microbes, au préalable,
avant d'enlever la partie toxique qui est soluble dans les
acides.

Il faut donc bien connaître la flore microbienne des
maladies à traiter et aussi mettre les antigènes sous une
forme chimique présentant un maximum d'efficacité.

Auto-vaccins et stock-vaccins ont leurs partisans; il y a
des cas où les uns seront employés de préférence aux

autres, par exemple, quand il faut agir rapidement, le stock-vaccin sera tout indiqué, ou bien encore quand il est trop long ou trop difficile d'isoler le microbe cause de l'infection. Si le stock a l'avantage de renfermer des espèces dont le pouvoir immunisant est vérifié, il a, en revanche, l'inconvénient de subir avec le temps des modifications plus ou moins importantes. Il est vrai que quelques praticiens, faisant retour à l'ancienne pratique pasteurienne, préconisent dans certains cas le *vieillissement* ; l'auto-vaccin sera alors difficilement utilisable, sauf pour les cas de récidives.

Un stock-vaccin, même polyvalent, peut ne pas contenir l'espèce correspondante à l'infection qu'il s'agit de traiter, ou ne contenir cette espèce qu'en proportion insuffisante. Mais, d'autre part, selon certains auteurs, la spécificité absolue peut présenter des inconvénients ; par exemple, quand l'espèce en cause n'a qu'un pouvoir immunisant très faible, on aurait sans doute avantage à lui associer des espèces voisines plus énergiques.

En effet, l'action des vaccins, ainsi que nous l'avons dit précédemment, n'est pas exclusivement *spécifique*. Thuercelin a montré que le vaccin entérococcique agissait contre le pneumocoque, espèce relativement voisine de l'entérocoque, et aussi contre des espèces tout à fait différentes ; Netter a obtenu contre la grippe à streptocoques et à pneumocoques des résultats aussi heureux avec du sérum de cheval ordinaire ou du sérum antidiphtérique qu'avec les sérums antistrepto et antipneumococciques ; Delbet combat les affections à staphylocoques, avec un vaccin mixte dans lequel ces derniers germes ne sont représentés que dans la proportion d'un quart ; Wright et Colebrook ont établi que des vaccins antistaphylo et antistreptococ-

ciques pouvaient provoquer la formation de substances
bactéricides non spécifiques[1].

En résumé, les praticiens qui, comme MAUTÉ, attachent
une importance essentielle à la *spécificité*, préfèrent les
auto-vaccins. Dans la pratique, quand il s'agit d'affections
chroniques, on a plutôt recours au stock-vaccin, et l'on
n'utilise l'auto-vaccin qui nécessite plus de complications,
qu'en cas d'échec. Au contraire, quand il s'agit d'infections
graves et de caractère *aigu*, il semble préférable de préparer de suite un vaccin autogène et, en attendant que
celui-ci soit terminé, ce qui demande quatre ou cinq jours,
on utilise du stock-vaccin.

En ce qui concerne le vaccin polyvalent et le vaccin
monovalent, les avis sont aussi partagés; le premier
semble préférable au second surtout quand il s'agit d'un
stock, car en injectant plusieurs variétés de germes, on a
plus de chances de faire intervenir celle qui est cause de
l'infection.

Vaccins morts, vaccins vivants. — Les stock, comme
les auto-vaccins peuvent contenir des germes *tués* ou des
germes seulement *atténués*, c'est-à-dire plus ou moins
modifiés; ce qui revient à dire qu'il existe des vaccins
morts et des vaccins *vivants*. Parmi ces derniers, on peut
citer certains vaccins antipesteux (STRONG) et anticholériques (HAFFKINE), plusieurs vaccins antituberculeux et
antityphiques dont nous parlerons plus loin.

1. DANYSZ a mentionné (*Presse méd.*, 1921), p. 362 les succès obtenus par
la bactériothérapie non spécifique (vaccins préparés avec laflore microbienne
intestinale de sujets sains) contre des dysentéries (à Shiga ou Flexner) ou
contre des infections toutes différentes (dermatoses, asthme, rhumatisme,
neurasthénie, etc.); — succès qu'il attribuait à la stimulation de l'excrétion
biliaire dans le premier cas, et dans le second à une action possible sur les
sécrétions internes.

Les vaccins morts sont généralement moins immunisants que les vaccins vivants, mais ces derniers sont plus dangereux; si on les utilise avec succès dans l'art vétérinaire, il faut n'y avoir recours qu'avec la plus grande prudence dans la thérapeutique humaine.

Dans la pratique, on emploie surtout les vaccins tués. On a recours pour tuer ou pour atténuer les germes à de nombreux procédés : chaleur, antiseptiques, agents physiques. Nous en reparlerons à propos de la stérilisation des vaccins. Disons seulement que, lorsqu'on emploie la chaleur, il faut que celle-ci soit la plus modérée possible. Roux et Chamberland en 1888 avaient déjà formulé la recommandation suivante à propos de la bactéridie charbonneuse : « Il faut employer une chaleur capable de tuer les germes, mais cependant pas trop désorganisatrice pour les substances vaccinales, c'est-à-dire qu'il faut rester entre 55 et 58° ».

Pour compléter cette revue des diverses sortes de vaccins, il nous resterait à signaler les *vaccins sensibilisés*, morts et vivants, mais nous leur avons consacré déjà quelques commentaires; nous rappellerons seulement que les vaccins *sensibilisés* vivants sont bien mieux tolérés par l'organisme que les vaccins vivants ordinaires; — et enfin les *autolysats*. Ceux-ci, dont l'étude n'est pas définitive, s'obtiennent en filtrant des macérations plus ou moins prolongées, dans l'eau physiologique par exemple, de bacilles morts ou vivants.

Préparation des vaccins. — La première série d'opérations consiste à prélever, puis à identifier et isoler le ou les microorganismes qui doivent constituer la base du vaccin.

Prélèvement des échantillons. — *L'urine* sera recueillie

au moyen d'une sonde stérile, après nettoyage du méat
urinaire externe ; on recueillera séparément chaque échantillon dans des récipients stériles, et l'on n'y ajoutera
aucun antiseptique. — *Expectorations* : Pour éviter les
germes étrangers, un nettoyage minutieux de la bouche
et des dents avec de l'eau stérile et une brosse aseptisée,
sera indispensable ; les crachats seront recueillis séparément, un le matin, un l'après-midi, et au besoin deux jours
différents, dans des crachoirs stériles. Ils seront lavés
ensuite à plusieurs reprises dans l'eau physiologique
stérile. Les *échantillons de gorge* seront prélevés au
moyen d'un écouvillon de coton ou d'une anse de platine
stériles. Pour les *sécrétions nasales*, on se servira d'un
petit spéculum au travers duquel on fera passer un tampon
stérile. Les pus d'*abcès*, *furoncles*, etc... seront prélevés
après asepsie de la peau ; le foyer sera incisé au moment
même du prélèvement, on recueillera avec une pipette de
verre stérile le premier jet de pus, mêlé parfois d'un peu
de sang et de sérosité ; la pipette sera fermée à ses deux
extrémités à la façon d'une ampoule si l'examen n'a pas
lieu de suite. Pour les *secrétions conjonctivales*, on effectuera le prélèvement avec une anse de platine dans l'angle
interne de la paupière inférieure. Le *sang* sera recueilli
par ponction veineuse, de la manière habituelle, avec une
grosse seringue de 25 à 50 cc. ; on procédera tout de suite
à une hémoculture en recevant le sang dans un bouillon
approprié.

Coloration sur lames, cultures. — Les préparations
obtenues en étalant sur lame le culot de centrifugation de
l'urine, l'expectoration, le pus, les fragments de selles
préalablement délayés dans un peu d'eau salée stérile, etc.,
seront colorés par les méthodes habituelles. Les examens

directs de ces lames donneront déjà quelques indications pour la préparation des cultures. Ils permettront de faire un premier contrôle approximatif des germes prélevés : mais ce sont les cultures seules qui permettront de bien identifier ces derniers.

Pour préparer les stock-vaccins, on utilise les germes isolés et identifiés dans les laboratoires par les procédés habituels et, le médecin traitant ayant déterminé la nature d'une infection, peut trouver dans le commerce le vaccin qu'il juge approprié. Mais quand il s'agit d'un auto-vaccin, une collaboration plus étroite est nécessaire entre le bactériologiste et le clinicien :

Si l'examen de l'échantillon prélevé ne révèle la présence que d'une seule espèce microbienne, la question est simplifiée, mais on se trouve souvent en présence de différents germes associés, et le problème consiste dans ce cas à apprécier l'importance de chacun d'eux dans la maladie en cours, afin de lui donner dans l'auto-vaccin une place proportionnée à cette importance.

Dans tous les cas, on aura recours, après l'examen direct, aux cultures appropriées. Nous n'insisterons pas sur les formules des milieux de culture que l'on trouve dans tous les traités de bactériologie[1]. Signalons seulement le cas des *hémocultures*. Celles-ci se font en recueillant 5 ou 10 cc. de sang dans un ballon contenant du bouillon peptoné stérilisé (eau 500, peptone 5 gr., Na Cl 2 gr. 50). Après 48 heures d'étuve à 37°, on ensemence quelques gouttes de l'hémoculture dans des tubes de gélose et de gélose ascite. Après 48 heures, on différencie l'élément ainsi cultivé.

---

1. Voir aussi le *Formulaire des milieux de culture en microbiologie* de DERMBÈRE DESGARDES. Le François, édit., 1921.

Pour les infections typhiques et paratyphiques, on emploie, au lieu de bouillon, de la bile de bœuf stérilisée : 3 ou 4 cc. du sang prélevé sont introduits dans un tube contenant 5 cc. de bile ; après 24 heures d'étuve, on ensemence la bile sur gélose ordinaire. Nous dirons enfin quelques mots au sujet des *cultures multiples*. Si dans le culot de centrifugation d'une urine par exemple, on a constaté, par l'examen direct sur lame, la présence de nombreux coli et de quelques streptocoques, il faudra obtenir des colonies séparées de chacune de ces deux espèces sur le milieu ensemencé. Il est quelquefois très difficile d'arriver à ce résultat, car l'une des espèces, par son développement exagéré, peut empêcher les autres de pousser[1]. Quand il s'agit des stock, il faut de temps en temps, par exemple tous les quinze jours environ, pratiquer des réensemencements, afin que les cultures qui seront employées pour la préparation du vaccin soient toujours relativement jeunes. Pour les auto-vaccins, on emploie la première culture pure obtenue.

Préparation de l'émulsion. — Il faut distinguer deux cas : milieu solide, milieu liquide.

Quand il s'agit d'une culture sur *milieu solide*, on peut racler la surface avec une spatule de platine et délayer ensuite la semence ainsi prélevée dans l'excipient choisi ; mais il est préférable d'opérer de la manière suivante : la culture, en tube de gélose par exemple, ayant donné son maximum, on y introduit 1 ou 2 cc. d'eau salée, puis on incline le tube de façon à ce que le liquide imprègne les

---

1. On peut dans certains cas recourir à des inoculations aux animaux. Par exemple, pour isoler le pneumocoque dans la flore d'une expectoration, on pourra inoculer celle-ci à une souris ; puis, prenant le sang au cœur de cette souris, en faire un ensemencement sur milieu approprié (bouillon de TRUCHE).

colonies de germes et que celles-ci se détachent progressivement. On obtient ainsi, au bout de quelque temps une émulsion exempte d'éléments étrangers, fragments de gélose, etc... et plus homogène que celle qui est fournie par le raclage. On aspire cette émulsion avec une pipette à boule stérile et on l'introduit dans un récipient également stérile, une fiole d'Erlenmayer par exemple. Avec ce procédé, le tube de culture étant bouché au coton, on opère beaucoup plus aseptiquement et l'on évite les contaminations extérieures.

Quand il s'agit d'un *milieu liquide*, bouillon peptoné par exemple, le maximum de culture étant atteint, on centrifuge à grande vitesse dans des tubes coniques, puis on décante; on peut, si l'on veut éliminer toute trace de bouillon de culture, laver encore le culot par centrifugation avec du sérum physiologique. Finalement le culot est dilué au taux voulu avec l'excipient choisi.

Le liquide servant à émulsionner les germes peut être, et c'est le cas le plus fréquent, une solution aqueuse de *chlorure de sodium* à 7, 8, 9 p. 1.000, ou même encore plus concentrée. Certains microbes : catarrhalis, paratétragènes, etc..., étant difficiles à bien émulsionner, on a proposé d'utiliser comme excipient des solutions salines concentrées, ou bien de chauffer quelques minutes au bain-marie à 70°, ou bien encore d'agiter fortement avec des perles de verre[1].

Ch. Nicolle et Blaizot ont proposé de remplacer le chlorure de sodium par le *fluorure de sodium*. Ils ont préparé

---

1. A. Lumière a proposé pour homogénéiser les vaccins d'employer comme excipient des solutions de glucose ou saccharose de densité : 1,20 (*Soc. de Thérap.*, 12 avril 1922).

ainsi diverses sortes de vaccins; notamment un vaccin antityphique préventif, un autre curatif, et surtout un vaccin antigonoccique, dans lequel au gonocoque est associé le synocoque.

Enfin LE MOIGNIC, SÉZARY et PINOY ont préconisé les *lipo-vaccins*[1] ou vaccins à excipient huileux.

Les bacilles, dans ce cas, sont détachés de leur milieu de culture par de l'eau physiologique; l'émulsion aspirée est longuement centrifugée de façon à obtenir un culot que l'on débarrasse du liquide aqueux. On introduit ensuite l'excipient dans le tube de centrifugation (primitivement : lanoline et huile de vaseline; aujourd'hui : liquide huileux doué, selon les auteurs, d'un certain pouvoir hydrophile et pouvant ainsi absorber les traces d'eau retenues autour des bacilles.

Numération des germes. — Nous citerons les procédés les plus employés. Le principal repose sur l'emploi de l'*hématimètre* (Malassez ou Thoma Zeiss, par exemple). On procède exactement comme pour la numération des hématies, avec cette différence qu'au lieu de compter des globules, on compte des germes, préalablement colorés au bleu de méthylène. Il est parfois nécessaire de diluer l'émulsion primitive, la numération sur une culture trop concentrée présentant des difficultés. On peut d'ailleurs, avec un peu d'habitude, apprécier à vue d'œil, approximativement, le taux de concentration favorable.

---

1. Le *lipo-vaccin* T. A. B., par LE MOIGNIC et SÉZARY. J.-B. Baillière, édit., 1918. Les lipo-vaccins auraient l'avantage d'être moins toxiques grâce au ralentissement de l'absorption, dû à la nature de leur excipient huileux et aussi à l'état des bacilles qui, dans ce milieu, au lieu d'être libres et isolés, forment de petits amas. Grâce à cette hypotoxicité, on pourrait utiliser sans danger des microbes aussi peu modifiés que possible et en injecter d'emblée d'assez fortes doses; ainsi le vaccin antityphique et antiparatyphique (T. A. B.) s'injecte en une seule fois.

La *méthode de Wright* est plus compliquée; elle consiste à faire la numération d'un mélange à parties égales de sang, obtenu par piqûre du doigt et rendu incoagulable par addition de citrate de soude à 2 p. 100, et d'émulsion microbienne. On fait un frottis sur lame, on colore au Leishmann et on examine au microscope. Globules et germes sont dénombrés parallèlement; connaissant le nombre de globules de 1 millim. cube de sang, on en conclut par une règle de trois à la quantité de germes contenue dans le même volume d'émulsion.

La méthode de Wright présente certaines causes d'erreur tenant à l'inégale répartition des deux éléments numérés. Citons encore les procédés de *Klein* et de *Valagussa*, qui sont complexes et ne semblent pas offrir une plus grande précision.

La *méthode réfractométrique*, qui a été également préconisée, ne leur paraît pas supérieure, car il n'y a pas un rapport direct assez précis entre l'opacité des vaccins et le nombre des microbes. En dehors de ces derniers, certaines substances colloïdales ne seraient pas sans influence sur le trouble des émulsions.

La *méthode de pesée* paraît avoir une certaine précision. WILSON et DICKSON conseillent de la pratiquer ainsi : Peser une petite spatule de platine et un petit tube à essai bien sec. Gratter la culture microbienne avec soin sur la surface du milieu et, la transportant sur la spatule de platine, introduire celle-ci dans le tube à essai. Pour dessécher, introduire ce dernier dans un gros tube de verre fermé par un bouchon de caoutchouc percé de deux trous, afin de laisser passer deux tubes de verre. L'un de ceux-ci est relié à une trompe à vide; par l'autre, muni d'un robinet, la rentrée de l'air extérieur pourra s'effectuer. Le gros tube et son contenu étant placés dans un bain à 50°, faire le vide, puis laisser rentrer l'air filtré sur de la ouate, et après refroidissement peser le petit tube avec sa spatule. On peut aussi, et c'est ainsi que l'on opère pour les lipo-vaccins, se contenter de peser le tube renfermant le culot microbien débarrassé du liquide aqueux par centrifugation prolongée. Il suffit de retrancher du poids trouvé la tare du tube.

Dans tous les cas, quand on effectue la numération d'après la pesée des germes, on procède à celle-ci avant d'ajouter le liquide aqueux ou huileux qui doit servir de véhicule émulsionnant. Un contrôle général doit, bien entendu, établir le rapport entre le poids des germes et leur nombre pour les différentes espèces[1].

Stérilisation des vaccins. — Nous avons dit précédemment qu'il existait des vaccins morts et des vaccins vivants. Les vaccins *morts* sont les vaccins qui ont été stérilisés. Le procédé de stérilisation le plus employé consiste dans l'*emploi de la chaleur*.

Lorsque la température employée est trop faible, 40 à 50° par exemple, elle ne suffit pas à tuer la totalité des germes; on obtient un vaccin atténué, mais non stérile. Toutefois, certaines espèces sont particulièrement fragiles et, sorties de l'étuve à 37°, meurent rapidement sans qu'il soit même besoin de les chauffer. D'autres espèces sont,

---

1. WILSON et DICKSON ont donné à cet égard les chiffres suivants que nous mentionnons sous réserves :

1 mgr. staphylocoques ou méningocoques	=	3 milliards de germes,			
1 mgr. streptocoques ou b. pyocyaniques	=	3 milliards 400 millions,			
1 mgr. gonocoques	=	4	—	500	—
1 mgr. coli-bacilles	=	6	—	400	—
1 mgr. b. typhiques	=	8	—		
1 mgr. melitensis	=	11	—		

au contraire, très résistantes; une température inférieure à 63-65° ne suffit pas à les détruire.

Il est par conséquent impossible de fixer une température minima uniforme pour la stérilisation des vaccins. Des espèces semblables elle-mêmes, telles que des staphylocoques de diverses provenances, peuvent offrir à l'action de la chaleur une résistance inégale.

On devra seulement s'inspirer du principe suivant : chauffer à la température *minima* pour tuer les germes, ne pas dépasser sensiblement cette température, laquelle varie d'ailleurs suivant les espèces, leurs variétés et leurs provenances, ainsi que suivant la *durée* du chauffage et la *concentration* de l'émulsion.

D'une manière générale, il faut chauffer, le récipient étant immergé dans un bain-marie couvert, à 56-58° pendant environ 60 minutes.

Nous avons dit qu'une température élevée, en modifiant trop profondément les germes, nuisait à leur activité et diminuait à la fois leur toxicité et leur pouvoir immunisant. La température, ainsi que la durée du chauffage, jouent donc un rôle important dans la puissance d'action d'un vaccin et celle-ci ne doit pas être évaluée d'après la seule richesse microbienne. Il faudra injecter par exemple plus de microbes tués à 120° que de mêmes germes tués à 60°, et un vaccin chauffé à 60° sera plus efficace qu'un vaccin semblable chauffé le même temps à 75°.

Dans tous les cas, la stérilisation étant faite à la plus basse température possible[1], on peut la compléter par addition d'*antiseptiques*.

---

1. Par analogie avec ce qui se passe pour les ferments, le chauffage, lorsqu'il est fait *à sec*, altère beaucoup moins les vaccins. Des cultures dessé-

Ces derniers ont été utilisés aussi comme unique moyen
de stérilisation. L'addition d'*acide phénique*, par exemple,
suffit dans certaines conditions pour tuer une émulsion de
bacilles typhiques en 48 heures; elle peut aussi assurer la
mort des staphylocoques. Cependant, il faut être prudent
en pareille matière : vis-à-vis de certains germes, les antiseptiques restent insuffisants et, d'autre part, on doit toujours tenir compte de la concentration microbienne. Ainsi,
suivant ALLEN, l'addition de 0 gr. 50 d'acide phénique
dans 100 cc. d'une émulsion de coli renfermant 100 millions
de germes par centimètre cube, rend celle-ci stérile en
24 heures ; mais si la concentration microbienne est cent
fois plus forte (10 milliards par centimètre cube), les bacilles
ne sont pas tués, même après des semaines et des mois.

En se plaçant dans les conditions ci-dessus, la limite de
concentration serait d'environ 2 milliards par centimètre
cube pour le bacille typhique et il en serait à peu près de
même pour le staphylocoque.

Quand il s'agit de fortes concentrations. certains praticiens effectuent après l'addition d'antiseptique un chauffage de trente minutes à 56° au bain-marie, ou bien encore
augmentent la dose d'antiseptique, sans dépasser toutefois
certaines limites.

L'antiseptique, outre son action stérilisante, joue également un rôle utile pour la conservation, vis-à-vis par
exemple des germes sporulants de l'air qui peuvent pénétrer dans les vaccins au cours des diverses manipulations.

_ On a utilisé les agents chimiques les plus variés : acide

chées peuvent être portées à 120° et même, suivant Loeffler, à 150° sans perdre leurs propriétés vaccinantes. Nous en verrons une application à propos
des vaccins antityphiques.

phénique (Mauté), tricrésol (à 0, 3 p. 100), éther (Vincent), alcool-éther (M. Nicolle), chloroforme, iode (Ranque et Senez[1]), lysol, chlorure d'éthyle, fluorure dé sodium, thymol, formol (Costa), toluol, hypochlorites, essence de moutarde, glycérine (80 p. 100), urée et galactose (25 p. 100).

Enfin, des essais ont été tentés aussi avec les *agents physiques* : lumière solaire (expériences de DONNA sur les bacilles tuberculeux), rayons ultra-violets (V. HENRI). Selon MAURICE RENAUD, cette dernière méthode donnerait de bons résultats (*C. R. Ac. Sc.*, *1913*.)

Quel que soit le procédé de stérilisation auquel on a recours, on doit vérifier l'asepsie du vaccin; pour cela, on en prélève avec une pipette stérile une certaine quantité que l'on ensemence largement sur les milieux appropriés. Ceux-ci sont mis à l'étuve à 37°; au bout de quarante-huit heures, ils doivent être restés stériles; si une colonie des germes sur lesquels on opère apparaît, il faut procéder à une nouvelle stérilisation du vaccin; si un germe de contamination secondaire se développe, il faut rejeter le vaccin devenu inutilisable.

La stérilisation présente quelques difficultés quand il s'agit des *lipo-vaccins*, car les germes résistent mieux à l'action de la chaleur en suspension huileuse qu'en suspension aqueuse, et l'action des antiseptiques elle-même est quelque peu gênée en présence des corps gras. D'après LE MOIGNIC et SEZARY, le bacille d'Eberth peut cependant être tué après une heure de chauffage à 57° de l'émulsion huileuse mère (1 gr. 5 à 2 gr. pour 10 cc.); quant aux paraly-

---

1. On ajoute à 10 cc. d'émulsion microbienne 6 à 10 gouttes de solution iodo-iodurée, on laisse trente minutes en contact, puis on ajoute 2 gouttes d'hyposulfite de soude à 2 p. 100.

phiques, ils résistent encore après trois heures à 60°; aussi
a-t-on conseillé l'action combinée d'une certaine dose d'eu-
génol, puis d'un chauffage d'une heure à 60°[1].

Mise en ampoules. — Après avoir contrôlé la stérilité
du vaccin, on procède aux dilutions et à la répartition en
ampoules.

On ne dilue pas la totalité de l'émulsion mère, afin d'en
conserver pour des dilutions plus concentrées, si besoin
est. On peut utiliser une grosse seringue munie de son
aiguille, ou une burette graduée en dixièmes de centimètre
cube, reliée par un tube de caoutchouc à un tube de verre
effilé pouvant pénétrer dans le col de l'ampoule (forme
bouteille), tout l'appareillage étant stérilisé au préalable.
L'ampoule remplie, la pointe est fermée à la lampe.
Quelques auteurs conseillent de chauffer ensuite les
ampoules pleines en les portant quarante minutes à 54°.
On contrôlera l'asepsie de quelques ampoules, prises parmi
les plus concentrées s'il y en a de divers dosages; pour
cela, on procédera à des ensemencements; aucune colonie
ne devra se développer après quarante-huit heures d'étuve.

Conservation des vaccins. — On sait depuis Pasteur que
les cultures vivantes subissent du fait du vieillissement
une atténuation plus ou moins marquée. Les vaccins morts,
c'est-à-dire qui ont subi un procédé quelconque de stérilisation, ne conservent pas indéfiniment leur pouvoir immunisant. La plupart ne sont plus intacts à ce point de vue

---

1. On a aussi conseillé l'addition d'une solution aqueuse d'antiseptique,
suivie après contact suffisant d'une distillation dans le vide à basse température pour déshydrater; ou bien encore la chaleur sèche : trois heures
à 130°, douze heures à 120°; mais si le vaccin antipneumococcique conserve
ainsi son activité, d'autres vaccins comme le typhique sont plus ou moins
altérés.

au bout de quelques mois; la bactériolyse, en effet, s'accentue progressivement, les propriétés tinctoriales sont modifiées, la valeur antigène plus ou moins altérée.

On sait que, pour les cultures vivantes, des réensemencements sont pratiqués régulièrement dans les laboratoires ; quant aux vaccins morts, ils doivent être, lorsque l'examen microscopique des germes a permis de constater leur altération, rejetés de la consommation.

Certains vaccins conservent, au contraire, assez longtemps leur pouvoir immunisant, et même il arrive pour quelques-uns qu'il augmente avec le temps. Les lipo-vaccins se conservent mieux que les vaccins à milieux aqueux ; le gonocoque lui-même, si fragile, qui subit la lyse au bout de quelques jours dans l'eau physiologique, ne se modifierait que lentement dans l'excipient huileux.

Il est dans tous les cas utile d'employer des ampoules de verre *neutre, incolore*, afin qu'il soit possible d'apprécier par transparence l'état de l'émulsion. Il faut les conserver à l'abri de la lumière et de la chaleur et bien les agiter avant de s'en servir.

Administration des vaccins. — La méthode injectable est la plus utilisée. Les injections se font le plus souvent dans le tissu cellulaire *sous-cutané*, soit au bras (région deltoïdienne), soit au-dessous de l'omoplate, ou encore dans la région fessière. On doit éviter de pousser dans le derme ou dans le muscle.

On injecte en général de petits volumes : 1 ou 2 cc.; les réactions sont d'autant plus vives que l'on injecte plus de germes et, généralement, les sujets atteints de l'infection correspondante réagissent beaucoup plus fortement que les sujets sains, ce qui a permis d'utiliser, dans certains cas, le procédé comme moyen de diagnostic.

Dans le but d'éprouver la tolérance du sujet et d'éviter des réactions trop vives, surtout dans la vaccinothérapie curative, on commence par injecter des doses faibles que l'on augmente progressivement.

La voie *veineuse* a été aussi utilisée, notamment pour la vaccination antityphique; mais il faut agir prudemment et avec des doses diluées; la voie *trachéale* a été essayée récemment, la voie *intra-musculaire* est plus rarement employée (vaccins fluorés, vaccin de Delbet), car les réactions locales sont assez violentes. On a eu recours aussi à la voie *rectale* (lavement de 100 cc. de culture tuée de bacille d'Eberth, etc...) et aussi, avec un certain succès, à la voie *gastro-intestinale*.

Vaccins antituberculeux. — Le Professeur CALMETTE a relaté dans un récent ouvrage[1] les nombreux essais, généralement infructeux, de vaccination antituberculeuse. La plupart des expériences ont été réalisées chez les animaux par injection, quelquefois par ingestion, en commençant par des doses faibles qui étaient augmentées progressivement. L'action immunisante était vérifiée en effectuant comparativement chez les sujets vaccinés et des témoins non vaccinés des inoculations d'épreuve avec des germes virulents.

Calmette a classé ces divers vaccins en trois groupes :

1° *Tuberculine et extraits bacillaires* : ces produits, sans action ni immunisante, ni toxique sur les organismes sains, retardent parfois sans l'arrêter l'évolution des lésions et augmentent la résistance à l'intoxication par les poisons bacillaires.

2° *Bacilles tués ou profondément modifiés.* — A) *Par chauffage* : Essais de vaccination de Calmette, Breton et Guérin, Lœffler et Matsda.

B) *Par extraction des lipoïdes* (cires, graisses, dépourvues de pouvoir immunisant); les germes sont épuisés au Soxhlet par le benzol, l'alcool méthylique, etc... : essais peu concluants (Cantacuzène, Vallée, Louis Martin).

C) *Par les agents chimiques* : eau de Javel à 10 p. 100 (Moussu,

1. *L'infection bacillaire et la tuberculose*, Masson, édit., 1920.

19

Goupil), eau iodée à 1 p. 400 (Vallée), formol (Rabinowitsch), acide lactique, suc de droséra, etc.; essais de vaccination avec des bacilles macérés 4 à 5 jours dans la glycérine à 80 p. 100, le galactose ou l'urée à 25 p. 100 (Lévy, Blumenthal et Marxer), avec des bacilles desséchés, fluorurés et sensibilisés (Rappin).

D) *Par les radiations lumineuses* : Insolation (Donna) — rayons ultra-violets (V. Henri).

3° *Bacilles vivants ou atténués*. — Ces vaccins sembleraient donner de meilleurs résultats. Citons les essais primitifs de Cavagnis, de Grancher et Ledoux-Lebard (1889) qui injectaient des cultures vieillies pour débuter, puis des cultures plus jeunes; le *Bovo-vaccin* de Behring (1902) culture de bacilles humains vieille de six ans et demi, desséchée dans le vide; injection intra-veineuse; le *Tauruman* de Koch (1902-1905) culture en bouillon glycériné de bacilles humains ou bovins vieille de trente jours, desséchée et émulsionnée dans l'eau salée. Après ces deux vaccins, dont les résultats chez les bovidés sont contestés, Calmette signale encore les vaccins de *Klimmer* (bacilles bovins et humains modifiés par des passages successifs dans l'organisme d'animaux à sang froid : salamandre, tortue), de *Arloing*, *Ferran*, *Th. Smith* (b. atténués par vieillissement), de *Friedmann* (b. acido-résistant de la tortue d'eau), de *Marino* (b. atténué par passage dans le tube digestif de la sangsue) ; les *vaccins sensibilisés de Vallée et L. Guinard* et de *Fritz Meyer*; les *vaccins pour ingestion de Calmette* (b. bovins chauffés cinq minutes à 70°) et de *Vallée* (b. d'origine équine).

Récemment (les essais commencés avant la guerre se poursuivent actuellement) *Calmette* et *Guérin* ont préparé des *vaccins biliés* sur lesquels on fonde de grandes espérances.

On sait que le bacille de Koch se cultive bien sur pomme de terre ou gélose saturée de bile pure glycérinée à 5 p. 100; on diminue la virulence par des réensemencements successifs (70) ; les jeunes bovidés arrivent ainsi à supporter les bacilles en injection intra-veineuse à la dose de 100 mgr., alors qu'une dose de 3 mgr de bacilles cultivés sur milieu non bilié les tue en un mois. On injecte à trente jours d'intervalle 5 puis 20 mgr. ; l'inoculation d'épreuve, faite dans les veines avec 3 mgr. de bacilles virulents, sert de contrôle.

Vaccins antityphiques[1]. — De nombreux vaccins ont été essayés

1. Voir : *Vaccination antityphoïdique* II. Méry 1915; et *Lipo-vaccin T. A. B.* Le Moignic et Sezary 1918. (Actualités médicales. J. B. Baillière, édit.) et

contre les infections typhiques et paratyphiques ; cette multiplicité
semble d'ailleurs prouver avant toute chose, que la perfection n'est
pas encore obtenue dans leur préparation.

1° Vaccins préventifs. — A l'origine, on injectait le vaccin antityphique simple, à base de bacille d'Eberth, puis on a préparé des vaccins antiparatyphiques A et B (doubles) et des vaccins triples, T. A.
B., renfermant les trois sortes de germes.

On peut classer les vaccins préventifs en trois groupes :

A) *Vaccins à base de bacilles tués.* Le procédé le plus employé est le
traitement par la chaleur; à ce type nous rattacherons les vaccins suivants :

Vaccins de Wright, modifiés par Leihsman : culture en bouillon peptoné à 1 p. 100, vieille de quarante-huit heures, chauffée une heure à
53°, puis additionnée de 2,5 p. 100 de lysol; renferme un milliard de
germes par centimètre cube et s'injecte en trois fois à huit jours d'intervalle : 0 cc., 5, 1 cc., 1 cc., 5.

Vaccins de Chantemesse (triples) : culture sur gélose de vingt-
quatre heures; germes émulsionnés dans l'eau physiologique, chauffés
quarante-cinq minutes à 56°, puis additionnés de crésol.

Le type n° 1 renferme au total un milliard et demi de germes (T. A.
B.) par centimètre cube; il s'injecte en *quatre* fois : 1 cc., 1 cc., 5,
2 cc., 3, à huit jours d'intervalle.

Le type n° 2, renforcé, renferme 3 milliards 300 millions (soit
1100 millions de chaque sorte de germes) par centimètre cube; s'injecte en *deux* fois : 1 cc., 2 cc., à huit jours d'intervalle.

Vaccin de Pfeiffer et Kolle : culture sur gélose de vingt-quatre heures;
l'émulsion des germes est chauffée deux heures à 60°, puis additionnée
de 3 p. 100 d'acide phénique et rechauffée 30 minutes à 60°, après mise
en flacon; renferme 20 mgr. de germes pour 10 cc., s'injecte en
trois fois à cinq jours d'intervalle : 0 cc.,3, 0 cc.,8, 1 cc..

Vaccin de l'Institut Pasteur (T. A. B. n° 2), polyvalent, triple, vaccin
chauffé une heure à 56°, suspension dans l'eau physiologique à 3 p. 1.000
renfermant par centimètre cube : 1 milliard 800 millions de b. d'Eberth,
1 milliard 200 de para A et autant de para B. S'injecte en deux fois :
1 cc., 2 cc. à huit jours d'intervalle. Pour la revaccination : dose
unique : 1 cc.,5.

aussi : *Vaccinations antityphiques.* Besredka (Bull. Inst. Pasteur, 1913, t. XI,
n° 15, p. 665).

Lipo-vaccin de Le Moignic-Sézary : bacilles provenant de culture en bouillon récente, ensemencés sur gélose dix-neuf heures à 37°; l'émulsion des germes faite dans l'eau physiologique est centrifugée vingt minutes (5.000 tours par minute); le liquide surnageant enlevé, le culot est recentrifugé dix minutes pour ôter l'eau résiduelle; le culot est pesé (1mgr. = 1300 millions de germes environ), puis additionné de l'excipient huileux. Le procédé de stérilisation a été indiqué précédemment. Ce vaccin s'injecte en une seule fois (1 cc. chez l'adulte).

Vaccin américain de Russel : culture sur gélose, vaccin chauffé à 56°, puis additionné de 1 p. 100 tricrésol; renferme un milliard de germes par centimètre cube; s'injecte en trois fois à huit jours d'intervalle.

Parmi les vaccins stérilisés par les *agents chimiques* :

Vaccins bacillaires de Vincent à l'éther. T. A. B. : *1er type* : culture sur gélose; l'émulsion microbienne est mêlée avec de l'éther par agitations fréquentes. Après cinq heures de contact, l'éther est enlevé, les traces résiduelles éliminées au bain de sable à 39° ou par évaporation dans le vide, au moment de l'emploi. Ce vaccin renferme 500 millions b. d'Eberth et 250 millions de chaque paratyphique par centimètre cube; il s'injecte en *quatre fois* à huit jours d'intervalle : la première : 1 cc.,5, les autres : 2 cc. Le 2e *type*, renforcé (T. A. B., n° 2), de concentration double, s'emploie en deux injections seulement à huit jours d'intervalle : 1 cc.,5, 2 cc.

Signalons encore le *vaccin iodé de Ranque et Senez*, où l'iode est ensuite neutralisé par l'hyposulfite de soude; le vaccin phéniqué de *Semple et Maïsson*, et les essais de *Lévy et Blumenthal* (procédé indiqué déjà à propos des vaccins antituberculeux).

Parmi les vaccins stérilisés par *agents physiques*, citons le *vaccin irradié de M. Renaud*.

B) *Vaccins à base de bacilles vivants. — Vaccin sensibilisé de Besredka* : culture vivante sans peptone (Besredka avait commencé par employer des cultures chauffées) renfermant 1 milliard de germes par centimètre cube; s'injecte en deux fois à huit jours d'intervalle : 1 cc., 2 cc. les bacilles restent vivants trois mois environ.

Vaccin de Ch. Nicolle Conor et Conseil : culture sur agar à la viande, sans peptone, de vingt heures; l'émulsion préparée avec les germes est centrifugée; le culot est ainsi débarrassé des toxines solubles : il est de nouveau additionné d'eau physiologique et recentrifugé, mais moins longtemps; c'est le liquide surnageant qui est utilisé en injections (intra-veineuses) et en deux doses : 1 goutte, diluée dans l'eau salée, soit

400 millions de germes, puis III gouttes à quinze jours d'intervalle.

C) *Autolysats*. Il a été essayé des autolysats de bacilles *morts* (Wassermann, Shiga et Neisser) et des autolysats de bacilles *vivants*. Nous citerons parmi ceux-ci l'*autolysat de Vincent* dont nous parlerons seulement à propos des vaccins curatifs, car il est moins employé pour la vaccination préventive...

A cette liste, il nous faudrait ajouter le *vaccin en poudre de Friedberger et Moreschi* : culture *séchée* et chauffée à 120°; cette poudre diluée dans l'eau physiologique s'emploie en injections intraveineuses; l'*entéro-vaccin de Lumière et Chevrotier* pour la voie digestive : les bacilles sont chauffés une heure à 50°, et déssechés par pulvérisation à 50° également; la poudre obtenue renferme une proportion de 300 millions de b. d'Eberth pour 180 millions de coli et 120 de paratyphiques, elle est contenue dans des capsules kératinisées; et enfin le vaccin de *Fournier et Schwartz* (vaccin liquide pour voie buccale) *Bull. méd.*, 27 mars 1920.

Conclusions : Selon Paladino-Blandini, le vaccin sensibilisé présenterait les plus grands avantages. Selon Vincent le vaccin aux bacilles vivants serait le plus actif, mais comme il présente certains dangers dans la thérapeutique humaine, l'autolysat de bacilles vivants serait le meilleur vaccin à employer. Nègre, se plaçant au point de vue de la production d'anticorps utiles et du pouvoir bactéricide, donne la préférence au vaccin sensibilisé d'abord, puis aux vaccins chauffés, et enfin au vaccin bacillaire à l'éther. Pratiquement, les plus employés sont les vaccins chauffés de l'Institut Pasteur ou de Chantemesse, le vaccin bacillaire de Vincent et le vaccin sensibilisé de Besredka. Quant aux vaccins pour ingestion, l'immunité qu'ils confèrent ne paraît pas très élevée[1].

2° *Vaccinothérapie* (*vaccins curatifs*). On a utilisé comme vaccins à base de bacilles *morts : le vaccin dilué de Chantemesse* (65 millions de germes par centimètre cube) injecté en quatre fois : 40 millions pour débuter — sauf dans les cas graves où la dose est diminuée — puis 20, 10 et 10 à cinq jours d'intervalle.

Le *vaccin bacillaire de Vincent*, à *l'éther*, qui s'injecte dans ce cas en

---

1. La vaccination préventive est devenue obligatoire dans l'armée et la marine françaises en 1914. Ajoutons qu'on a récemment préparé des pastilles de vaccin antityphique qui se prennent conjointement avec des pilules d'extrait de bile.

trois doses de 200 millions à douze heures d'intervalle ; on fait une injection finale supplémentaire afin d'éviter les récidives, au moment du retour à la normale thermique.

Les *auto-vaccins*, chauffés six heures à 56° (Josué), injectés en trois doses de 200 millions à douze heures d'intervalle.

Comme *vaccins vivants*, on a utilisé le *vaccin sensibilisé de Besredka* : trois ou quatre doses avec intervalles de trois jours : 1, 2, puis 3 milliards.

Comme *autolysats* citons : l'*autolysat polyvalent de Vincent* qui provient d'une culture de quarante-huit heures, dont les germes émulsionnés dans l'eau physiologique sont ainsi laissés en macération trois ou quatre jours à 37° ; on centrifuge ensuite et on stérilise par contact de vingt-quatre heures avec l'éther ; celui-ci est chassé par évaporation à 38°. Un centimètre cube d'autolysat correspond environ à 2 millions de corps bactériens ; on injecte trois doses de 2 cc. espacées de deux ou trois jours.

Vaccins antistaphylococciques (curatifs). — Les vaccins antistaphylococciques sont très nombreux, les affections à staphylocoques étant elles-mêmes très variées. Il existe des *vaccins polyvalents* dans lesquels sont associées diverses espèces de staphylocoques provenant par exemple de furonculose, anthrax, folliculite, ostéomyélite, etc... ou des *vaccins spécialisés* ne renfermant qu'une seule de ces espèces.

Le *stock-vaccin pour furonculose* de l'Institut Pasteur est une suspension dans l'eau salée à 8 p. 1.000, de staphylocoques provenant de cas graves de furonculose à répétition. Chaque centimètre cube renferme 6 milliards de germes (staphylocoques dorés : 4 milliards 500 ; staphylocoques blancs : 1 milliard 500). C'est un vaccin chauffé, distribué en ampoules de 2 cc. Une quantité totale de 60 à 72 milliards (en 12 injections) est nécessaire pour le traitement, si l'on veut éviter les rechutes ; les piqûres sont faites en général tous les deux jours, en commençant par 1 milliard 500, puis 3, 4, 5, et enfin 6 milliards par dose ; les dernières injections peuvent même être portées à 8 ou 9 milliards. Toutefois le médecin reste seul juge des doses et des intervalles des injections qui peuvent être modifiés suivant les réactions produites et la tolérance des sujets.

Personnellement, nous préparons ainsi que d'autres laboratoires et suivant les mêmes principes, des stock-vaccins polyvalents ou spécialisés. Il semble que dans certains cas, les vaccins spécialisés aient une réelle efficacité. Comme *auto-vaccin*, nous citerons la formule de *Mauté* :

culture sur gélose, colonies émulsionnées ensuite dans la solution chlorurée à 9 p. 1.000; l'émulsion est chauffée une heure à 56° deux fois à 24 heures d'intervalle; on dilue pour obtenir un dosage de 500 millions ou 1 milliard par centimètre cube. La préparation des auto-vaccins demande environ 4 jours.

Actuellement, on utilise des doses plus élevées; on prépare, en général, une trentaine d'ampoules de 1 cc. dont les trois premières à 500 millions, cinq ou six à 1 milliard, et les autres à 2, 5 ou 8 milliards, afin de pouvoir graduer les doses injectées. La stérilisation faite à la plus basse température possible est au besoin complétée par addition d'acide phénique.

Nous signalerons enfin pour terminer *le vaccin mixte de Delbet*; c'est une culture en bouillon, atténuée par vieillissement, puis tuée par la chaleur, et qui renferme par centimètre cube : 430 millions de streptocoques, 830 millions de staphylocoques et 2 milliards de b. pyocyaniques; ce vaccin est délivré en ampoules de 4 cc. On injecte d'emblée la totalité de l'ampoule, soit 13 milliards de germes. Ajoutons d'ailleurs qu'indépendamment de ces germes visibles au microscope, ce bouillon renferme aussi les produits de désintégration de nombreux microbes morts et autolysés, sans parler des produits de sécrétion que ces derniers ont abandonnés au milieu de culture durant leur phase d'activité. Le milieu lui-même a subi des transformations chimiques : formation d'ammoniaque qui s'est combiné aux phosphates, etc...

L'injection du bouillon Delbet s'accompagne de réactions locales et générales accentuées.

Vaccins antigonococciques (curatifs). -- Nous citerons le vaccin chauffé de *Wright*; celui chauffé également (1 heure à 55°) de l'*Institut Pasteur* qui renferme par centimètre cube : 250 millions de germes (souches d'origines diverses); le vaccin *fluoré* (non chauffé) de C. *Nicolle et Blaizot*[1], renfermant 4 races de gonocoques auxquels on associe le synocoque; germe voisin mais prenant le Gram; la dose thérapeutique : 1,2 cc. renferme 25 millions de gonocoques et 225 millions de synocoques; le *vaccin sensibilisé de Cruveilhier* (méthode Besredka); le *lipo-vaccin* ou *lipogon*, qui renferme 5 à 6 milligr. de germes par centi-

---

1. Selon ces auteurs, le fluorure de sodium supprimerait la vitalité des microbes, sans les coaguler, il conserverait le microbe dans sa forme et ses propriétés, et empêcherait l'autolyse. L'émulsion doit être placée quarante-huit heures à 37° pour assurer l'action stérilisatrice du fluorure.

mètre cube, soit 12 à 15 milliards par centimètre cube, — ce dernier n'est ni chauffé, ni additionné d'antiseptiques, mais tué par une exposition de vingt-quatre heures à la glacière.

Vaccins antiméningococciques (curatifs)[1]. — Les *stock-vaccins* doivent correspondre au type du méningocoque en cause (A, B ou C), isolé chez le malade (vaccins de M. Nicolle essayés par Em. Sergent, Pruvost et Bordet).

Les *auto-vaccins* sont assez faciles à préparer. Lorsqu'on est parvenu à isoler le méningocoque du sang ou du pus du malade (avant que ce dernier n'ait été déjà mis en contact avec du sérum), on l'identifie par agglutination, on l'ensemence sur gélose ascite, et on émulsionne le produit dans du sérum physiologique. On stérilise par chauffage à 55°; ou quelquefois par l'iode (Ranque et Senez); les doses de début sont de 500 millions, mais on peut atteindre 2 ou 5 milliards (en injections hypodermiques).

Vaccins anticholériques (préventifs seulement). — Le plus employé est celui de l'*Institut Pasteur*, vaccin tué par chauffage 1 heure à 56°; il se délivre en boîte de deux flacons de 2 cc; 1 cc. renferme 4 milliards de vibrions, soigneusement sélectionnés d'après leur pouvoir antigène, en suspension dans l'eau salée à 8 p. 1.000. La première injection (souscutanée) est de 1 cc.; la seconde, huit jours après, de 2 cc. L'immunité dure environ un an[2].

Vaccins contre la grippe. — Cette vaccination a été préconisée en France par le Prof. Bezançon et Legroux. On a tenté des expériences nombreuses en Amérique et en Angleterre.

W. Leishman (*The Lancet*, p. 366; 14. 2. 1920), indique les formules suivantes de vaccins polyvalents :

A : B. de Pfeiffer : 60 millions; streptocoques : 80 millions : pneumocoques : 200 millions par cc.

B : Même formule avec 400 millions de Pfeiffer au lieu de 60.

Ces vaccins préparés avec plusieurs races de chacun des germes pour augmenter le pouvoir polyvalent, sont injectés en deux fois à dix jours d'intervalle (0 cc. 5 à 1 cc.). Essais dans l'armée anglaise à York, Battersea; Rosenow a expérimenté un vaccin du même genre, mais plus

---

1. Les vaccins servent à éviter les rechutes et complètent ainsi l'action des sérums spécifiques; on les utilise aussi dans certaines formes anormales.

2. On trouvera dans le Codex les indications concernant le *vaccin antipesteux* et le *vaccin antipesteux sensibilisé*.

concentré (1.000 millions de streptocoques, 500 de staphylocoques et autant de Pfeiffer) ; on fait trois injections : 0 cc. 5 ; 1 cc. ; 1 cc. 5 : les réactions consécutives sont assez violentes.

La formule de MINAKER, IWINE, CADMAN est la suivante : 500 millions de Pfeiffer, 7.000 millions de pneumocoques, 100 millions de strepto-coques. (Voir *Presse méd.* 26. 6. 1920).

En réalité, il ne faut pas en ce qui concerne les vaccins s'attacher uniquement au *nombre* des germes ; la valeur immunisante et aussi le caractère *agressif* dépendent beaucoup de leur *qualité*, de leur race, de leur ancienneté, de leur milieu et de leur degré de culture ; pour ne citer qu'un exemple : l'activité est loin d'être la même suivant que l'on injecte des germes de 1re ou de 2e culture. c'est-à-dire suivant que ces derniers sont plus ou moins fixés, plus ou moins modifiés dans leurs propriétés biologiques. La question n'est d'ailleurs pas encore au point.

V. — LIQUIDES NON STÉRILISABLES
PAR LA CHALEUR

Substances injectables d'origine organique,
ou produits opothérapiques[1].

On sait la place que tenaient les produits organiques dans la thérapeutique des Anciens. Or, il se trouve que les progrès réalisés en chimie organique et en physiologie, sont venus donner une base à cette thérapeutique.

On a maintenant recours à la forme injectable (préconisée par Brown Sequart, en 1889), pour obtenir une plus grande rapidité d'action ou pour éviter l'action des sucs digestifs sur certaines de ces substances, et ces diverses préparations sont devenues aujourd'hui plus sacrées encore qu'aux temps anciens, puisque les pharmaciens ne sont admis à les préparer qu'avec l'autorisation spéciale du gouvernement. J'ai dit plus haut que la préparation des *extraits* ou *liquides organiques* tombait, ainsi que celle des *sérums thérapeutiques*, sous le coup de la loi de 1895.

Un décret postérieur de 1907 montrera d'ailleurs de quelles précautions est entourée la préparation de ces diverses substances injectables.

Article premier. — La préparation des substances injectables d'ori-

---

1. Voir Ed. Egasse. Des injections de liquides organiques. *Bull. Thérap.*, t. CXXII, p. 337. 407 et 443; 1892.

gine organique est autorisée dans les établissements et suivants les conditions ci-après déterminées :

1° Laboratoire de M. T....., rue.....

2° Laboratoire de M. G....., rue.....

Il ne devra être ajouté à ces produits aucun antiseptique.

L'origine animale, les organes employés, ainsi que la quantité d'organes frais représentés dans 1 cc. devront être nettement indiqués pour chaque extrait.

Toute mention de l'autorisation accordée sur les étiquettes, prospectus, en-tête de factures, notices. etc... sera suivie, à peine de révocation, de la réserve ci-après :

« *Cette autorisation ne garantit pas l'efficacité du produit.* »

Je dirai deux mots sur la préparation et la stérilisation des *liquides organiques* :

On choisit des animaux sains, qui ont été soigneusement examinés par les vétérinaires. On recueille les organes à l'abattoir le plus aseptiquement possible, on les lave un à un avec de l'eau stérilisée et on les plonge dans un bocal stérilisé rempli d'eau saturée de chloroforme et également stérilisée. Le choix et la séparation des organes doivent être faits d'ailleurs avec un matériel stérile et renfermé dans une trousse métallique. Quant au bocal, il est recouvert généralement d'un disque de verre épais dans lequel passe un fil d'argent qui servira à le soulever, puis d'un couvercle à large bord. Les organes sont transportés au laboratoire. On a préparé d'autre part un bocal contenant le mélange suivant stérilisé à 120° à l'autoclave et refroidi : *glycérine neutre* : 200 grammes; *eau distillée* : 100 grammes.

Ce bocal étant placé sur le plateau d'une balance, on fait la tare et l'on ajoute un poids de 100 grammes sur le plateau contenant les poids. Ce poids représente la quantité d'organe que l'on devra ajouter dans le mélange liquide pour obtenir l'équilibre.

On se lave les mains au savon, au permanganate de potasse (à 1 p. 100), au bisulfite (à 15 p. 100), à l'alcool-éther (aa), à l'eau stérilisée (à 125°). Tandis qu'un aide ôte le disque de verre, on saisit les organes avec une pince stérile, on les essuie avec des feuilles de papier de soie stérilisées ou des compresses de gaze aseptiques, on les coupe avec des ciseaux flambés et on introduit les fragments dans le bocal contenant l'eau glycérinée. Celui-ci est aussitôt refermé et recouvert d'une cloche en verre flambée; on laisse macérer vingt-quatre heures en agitant de temps en temps. Le *Codex* indique ensuite de filtrer sur du coton ou du papier préalablement stérilisés, et de répartir aseptiquement dans des ampoules stérilisées de 1 cc. qu'on fermera à la lampe. De plus, le *Codex* recommande de s'assurer avant de délivrer ces ampoules, que le contenu d'un certain nombre d'entre elles, prises au hasard dans la masse, ne donne pas de culture après avoir séjourné dans l'étuve chauffée à 37° pendant 48 heures.

Mais on peut assurer plus efficacement l'asepsie des liquides organiques injectables en opérant de la façon suivante :

On introduit l'*extrait organique* dans une éprouvette au sein de laquelle plonge une bougie filtrante stérilisée; celle-ci est reliée à la partie supérieure, par un tube de caoutchouc, à un tube de verre coudé qui pénètre dans une cloche de verre où l'on peut faire le vide, d'autre part au moyen de la trompe.

Le liquide filtré tombe dans un petit cristallisoir placé à l'intérieur de la cloche et contenant des ampoules stériles, la pointe ouverte dirigée en bas[1]; la filtration terminée, le

1. On peut prendre aussi certaines précautions relativement à l'asepsie :

liquide organique emplissant le cristallisoir, on ferme le robinet; l'air rentre, filtré sur du coton, et les ampoules se remplissent. On retire les ampoules et on les ferme à la lampe; on les porte ensuite dans l'étuve de Roux réglée à 37° pour voir si elles ne cultivent pas au bout de deux ou trois jours.

Lorsqu'on prépare en grand les ampoules de liquides organiques, il est préférable d'utiliser des *appareils insufflateurs*. Ces derniers sont constitués par de simples flacons à deux tubulures, l'une portant un tube de verre allant jusqu'au fond du flacon, l'autre un tube qui n'y pénètre qu'à quelques centimètres de profondeur.

Ce dernier tube, dans la partie extérieure au flacon, est évasé en forme d'ampoule, et celle-ci est reliée par un tube de caoutchouc à une poire destinée à l'insufflation de l'air. Cet air pénètre dans l'ampoule garnie de coton, et ainsi filtré, pénètre dans le flacon. Le grand tube de verre est relié, dans la partie extérieure au flacon, à une aiguille de platine iridié par l'intermédiaire d'un tube de caoutchouc. On stérilise à part toutes les pièces de l'appareil. Le liquide filtré est introduit aseptiquement dans le flacon au moyen d'un entonnoir stérile; on substitue à ce dernier le bouchon et le tube insufflateur stériles, on fait jouer la soufflerie, l'aiguille de platine sert à l'introduction du liquide stérile dans les ampoules.

BYLA[1] estime que la bougie filtrante peut retenir une

nettoyer par exemple avec une solution de sublimé à 1 p. 1.000 les parois de la cloche et la plaque de verre sur laquelle elle repose, stériliser au préalable la bougie filtrante, l'éprouvette, le tube de verre, le petit cristallisoir renfermant les ampoules, etc., et les recouvrir de papier jusqu'au moment de l'opération.

1. Ouvrage cité, p. 212.

certaine partie des substances actives ; c'est sans doute une des raisons pour lesquelles le *Codex* n'a pas admis la filtration comme procédé de stérilisation des liquides organiques injectables. Le procédé est cependant assez souvent employé et l'on a recours quelquefois à la pression d'*acide carbonique* pour faciliter la filtration ; la bougie employée est en *alumine*.

Quoi qu'il en soit, les ampoules ayant une capacité de 1 cc., l'opérateur, dit le *Codex*, devra en diluer le contenu dans 3 cc. d'un soluté aqueux à 7 p. 1.000 de chlorure de sodium, préalablement stérilisé.

La stérilisation par la chaleur est impraticable pour les *liquides organiques* qui commencent déjà, on le sait, à perdre leurs propriétés vers 48-50° ; d'autre part, comme nous l'avons dit à propos des ferments, la filtration constitue aussi un procédé défectueux.

LEMATTE, qui préparait ses liquides organiques selon la formule suivante : (organe 1 kgr., glycérine pure 700 grammes ; laisser en contact 24 heures, filtrer, additionner le liquide de : solution NaCl à 5 p. 100, q. s. pour avoir 1 kgr.), a expérimenté après filtration à la bougie, certains de ces liquides organiques. Il a mesuré le pouvoir digestif des sucs gastriques de chien et de porc : ces sucs ne contenaient plus de ferments protéolytiques après le passage à la bougie. Les liquides de pancréas et de foie avaient leur activité très diminuée.

Au contraire, selon LEMATTE, la stérilisation de ces liquides par les rayons ultra-violets pourrait être pratiquée sans diminution de leur activité physiologique.

Le problème est encore plus difficile ici que dans le cas des ferments, car l'action physiologique des organes est très complexe. Certains doivent leur activité non seulement à des ferments mais à des sécrétions internes dont la nature et la composition sont encore très mal connues [1].

Eaux minérales.

On emploie depuis quelque temps les eaux minérales en injections intra-tissulaires. FLEIG (de Montpellier) a fait à ce sujet de nombreuses communications que POUCHET en France et P. HEGER en Belgique, ont présentées aux Académies. Je ne m'occuperai ici que de la stérilisation des eaux minérales.

FLEIG a fait remarquer [2] que les eaux minérales sont très souvent aseptiques par elles-mêmes au sortir du griffon, et qu'on pourrait au besoin les capter soigneusement afin de les protéger contre les germes de l'air extérieur et leur conserver leur pureté initiale.

Certaines eaux minérales sont non seulement aseptiques par elles-mêmes, mais encore bactéricides ; soit en vertu de leurs propriétés physiques (radio-activité), soit en vertu de leur minéralisation assez forte. On sait que l'ingestion d'eau radio-active peut arrêter les fermentations lactiques de l'estomac. BOUCHARD et BALTHAZARD ont mis en évidence

---

1. Voir : Quatre leçons sur les sécrétions internes, par E. GLEY (J. B. Baillière, édit. Paris. 1920). Certains extraits d'organes (poumon, glandes lymphatiques, foie, tissu nerveux, cerveau, muscles, etc. ..) injectés dans les veines peuvent provoquer des accidents très graves DOLD (Journ. de Pharm. et de Chim., 16 avril 1916, p. 256) prétend avoir isolé de ces organes une substance toxique dont la quantité serait proportionnelle à la quantité de lymphe renfermée dans l'organe. Suivant ce même auteur, on n'a pu jusqu'à présent réussir à immuniser les animaux, même contre le poison de leurs propres organes Peut-être ici, comme dans le cas des toxines, la solution du problème dépend-elle d'une question de dilution?

2. Revue d'hygiène et de police sanitaire, t. XXXII, n° 1, p. 15 et suiv.; 1910.

l'action de l'émanation du radium sur les bactéries chromogènes[1]. ASCHKINASI, CASPARI et RHEINBOLDT[2] ont observé également le pouvoir bactéricide des eaux radio-actives; PHISALIX[3] a constaté leur action sur la toxicité des venins.

Certains éléments chimiques, certains métaux, même en très faible proportion, peuvent être également bactéricides.

Toutefois, la stérilisation des eaux minérales injectables n'est pas inutile, elle est même souvent indispensable.

Cette stérilisation ne peut pas se faire à chaud. En effet, la chaleur de l'autoclave ou celle de l'ébullition modifient les propriétés des eaux minérales. Le dégagement gazeux qui se produit dans ces conditions amène la plupart du temps une précipitation notable. « Il est à peine besoin de « dire, fait remarquer FLEIG, que les propriétés plus ou « moins durables, telles que la radioactivité, l'état élec- « trique, etc., doivent être fortement atteintes, et que celles « qui peuvent être d'ordre *diastasique* disparaissent com- « plètement.

« S'il est vrai de dire que les eaux minérales en nature « sont des milieux liquides *vivants*, il ne doit pas moins « l'être qu'*une eau stérilisée à chaud est une eau morte.* » On sait que MOUREU a décelé des *gaz rares* au griffon de certaines sources[4], et que P. CURIE et LABORDE ont constaté qu'un grand nombre d'eaux minérales sont *radioactives*. MOUREU a fait ressortir l'importance de ces émanations radioactives, d'où dérivent d'ailleurs les gaz rares, et dont

1. *C. R. Ac. Sc.* CXLII, p. 819; 1906.
2. *Berl. klin. Weshri* ; 4 mai 1906.
3 *C. R. Soc. Biol.*, LVII, p. 366; 1906.
4. Voir *Journal de Chimie physique*, XI, 1913, p. 63. MOUREU a signalé la présence dans les sources des cinq gaz rares : hélium, argon, Krypton, néon et Xénon, dilués dans des volumes élevés d'azote.

l'existence expliquerait peut-être l'action sur l'économie de certaines eaux très peu minéralisées. Or, l'émanation du radium est instable. « Une eau thermale, dit MOUREU, surtout si elle est fortement radioactive, est *vivante* à la source, elle meurt ensuite lentement. » A plus forte raison peut-on craindre l'action d'une température élevée. Il ne nous est même pas permis, dit encore MOUREU, de considérer une eau transportée et conservée comme identique à ce qu'elle était au moment de l'émergence. « Une eau minérale est un tout, un bloc, comme l'opium, la digitale..., entamer ce bloc, c'est s'exposer à en compromettre plus ou moins gravement l'harmonie et l'efficacité[1]. »

De plus, la simple analogie des eaux minérales avec *l'eau de mer* permet de penser que, comme cette dernière, elles seront « *plus toxiques ou moins tolérées* » que les mêmes eaux non chauffées.

FLEIG a observé que « certaines eaux, celles de *Balaruc* « par exemple, après une ébullition d'un quart d'heure ou « un passage à l'autoclave à 130°, ne provoquent, injectées « dans les veines d'un chien, qu'une diurèse beaucoup « moins abondante que la même eau non chauffée, ce qui « est en relation avec l'existence d'une toxicité plus éle- « vée ».

Cependant, les eaux minérales portées à l'ébullition ou chauffées à l'autoclave, sont encore injectables sans danger comme *sérums artificiels*; mais leurs diverses propriétés étant très modifiées, on peut penser que le champ de leurs effets thérapeutiques sera fortement diminué.

Un moyen de stérilisation qui s'accompagne de modifi-

---

1. Voir MOUREU : *Revue scientifique*, [5], IX, 353, 1908 ; et HÉRISSEY, thèse citée, p. 42.

cations moins profondes, et qui est utile surtout dans le cas des eaux contenant un excès notable d'acide carbonique, est le chauffage à l'autoclave en ampoules *préalablement scellées*; on conserve ainsi à l'eau son excès de gaz et on empêche la précipitation. *La tyndallisation* (à 60°, trois jours de suite pendant quelques heures) modifie moins les propriétés des eaux minérales; toutefois, Trémolières[1] a fait remarquer que les éléments dissous et qui peuvent fonctionner comme *ferments* risquent d'être atteints encore à cette température.

La stérilisation à froid est évidemment préférable; elle peut s'obtenir par *filtration à la bougie*, soit à la *pression atmosphérique*, soit par *aspiration*, soit par *refoulement*.

La filtration à la pression atmosphérique ou filtration simple, est d'une lenteur extrême; les sels dissous à la faveur d'un excès d'acide carbonique peuvent peu à peu se précipiter, des phénomènes d'oxydation (pour les eaux sulfureuses par exemple) peuvent modifier plus ou moins profondément les eaux ainsi traitées.

La filtration par aspiration est encore défectueuse dans le cas des eaux gazeuses : elle s'accompagne d'une décompression intense, qui provoque la disparition de certains gaz dissous (CO_2, H_2S, etc., gaz rares), et la précipitation de divers sels (carbonates, composés ferriques, etc.). Cependant, ce procédé demeure applicable aux eaux non gazeuses, ou à celles dont on veut précisément diminuer la teneur en gaz.

La filtration par refoulement au moyen du dispositif Chamberland, est le *meilleur procédé*. Elle peut s'effectuer soit sous pression *d'air* atmosphérique pur, soit sous pres-

---

1. *Les Eaux minérales en injection hypodermique.* Maloine, édit. Paris. 1908.

sion d'*acide carbonique* (ainsi que l'a fait TRÉMOLIÈRES),
soit sous pression d'*oxygène* pur, ou encore d'un gaz (hydrogène ou air atmosphérique) séparé de la surface aqueuse
par une couche d'huile d'olive ou d'huile de vaseline.

La filtration sous pression d'air atmosphérique présente
les mêmes inconvénients, au point de vue de la précipitation des *sels,* que la filtration à l'air libre dont il a été question plus haut ; mais elle a l'avantage d'être beaucoup plus
rapide, elle peut convenir aux eaux non gazeuses.

*La filtration sous pression plus ou moins forte d'acide
carbonique* s'applique très bien aux eaux bicarbonatées gazeuses et permet d'éviter la précipitation ultérieure. Elle
pourrait servir aussi dans les cas où l'on voudrait augmenter la teneur d'une eau en acide carbonique ; il suffit de
relier le réservoir métallique du dispositif Chamberland à
une bombe d'acide carbonique, dont on règle l'ouverture
d'échappement du gaz d'après la pression à réaliser dans le
réservoir en question (pression indiquée par le manomètre
fixé sur le couvercle du réservoir).

Si au contraire on veut filtrer une eau sans y introduire
d'acide carbonique, et si l'on veut éviter la production de
phénomènes d'oxydation dus au contact de l'air, il suffit de
substituer à la bombe d'acide carbonique une bombe
d'hydrogène, ou d'interposer entre l'eau du réservoir et
l'air atmosphérique comprimé par la pompe à refoulement
une couche d'un liquide inerte et non miscible au repos (tel
que l'huile d'olive ou l'huile de vaseline).

*Cette filtration sous pression d'hydrogène ou d'air avec
isolant intermédiaire* est excellente, fait remarquer FLEIG,
pour la plupart des eaux minérales, et en particulier pour
les eaux sulfureuses qui ainsi ne sont pas oxydées. Quelquefois, on veut renforcer une eau minérale en gaz : oxy-

gène ou hydrogène sulfuré ; on fera pour cela barboter une demi-heure un courant de ce gaz et on filtrera ensuite à la bougie sous pression d'oxygène ou d'hydrogène sulfuré, suivant le cas.

Les récipients à mettre en relation avec la tétine de la bougie Chamberland auront des formes et des moyens de fermeture appropriés aux différents cas. *Pour les eaux dans lesquelles on ne cherche pas à maintenir en solution un excès d'acide carbonique*, on utilisera des ballons, ampoules ou flacons à trois ou à deux tubulures dont l'une sera reliée à la tétine de la bougie par un tube de caoutchouc, et l'autre bouchée d'abord avec de la ouate, puis scellée ainsi que l'autre tubulure, après le remplissage.

On pourra aussi utiliser des éprouvettes graduées, munies d'un bouchon à deux ou trois trous, l'un de ceux-ci étant réservé au passage d'un tube plongeant jusqu'au fond.

Pour les eaux dans lesquelles on cherche à maintenir en solution un excès d'acide carbonique (eaux ferrugineuses par exemple), ou pour lesquelles on veut éviter toute perte des gaz qui s'y trouvent (H_2S par exemple), il faut pendant la filtration maintenir *hermétiquement fermé* le vase récepteur ; on se sert alors d'un flacon, ballon ou ampoule à deux tubulures, l'une en rapport avec la tétine, l'autre fermée à la lampe. Le caoutchouc qui réunit la tétine à la tubulure du récipient est lui-même, après le remplissage, écrasé par une pince, et la pression gazeuse se maintient ainsi à l'intérieur du système.

Si l'on veut éviter la présence d'air dans le récipient, par exemple quand on filtre sous pression d'air, on remplit le récipient sous l'eau distillée d'une atmosphère d'acide carbonique ou d'hydrogène, avant de le fixer à la tétine.

Les eaux filtrant d'autant plus vite que leur concentration

moléculaire est plus faible, il est préférable, quand on a affaire à des eaux hypotoniques qu'on doit rendre ensuite isotoniques, d'effectuer l'addition de sel après la filtration, et dans le cas des eaux hypertoniques à rendre isotoniques de les diluer au contraire avant de les filtrer.

FLEIG, au sujet des *rayons ultra-violets* et de leur utilisation à la stérilisation des eaux minérales, prétend que les radiations chimiques étant susceptibles de modifier certaines propriétés des eaux minérales, il est plus prudent de ne pas y avoir recours.

Il me semble, néanmoins, que l'action bactéricide étant extrêmement rapide, les décompositions d'ordre chimique, par exemple, ne sont guère à craindre; quant aux altérations d'ordre physique ou biologique, on ne peut guère se prononcer à leur sujet qu'après expérimentation.

En résumé, à l'heure actuelle, la stérilisation des eaux minérales doit se faire à *froid*, et par *filtration à la bougie*. Le meilleur procédé est la filtration par *refoulement* (au moyen du dispositif Chamberland), et les meilleures modalités de ce procédé sont :

La filtration sous pression plus ou moins forte d'acide carbonique, sous pression d'hydrogène ou sous pression d'air avec couche isolante d'huile intermédiaire, excellente pour les eaux bicarbonatées, ferrugineuses et sulfureuses; la filtration sous simple pression d'air convient pour les eaux non gazeuses, et la filtration sous pression d'oxygène pur ou d'hydrogène sulfuré est applicable à quelques cas spéciaux.

Conservation des eaux minérales injectables. — On doit employer les eaux minérales le plus rapidement possible après leur sortie du griffon; on les conservera en ampoules scellées de verre jaune ou rouge pour éviter l'action des radiations chimiques de la lumière ; à la rigueur on pourra employer des flacons à fermeture cachet. On maintiendra ces récipients en lieu frais.

J'ai développé ce chapitre un peu longuement, parce que, en dehors de l'intérêt qu'on y peut attacher au point de vue thérapeutique, il constitue un exemple de stérilisation assez complexe[1].

---

1. La question des injections d'eaux minérales est actuellement très discutée au point de vue thérapeutique. SENSINON (*Soc. de Méd. de Paris*, 1910, communication réimprimée en 1922. *Doin* édit.) a critiqué les injections (sous-cutanées, intra-veineuses ou intra-péritonales) d'eaux minérales. Celles-ci sont différentes des solutés salins artificiels, en raison de leurs caractères spéciaux (dynamisme, potentiel électrique, ionisation, pouvoir osmotique, présence de métaux à l'état colloïdal, radio activité, etc...). Indépendamment de ces caractères généraux propres sans doute à un assez grand nombre d'eaux minérales, certains parmi ces dernières, contiennent des agents thérapeutiques d'activité connue, celles de La Bourboule par exemple, renferment 0 gr. 02847 d'arséniate de soude par litre.

Les eaux minérales ont été préconisées à la dose, tous les jours ou tous les deux jours, de 50 cc. (balnéation tissulaire, injections sous-cutanées), ou de 500 à 700 cc (injections intra-veineuses dans les cas de grandes pyrexies, hémorragies graves, etc.).

Employées sur place, elles sont prises au griffon à leur point d'émergence, et injectées de suite. Pour l'emploi à distance, elles sont mises en ampoules après avoir été au besoin approximativement isotonisées.

Or, selon SENSINON, les eaux ainsi prélevées et manipulées ne peuvent pas être rigoureusement aseptiques ; et d'autre part, nous l'avons vu, leur stérilisation ultérieure constitue une opération très délicate ; il ne semble pas exister à l'heure actuelle de procédé sûr et permettant de conserver à l'eau son intégrité physico-chimique. Enfin, ainsi que l'ont fait remarquer SENSINON et LEMATTE, il est téméraire de réaliser des expériences qui peuvent même être dangereuses avant que l'action thérapeutique ou physiologique des eaux administrées sous la forme injectable ait fait l'objet d'études spéciales, celles-ci devant être effectuées non seulement pour chacune des eaux thermales, mais en particulier pour les différentes sources d'une même eau.

Eau de mer injectable.

On utilise l'eau captée à 20 milles des côtes, à dix mètres de profondeur, pour éviter les bactéries de surface, et loin de tout port ou de tout courant provenant d'un port (à cause des souillures des égouts); de préférence en face d'une côte sablonneuse et déserte; l'eau de l'Atlantique est la meilleure, celle de la Manche est toujours trouble, celle de la Méditerranée trop riche en magnésium.

La capture doit être faite dans des bouteilles stérilisées qui ne seront ouvertes que pendant les quelques minutes nécessaires au remplissage.

Cette capture ne peut se faire qu'à bord d'un bateau arrêté et à l'avant du navire.

L'eau douce destinée à diluer l'eau de mer doit être une eau de source peu minéralisée et bactériologiquement pure. Le mélange est fait dans les proportions suivantes : eau de mer : deux parties, eau de source : cinq parties[1]. On obtient ainsi un liquide isotonique (l'eau de mer contient 33 grammes de sels environ p. 1.000).

Le point cryoscopique du liquide dilué doit atteindre sensiblement : — 0°56.

Grâce à l'isotonie, l'eau de mer est indolore.

Le liquide isotonique sera filtré sur un filtre Chamberland par exemple, préalablement autoclavé. Les vases ou ampoules destinés à recevoir le liquide seront également stérilisés à 120°; ils ne devront comporter aucun ajutage de caoutchouc au contact du liquide. Après le remplissage, il suffira de sceller la pointe ouverte des ampoules.

---

1. D'autres auteurs indiquent : eau de mer 83 parties, eau de source 190.

Il sera prudent de ne pas les conserver trop longtemps et de ne pas injecter d'eau de mer datant de plus de trois semaines, car ce liquide perd son activité avec le temps.

Il est extrèmement important de ne pas stériliser l'eau de mer par la chaleur, car elle perdrait son activité.

Les essais du laboratoire et les expériences de la clinique démontrent ce fait de manière évidente.

Le globule blanc qui vit dans l'eau de mer isotonique ne vit plus dans ce même milieu, si celui-ci a été chauffé à 120° (QUINTON).

POUCHET et CHABRY, qui ont préparé artificiellement de l'eau de mer, ont placé dans ce liquide et dans de l'eau de mer *naturelle* des œufs fécondés de l'oursin; ceux qui avaient été introduits dans l'eau de mer artificielle ne furent l'objet d'aucune segmentation, tandis que les autres accomplirent leur évolution normale.

E. P. LYON a évaporé par la chaleur une certaine quantité d'eau de mer, il a redissout les sels obtenus dans une même quantité d'eau distillée dans un alambic de verre; dans cette eau de mer artificielle l'œuf fécondé de l'oursin n'a pas vécu.

La clinique confirme ces résultats d'expérience, et d'après les auteurs qui ont étudié la question, il ne saurait y avoir de doute sur ce point : Une eau de mer artificielle, une eau de mer chauffée, n'ont pas les mêmes propriétés que l'eau de mer naturelle (milieu vivant').

1. Pour la bibliographie de cette question, consulter entre autres ouvrages : *Les Applications thérapeutiques de l'eau de mer*, par ROBERT SIMON. Masson, Gauthier-Villars, édit., Paris.

Solutions de ferments.

Je n'insisterai pas ici sur l'influence de la température sur l'action des ferments. La question, d'ailleurs très vaste et très complexe, sortirait du cadre que je me suis imposé.

Je me contenterai de rappeler qu'à 100° environ les ferments sont généralement détruits, et que d'ailleurs à mesure que l'on se rapproche de la température de destruction, il y a diminution des propriétés fermentaires.

Suivant FINKLER, par exemple, la *pepsine* chauffée au delà de 50°, se transforme en isopepsine et ne pousse pas le dédoublement de l'albumine plus loin que la phase de syntonisation, c'est-à-dire que le pouvoir hydrolytique de la pepsine est à peu près complètement détruit, puisque la syntonisation est surtout sous la dépendance de l'acidité[1].

BOURQUELOT a observé que la *diastase* chauffée au delà de 63°, ne donne plus que des réactions incomplètes, limitées aux dernières phases de la dégradation de la dextrine, quelle que soit d'ailleurs la durée de l'expérience.

La température de destruction de la *pepsine* serait 55-60°, celle de la *trypsine* (suivant LŒW) de 69-70°.

Ces chiffres concernent d'ailleurs les ferments en solution, car ces derniers à l'état sec supportent, on le sait, des températures bien supérieures. V. HARLAY[2] a observé, pour la pepsine, la trypsine et la papaïne, que la proportion d'eau joue un rôle important; une pepsine séchée avec soin n'est pas influencée par un séjour de trois heures et demie à l'étuve à 100°. BOURQUELOT et BRIDEL ont constaté récem-

1. Voir BYLA, ouvrage cité, p. 21.
2. *Thèse Pharm.*, 1900. Paris.

ment que lorsque l'émulsine par exemple se trouve en milieu alcoolique, la résistance du ferment à la chaleur augmente à mesure que s'élève le titre alcoolique.

Les ferments endocellulaires, en général, sont détruits au delà de 50° ; les sucs végétaux dont on voudra utiliser les ferments ne pourront donc se stériliser que par filtration.

Quoi qu'il en soit, les solutions de ferments devront se préparer au moment du besoin et le plus aseptiquement possible, *sans chauffer* ; c'est ce que nous avons appelé la *méthode aseptique*.

Nous avons dit précédemment que LEMATTE avait stérilisé par les rayons ultra-violets les diastases ainsi que les produits organiques correspondants ; s'appuyant sur ce fait que les ferments sont des colloïdes dont les grains ont à peu près la même grosseur que les bactéries, cet auteur a critiqué également les procédés de filtration qui retiendraient les ferments non figurés en même temps que les bactéries ; et d'autre part, la tyndallisation qui donnerait des liquides troubles et peu actifs. Nous avons indiqué précédemment le procédé employé par LEMATTE, mais nous avons vu, d'autre part, que d'après les travaux de M. et Mme CHAUCHARD, les rayons ultra-violets détruisaient les diastases, que cette action augmentait avec la durée d'exposition, qu'elle n'était pas la même pour les diverses diastases, ce qui permettait d'effectuer ainsi des séparations dans un mélange de diastases. La concentration exercerait un effet protecteur, plus elle serait forte, plus serait grande la résistance à l'irradiation. Par exemple, pour être sensibles aux rayons, les sucs digestifs devraient être fortement dilués[1].

1. On trouvera des renseignements concernant l'action des radiations

Par ordre de sensibilité vis à vis de l'ultra-violet, on peut ranger les ferments de la façon suivante : *Invertine, amylase, trypsine, lipase* (la plus sensible). Nous avons vu d'ailleurs que cette différence dans la sensibilité était en rapport avec l'absorption des rayons, l'altération étant proportionnelle à l'absorption des rayons par les solutions de ferments. Tout dépend par conséquent des conditions d'expérience : concentration, durée d'irradiation, intensité, etc... Cette question complexe devra être étudiée pour chaque organe en particulier.

Les solutés à base de *levures* s'atténuent aussi vers 45°-50° ; la conservation de la levure de bière injectable par exemple, est d'autre part très limitée ; il faudra de préférence préparer ces liquides au moment du besoin, sinon l'on s'exposera à n'injecter qu'un produit plus ou moins atténué. Notons que la levure de bière exposée 4 minutes aux rayons ne peut plus se développer, mais peut encore produire la fermentation du sucre. En somme, les cellules vivantes peuvent être attaquées dans leur vitalité alors que les diastases qu'elles contiennent ne sont pas encore touchées

Solutions d'iodoforme.

On utilise quelquefois des solutions d'iodoforme dans l'huile d'olive lavée à l'alcool et stérilisée, et dans les proportions de 5 p. 100[1].

On emploiera de l'iodoforme chimiquement pur. La solution sera faite avec un matériel aseptique. Les récipients

ultra-violettes sur les divers composés chimiques au chapitre que nous avons consacré à ces rayons, page 85, et aussi dans le mémoire de MASSOL et FAUCON. (*Soc. chim.* 1913-1914).

1. Voir pour l'huile iodoformée page 181.

ou ampoules seront stérilisés au préalable. On emploiera du verre coloré pour éviter l'action décomposante de la lumière (mise en liberté d'iode et d'acide iodhydrique).

La *solution éthérée d'iodoforme* sera obtenue de la même façon (méthode aseptique); on fermera les pointes avec précaution, comme pour l'*éther camphré*.

Métaux à l'état colloïdal.

On sait que GRAHAM a donné le nom de *colloïdes* aux corps qui, mis en solution, ne peuvent pas dialyser à travers une membrane animale[1].

La *gélatine*, le *glycogène*, l'*albumine*, la *gomme*, sont des colloïdes. Certaines substances minérales peuvent s'obtenir à l'état colloïdal, par voie chimique ou par voie électrique.

Par voie chimique, on a obtenu par exemple le *collargol* ou *argent colloïdal*, au moyen de l'action du sulfate ferreux et du citrate d'ammoniaque sur le nitrate d'argent : le produit obtenu contient environ 80 à 90 p. 100 d'argent avec des traces de fer et d'acide citrique[2].

1. Les pores des filtres ordinaires laissent passer indifféremment les molécules colloïdes et cristalloïdes. Les filtres à pores très fins (membranes colloïdales) sont perméables aux seuls cristalloïdes. On dit qu'il y a dyalise. Voir l'article de V. HARLAY sur les solutions colloïdales (*Journ. de Pharm. et de Chim.* (7), XVIII, 8.248 et 9, 272; l'ouvrage de DUCLAUX et celui de P..BARY : Les colloïdes métalliques : Propriétés et préparations (Dunod édit. 1920). Une solution colloïdale examinée à l'ultra-microscope présente en réalité l'aspect d'une multitude de particules infiniment petites (0,1 à 0,01 μ) en suspension dans un liquide. L'état colloïdal correspond donc à une division extrême de la matière, laquelle présente ainsi une immense surface de contact avec le milieu ambiant. On a calculé que la surface des grains d'or renfermés dans 1 cc. d'or colloïdal peut atteindre, suivant la grosseur et le nombre des grains jusqu'à 600 mètres carrés.

2. Procédé de COTHEREAU.

L'*or colloïdal*, est obtenu en réduisant le chlorure d'or par l'aldéhyde formique.

Le *collargol* se présente sous forme de petits grains noirs à reflets métalliques, il doit se conserver à l'abri de la lumière ; on utilise la solution à 1 p. 100, qui n'est pas à proprement parler une solution, mais une suspension de particules excessivement ténues, à peine visibles au microscope. Cette solution doit se préparer extemporanément, mais doit être abandonnée à elle-même pendant trois heures avant l'emploi.

La chaleur précipite le collargol. On devra donc préparer les solutions *à froid* et, la stérilisation par la chaleur étant impossible, on aura recours à la simple *méthode aseptique* : on triturera l'argent colloïdal avec quelques gouttes d'eau stérile dans un mortier flambé, puis on ajoutera le reste de l'eau ; on ne filtrera pas, on répartira en ampoules stérilisées.

On ne doit pas comparer au *collargol* le *protargol* qui n'est autre chose qu'une combinaison d'argent avec des substances protéiques, et qui ne contient que 8 à 9 p. 100 d'argent[1]. Bien que les solutions de *protargol* ne se coagulent pas sous l'influence de la chaleur, elles ne peuvent cependant pas être stérilisées à chaud.

On ne doit également les préparer que par trituration avec de l'eau stérilisée *froide*, et le plus aseptiquement possible.

Si aujourd'hui encore, on ne peut pas démontrer avec certitude quelles modifications chimiques subissent les solutions de *protargol* préparées ou stérilisées à chaud,

---

1. La solution de *protargol* ne doit pas se troubler par l'addition d'un égal volume d'une solution saturée de NaCl.

on peut du moins établir d'une autre manière l'influence de la chaleur.

Une solution de *protargol* obtenue avec de l'eau chaude paraît d'abord plus foncée qu'une solution faite à froid. Selon toute apparence, il s'agit ici d'une oxydation des corps protéiques contenus dans le *protargol*. D'autre part, une solution préparée à chaud, utilisée en injection, possède souvent une action irritante qu'on n'observe pas avec les solutions faites à froid.

Ajoutons qu'il faudra conserver les solutions de *collargol* et de *protargol* dans des verres colorés[1].

Les *colloïdes électriques* sont aujourd'hui très employés également. Le procédé de préparation de Bredig est le suivant :

1° Mettre dans un vase très propre de l'eau distillée[2] filtrée avec soin sur un filtre lavé à l'eau stérilisée.

2° Placer ce récipient dans un cristallisoir ou un vase de grès plus large et moins élevé, renfermant du sel de cuisine et de la glace pilée pour maintenir l'eau distillée au-dessous de 0°.

3° Placer deux électrodes très fines en *argent pur*, au sein de l'eau.

4° Faire éclater l'arc électrique entre ces deux électrodes ; et, suivant leur section, employer une chute de potentiel de 80 à 100 volts, et une intensité de 5 à 10 ampères. (D'autres auteurs indiquent seulement 40 volts et 3 ou 4 ampères).

La préparation est assez longue, il en résulte une pulvé-

---

1. Clin prépare chimiquement du trisulfure d'arsenic colloïdal (thiarsol); du soufre, du manganèse, des oxydes, sulfures, ferrocyanures métalliques divers, également à l'état colloïdal.

2. Employer de préférence de l'eau *stérilisée*.

risation extrème, *ultra-microscopique*. On remarque à l'ultra-microscope des *petits grains* d'argent animés de mouvements browniens.

V. Henri et Mlle Cernovodeanu ont démontré que l'activité thérapeutique et physiologique de ces solutions dépendait de la *petitesse des grains*, et que celle-ci était en rapport avec la couleur de la solution; les solutions d'argent colloïdal électrique peuvent être de couleur rouge brun ou verdâtre, suivant que les grains sont plus ou moins gros (les solutions rouge brun correspondent aux plus petits grains, les solutions vert grisâtre aux plus gros).

Les solutions à *petits grains* sont les *plus actives* : or des variations minimes de force électromotrice, de courant, de longueur d'étincelle, de grosseur d'électrodes, de température de l'eau, etc... suffisent à modifier la couleur des solutions.

Clin et Dausse préparent des solutions d'*argent*, de *platine*, d'*or*, de *cuivre*, *selénium* α et β, *rhodium*, *iridium*, *nickel*, *cobalt*, *vanadium*, *manganèse*, *tellure*, *fer*, *uranium*, *palladium*, *mercure*, *trisulfure d'arsenic*, *soufre*, etc..., à petits grains, stabilisées[1] et rendues isotoniques. La stabilisation et l'isotonisation, ainsi que l'a démontré V. Henri[2], ne modifient ni le pouvoir catalytique de ces solutions, ni leur puissance bactéricide. Il faut conserver ces solutions, et notamment celles d'électrargol, à l'abri de la lumière. On a remarqué qu'au bout de plusieurs mois il se produisait des dépôts dans les ampoules d'électrargol isotonisées, le cristalloïde isotonisant (NaCl) constituant un

---

1. Les solutions de collargol aussi peuvent être stabilisées, par exemple en les additionnant d'albumine à 1 p. 100 environ, de gélatine, etc.

2. Voir entre autres articles celui des *C. R. Soc. Biol.*, XLVIII, p. 1040; 1906.

électrolyte, aussi la maison CLIN délivre-t-elle maintenant des ampoules séparées d'électrargol (ou d'autres colloïdes électriques) et de NaCl, que l'on doit mélanger au moment de s'en servir afin d'obtenir le liquide injectable isotonique.

Ces solutions ne doivent pas être conservées longtemps car elles perdraient leurs propriétés ; la chaleur les décompose, à 70° déja elles sont altérées, à 100° les solutions précipitent ; vers 120°, l'argent colloïdal perd complètement ses propriétés thérapeutiques.

Toutefois, étant employées en injections intra-veineuses, ces solutions doivent être préparées très aseptiquement et renfermées dans des ampoules stériles[1].

Salvarsan — Néo-Salvarsan[2].

On sait que le *606* ou *Salvarsan* ou *Arsénobenzol* se présente sous la forme d'une poudre jaune serin renfermée au sein d'un gaz inerte (acide carbonique, azote) dans des ampoules scellées, de diverses contenances[3]. Cette poudre

1. On n'a pu obtenir l'aluminium, le magnésium, le plomb, le phosphore, le brome, l'iode, à l'état colloïdal. L'iode colloïdal qu'on trouve quelquefois dans le commerce n'est que l'iode fixé sur un colloïde naturel.

2. Le 606 et le 914 sont fabriqués en France notamment par la maison *Poulenc*, en Angleterre par *Burrough et Welcome*, et en Allemagne par les *Farbwerke de Hoechts-sur-Mein*. Pour la préparation de ces composés, voir article de M. TOUSSAINT dans *Chimie et Industrie*, vol. 6 n° 3. Sept. 1921. On y trouvera aussi des renseignements sur l'atoxyl. Pour l'emploi thérapeutique du 606, du 914, et des autres dérivés arsenicaux voir : *Le Traitement de la Syphilis par les composés arsenicaux*, par LACAPÈRE, 3e édition 1922, Masson. édit. Signalons au sujet de la préparation du Salvarsan l'article de P. A. KOBEN (voir J. P. C., (7), XIX ; p. 354. 1919).

3. Le 606 s'oxyde facilement à l'air en donnant un produit très toxique. Pour la mise en ampoules, après avoir pesé le Salvarsan sur les plateaux en corne d'un trébuchet, on le verse au moyen d'un entonnoir en argent dans

est soluble dans l'eau, en donnant une liqueur *acide*. Celle-ci peut être *neutralisée* par addition de 2 molécules de soude, ce qui enlève 2 HCl à la molécule de Salvarsan, et il se produit dans ce cas un abondant précipité, le 606 déchlorhydraté étant insoluble. L'addition de 2 nouvelles molécules de soude provoque une redissolution de ce précipité, il se forme en effet une combinaison disodique soluble (un phénate) et la liqueur devient *alcaline*[1]. Il existe donc trois sortes de préparations de Salvarsan : la *solution alcaline*, la *solution acide*, la *suspension neutre*.

On emploie le 606 en injections intra-musculaires et surtout en injections intra-veineuses.

1° Injections intra-musculaires. — On a renoncé à la solution *alcaline* et à la solution *acide*, qui sont toutes deux très douloureuses, et l'on a recours à la *suspension aqueuse neutre* qui se prépare généralement de la façon suivante :

Salvarsan : 0 gr. 60 — NaOH : 0 gr. 101 (soit 2 cc. 52 solution normale de soude) — Eau distillée : qs. pour 6 à 7 cc. On triture longuement au mortier le Salvarsan avec la solution de soude, on ajoute 2 cc. d'eau environ, et on vérifie la neutralité en opérant par touches. Pour cela, dans un godet de porcelaine, on juxtapose 1 goutte de préparation et 1 goutte de sol. alcool. de phtaléine à 2,5 pour 100. Si le milieu est nettement alcalin, on obtient à la surface de contact une

les ampoules de verre; on replace celles-ci sur un plateau perforé; ensuite on introduit celui-ci dans une armoire à vide. On fait un vide puissant (3 à 5 mm.) puis au bout de quelque temps, on ramène à la pression atmosphérique avec Az ou CO^2 on ouvre l'armoire, on enlève les plateaux et on scelle les tubes au chalumeau. La vérification se fait ainsi : on place les ampoules scellées dans une bassine d'eau ordinaire et celle-ci dans une armoire à vide. On fait le vide puis on ramène à la pression atmosphérique. S'il existe une fêlure, l'eau pénètre à l'intérieur des ampoules et le produit se mouille. Les ampoules contiennent de 0,05 à 0,60 de poudre.

1. La solution du phénate se trouble quand on y fait passer un courant de CO^2, ou au contact de l'air.

coloration violette; s'il est neutre ou acide aucun changement de coloration ne se produit. Suivant le cas, on ajoute à la préparation de petites quantités de IICI à 1 p. 100 ou d'alcali, jusqu'à ce qu'il se produise à la surface de contact des gouttes d'essai un changement de teinte, à *peine perceptible*, indice d'une alcalinité limite de la neutralité. Celle-ci atteinte, on ajoute le reste de l'eau distillée[1].

Queyrat a employé de préférence une suspension' de 0 gr. 60 Salvarsan dans un mélange d'huile de ricin (4 cc.) et d'alcool absolu (2 cc.). La trituration se fait au mortier, qui doit être, ainsi que le pilon, lavé à l'alcool absolu. La seringue et l'aiguille, pour éviter les grippements de piston, doivent être également lavées à l'alcool.

Lafay a proposé une autre formule de suspension *huileuse* avec Salvarsan : 0 gr. 60, huile d'œillette froissage 4 cc., lainine anhydre 2 cc.

La plupart des formules pour injections intra-musculaires sont abandonnées ou peu employées.

2° Injections intra-veineuses. — La solution *acide* est presque abandonnée[2]; la *suspension neutre* également, bien qu'elle soit très ténue[3] et puisse être, selon Fleig, injectée dans le sang sans inconvénient.

La solution alcaline est la plus usitée. Nous avons dit

---

1. Pour les détails complémentaires sur la pharmacologie du 606, voir l'article de Pépin : *Journ. de Pharm. et de Chim.*, [7], V, p. 254, 307; 1912 et le *Traité de Thérapeutique pratique* de Alb. Robin Article : Syphilis, par Queyrat (t. V. p. 879), 1912.

2. Triturer 0 gr. 60 Salvarsan dans 1 cc., 5 glycérine; aj. 250 cc. sérum physiologique, filtrer sur un Berzelius lavé. Ces préparations acides peuvent produire des précipitations dans le sérum sanguin, et causer des accidents plus ou moins graves.

3. Préparer ainsi cette suspension : dissoudre Salvarsan 0 gr. 50 dans 250 cc., sérum physiologique, filtrer rapidement, ajouter 0 gr. 081 NaOII (environ 2 cc. 1 soude normale).

précédemment (page 2) qu'il fallait employer une eau distillée à l'alambic de verre[1] pure et *toute récente*, ou tout au moins mise immédiatement après sa distillation à l'abri de l'air dans des ampoules scellées. Si c'est du sérum que l'on veut conserver, on préparera celui-ci à l'avance et on le tiendra de même à l'abri de l'air en ampoules stériles. On peut employer comme dissolvant l'eau distillée récente[2].

Un dissolvant souvent employé est le *sérum artificiel hypotonique* (5 à 6 grammes NaCl p. 1.000 cc.). QUEYRAT préfère le sérum à 8 p. 1.000 qui donne une solution de Salvarsan à peu près isotonique.

En théorie, il faut 4 molécules de NaOH, dont le poids moléculaire est 40, pour dissoudre une molécule de Salvarsan (poids moléculaire : 475).

Par exemple pour 0 gr. 50 de Salvarsan, il faut :

$$\frac{40 \times 4}{475} \times 0 \text{ gr. } 50 = 0 \text{ gr. } 198 \text{ NaOH}$$

1. Les traces de certains métaux abandonnées par les alambics métalliques seraient susceptibles de communiquer à l'eau des propriétés oxydantes (?)

2. On laisse tomber le Salvarsan à *la surface* de l'eau distillée (comme pour les solutions de protargol) dans un matras un peu large; il se dissout ainsi lentement, mais complètement. Il y a avantage à employer d'abord une quantité d'eau assez faible (10 à 20 cc. pour 0 gr 50 de Salvarsan); on allonge la solution après alcalinisation. Celle-ci s'effectue avec de la soude normale à 4 p. 100, ou plus concentrée (la lessive étant préparée avec de l'eau distillée bien pure). On ajoute goutte à goutte la lessive alcaline à la solution de Salvarsan. Il se forme un précipité qui se redissout progressivement; le sel acide est transformé d'abord en un sel alcalin monosodique peu stable qui précipite facilement quand on le mélange au sérum sanguin : pour le stabiliser, il faut le transformer en sel disodique par addition d'un nombre de gouttes de lessive de soude égal au tiers de celui qui a déjà été employé pour précipiter le composé et le redissoudre. La solution est ensuite diluée avec l'eau distillée à 1 p. 200. LACAPÈRE (ouvrage cité).

Pour éviter les inconvénients constatés avec des solutions d'alcalinité insuffisante (présence de dérivé monosodique non transformé[1]), Pépix conseille d'introduire un léger excès de solution de soude par rapport à la quantité théorique et il donne comme modèle le tableau ci-dessous :

Dose de 606 mise en œuvre	Poids de NaOH correspondant		Volume de soude	
	Deux molécules	Quatre molécules	à 8 p. 1.000 donnant les 4 molécules de NaOH.	à 8 p. 1.000 employé
0gr 10	0gr 0168	0gr 0336	4 cc. 2	4 cc. 5
0 20	0 0336	0 0673	8 cc. 4	9 cc. »
0 30	0 0505	0 1010	12 cc. 6	13 cc. 5
0 40	0 0673	0 1346	16 cc. 8	18 cc. »
0 50	0 0841	0 1683	21 cc. »	22 cc. 5
0 60	0 1010	0 2020	25 cc. 2	27 cc. »

On opère la préparation de l'ampoule de Salvarsan de la façon suivante : Disposant d'une ampoule de sérum de la capacité voulue, on prélève dans celle-ci, en en brisant l'une des extrémités : 20 ou 30 cc., qu'on recueille dans une petite allonge à robinet. Dans celle-ci, on verse également le Salvarsan qui se dissout par agitation. La quantité de solution de soude bien mesurée est à son tour versée, successivement par quarts, dans la petite allonge.

---

1. Ch. Bongrand prétend que pour les solutions diluées dont on fait usage, ces équations de transformation en sel disodique ne sont pas applicables; il faudrait même 54 0/0 de soude en plus de la quantité théorique pour transformer complètement le Salvarsan en sel disodique. *Journ. de Pharm. et de Chim.*, [7], VII, p. 49; 1913. Dans le service du Dr Jeanselme à Broca, l'excès de soude était de 17 p. 100.

Les solutions insuffisamment alcalinisées seraient plus toxiques que les solutions hyperalcalines, à cause de l'action nocive des oxydriles phénoliques libres; mais l'emploi de solutions trop alcalines peut d'autre part présenter de graves inconvénients (thromboses, phlébites, etc.).

Pour faire passer la solution ainsi faite dans l'ampoule de sérum primitive, Pépin utilise une deuxième allonge sans robinet dite *ampoule filtrante* et qui, en effet, renferme un petit filtre en papier stérilisé; la partie supérieure de cette nouvelle allonge reçoit l'extrémité de l'allonge à robinet au moyen d'un bouchon en caoutchouc. L'ampoule filtrante se termine à son tour à sa partie inférieure par un tube effilé qui peut pénétrer dans l'ampoule de sérum. En ouvrant le robinet, la solution de Salvarsan renfermée dans l'allonge à robinet passe dans la seconde allonge où elle est filtrée, et va rejoindre le reste du sérum contenu dans son ampoule. Il suffit d'adapter un tube de caoutchouc et l'aiguille, et la préparation est prête à être injectée[1].

La technique, légèrement modifiée du Dr Louis Martin est la suivante : La dose de 606 est versée dans un récipient aseptique de 250 cc. On l'additionne de 10 à 20 cc. de soluté chloruré à 0,70 p. 100. On ajoute une goutte de soluté de phtaléine du phénol au centième. On verse ensuite 1 cc. de soude à 40 p. 100 pour faciliter la dissolution, on agite jusqu'à limpidité parfaite. On ajoute à cette solution qs. de soluté chloruré à 0,70 p. 100 dans la proportion de 3 cc. de liquide pour chaque cgr. de Salvarsan. La solution est fortement alcaline, on verse goutte à goutte de l'acide acétique à 10 p. 100; il se forme chaque fois un précipité floconneux qui se dissout de moins en moins vite. La neutralisation obtenue, le liquide qui était coloré en violet se décolore et devient complètement limpide. On lui redonne une légère teinte rosée en ajoutant 2 ou 3 gouttes de lessive de soude diluée avec 6 volumes d'eau distillée. Le soluté légèrement alcalin est introduit dans un appareil injecteur ou réabsorbé dans l'ampoule aseptique qui contenait le soluté. Il convient alors très bien pour les injections intraveineuses.

Les dilutions sont généralement les suivantes :

0 gr. 20 Salvarsan dans une ampoule de 90 cc. de sérum hypotonique; 0 gr. 30 et 0 gr. 40 dans 125 cc. ; 0 gr. 50 dans 200 cc. ; 0 gr. 60 dans 250 cc. Quand on utilise l'eau distillée

---

1. On peut employer pour l'injection les appareils utilisés pour le sérum artificiel, ou mieux des appareils spéciaux (appareils Queyrat, Schreiber, Weintraud, Demanche, etc...).

au lieu du sérum, les dilutions sont réduites environ de moitié.

STÉRILISATION : Les préparations de Salvarsan doivent être faites avec toutes les précautions d'asepsie désirables (*Préparation aseptique*); tous les instruments dont on fait usage doivent être flambés, bouillis ou autoclavés; les excipients (eau, sérum, huiles et graisses) préalablement stérilisés.

CONSERVATION : Les *solutions* aqueuses de Salvarsan sont très altérables; la solution alcaline non maintenue à l'abri de l'air est sujette à deux sortes d'altérations : l'une due à l'acide carbonique de l'air tendrait, par suite de la carbonatation de la soude, à produire un trouble dans la liqueur, celle-ci gardant sa coloration jaune. Le léger excès de soude qu'on ajoute à ces solutions prévient en partie cet inconvénient. L'altération la plus courante est l'oxydation à l'air qui se traduit par un changement de coloration; la liqueur passe du jaune au vert, puis au brun. Ces préparations altérées pouvant être toxiques, on doit en principe n'utiliser que des solutions préparées depuis quatre ou cinq heures au plus et conservées *à l'abri de l'air*. Le mieux, d'ailleurs, est d'effectuer la solution au moment du besoin, ou trente à soixante minutes au plus avant de l'injecter. Quoique un peu moins altérable que les solutions, la *suspension aqueuse neutre* de Salvarsan doit être aussi préparée extemporanément: quant aux *suspensions huileuses*, elles se gardent mieux; on peut les conserver plusieurs jours, en les renfermant dans des ampoules où l'on a fait le vide et où l'on a remplacé l'air par un gaz inerte (azote).

Néosalvarsan. — Le Salvarsan, donnant par oxydation à l'air ou par une auto-oxydation des produits très toxiques,

on a cherché à y remédier en bloquant la fonction amine
par un corps réducteur: l'acide méthylène sulfoxylique.
Le produit introduit en thérapeutique sous le nom de *néo-
salvarsa* nou *novarsénobenzol*, ou *914* est bien plus soluble
que le *606*; chimiquement neutre, il se dissout sans addition de soude; c'est une poudre jaune, moins riche en
arsenic que l'arsénobenzol (21 au lieu de 31 p. 100); 0 gr. 45
de novarsénobenzol correspondent à 0 gr. 30 d'arsénobenzol.

Le sel est délivré en ampoules de 0,05 — 0,10 — 0,15
— 0,30 — 0,45, etc... ; la gradation habituelle se faisant par
0 gr. 15, correspondant à 0 gr. 10 d'arsénobenzol.

La toxicité du novarsénobenzol pour l'animal serait à
peu près deux fois moindre que celle de l'arsénobenzol.
Le lapin tolère environ 0 gr. 20 de novarsénobenzol par
kilogramme d'animal. Ce produit a causé cependant
quelques accidents, dont certains assez graves, par séries.
On a cherché la raison de cette toxicité irrégulière, mais
la question, très complexe, n'est pas encore résolue. Certains auteurs ont incriminé la présence d'*arsénoxyde*, produit d'oxydation que l'on retrouve en quantité plus ou
moins appréciable dans à peu près tous les échantillons de
606 ou de *914*, et qui serait vingt fois plus toxique que le
premier de ces deux composés. Le *914* s'altère à l'air plus
facilement encore que le *606*; le sel rougit, puis brunit de
plus en plus ; il faut donc le conserver en ampoules scellées, à l'abri de l'oxygène, et sa mise en ampoules se fait
comme pour le 606, au sein d'un gaz inerte.

En solution, le 914 s'altère également plus vite que le
606; selon certains auteurs, la toxicité doublerait presque
en 10 minutes (?) L'altération est d'autant plus rapide que
la température est plus élevée.

Il est possible que la formation d'arsénoxyde soit une des causes de l'accroissement de toxicité; aussi Cousin a-t-il indiqué une méthode de dosage de l'arsénoxyde très pratique, qui n'est malheureusement applicable qu'à l'arsénobenzol[1]. Tout produit où l'arsénoxyde existe en quantité supérieure à 1 p. 100 est à rejeter. On a trouvé dans certains échantillons datant de plusieurs années des proportions de 2 ou 3 pour 100 et même davantage.

De Myttensere, qui a analysé[2] divers échantillons de néosalvarsan, a remarqué que les quantités de As, Az, S, Na, C, H, O, ainsi que H^2O et NaCl étaient très variées; l'excès d'arsenic par rapport à l'azote n'était pas non plus toujours identique. La proportion d'arsenic par exemple variait de 20,59 à 25,74 pour 100, celle de Az de 3,25 à 4,63, celle de H^2O de 9,48 à 16,26, etc.... C'est un gros inconvénient pour un produit de ce genre que cette variabilité de composition.

D'autre part, on a observé que certains échantillons tout en présentant une composition chimique identique pouvaient avoir une toxicité différente. Billon a même fait remarquer[3] que les physiologistes et les chimistes n'étaient pas toujours d'accord, et que tel échantillon donné comme

1. *Bull. Soc. Dermatol. et Syphil.* Séance du 14 juin 1920.
2. *Journal de Pharm. et de Chim.* (7), XXIV, p. 107. 1921. — Le Néo-Salvarsan ou dioxydiaminoarsénobenzol méthylène sulfoxylate sodique répond à la formule :

$$\frac{NH^2}{OH} > C^6H^3N = NC^6H^3 < \frac{NH.CH^2OSoNa}{oH}$$

Voir aussi : Composition du Salvarsan, par Farguer et Pyman. *Journ. de Pharm. et de Chim.*, (7), XXII, p. 226 et Dosage de l'arsenic dans les composés organiques par J. L. Rogers. *Journ. de Pharm. et de Chim.*, (7), XXII, p. 272, 1920.
3. Voir *Presse Méd.*, p. 386. 1921. R. Kunt (*Journ. of the Assoc. Méd.*

normal par ceux-ci, était parfois rejeté comme toxique par ceux-là. Serait-ce par suite de la dessiccation de la molécule, d'un passage à l'état colloïdal? Dans tous les cas, l'essai physiologique serait nécessaire; mais le lapin, sujet généralement choisi, n'offre pas toutes les garanties suffisantes; des séries inoffensives pour cet animal se sont parfois montrées toxiques pour l'homme.

PRÉPARATION ET STÉRILISATION : Les remarques faites à propos du Salvarsan demeurent applicables. La chaleur précipitant les solutions de 914, on les prépare suivant la *méthode aseptique*, et au moment du besoin, en raison de leur grande altérabilité, avec de l'eau distillée récente et parfaitement pure.

Pour les injections *intra-veineuses*, RAVAUT[1] conseille d'utiliser comme dissolvant l'eau distillée de préférence au

---

de Chicago, t. LXXVI, n° 13, 26 mars 1921. Voir *Pr. méd.* p.   1921) a étudié aussi les divers facteurs de toxicité des arsénobenzols.

1° *Arsénoxyde*: dans une solution d'arsénobenzol agitée en présence d'air, il peut se produire de l'arsénoxyde. Si l'on chauffe à 56° en présence d'un courant d'air une solution ainsi oxydée, la toxicité diminue par formation d'un dérivé plus oxydé, moins toxique que l'arsénobenzol et que l'arsénoxyde. Quand une solution d'arsénobenzol est toxique par suite de la formation d'arsénoxyde, la toxicité diminue de suite par l'action de l'hydrosulfite de soude.

2° *État physique spécial de la solution d'arsénobenzol* : la température de la chambre, par exemple, exerce une certaine influence sur la toxicité. Une solution toxique faite à la température de la chambre l'est moins si l'on chauffe à 40° ou 60° ou si elle séjourne quelque temps à la température de la chambre. Le froid au contraire permet de maintenir la toxicité pendant une longue période. Des préparations qui avant chauffage tuaient le rat à la dose de 0 gr. 06 par kg étaient après chauffage tolérées à 0 gr. 15.

3° *Autres composés toxiques que l'arsénoxyde* (?) D'autres corps que l'arsénoxyde doivent exercer une influence, car le traitement par l'hydrosulfite de soude ou par le chauffage ne diminuent parfois la toxicité en aucune façon. Ces composés ne nous sont pas connus (?)

1. *Presse médicale*, 1er mars 1913, p. 171.

sérum (le chlorure de sodium étant susceptible d'altérer le néo-Salvarsan), et de faire des solutions *concentrées* pour éviter l'hémolyse; les solutions diluées habituellement employées (0 gr. 45 à 0 gr. 60 de 914 pour 150 à 200 cc. d'eau) n'étant pas isotoniques, peuvent être nocives pour les globules rouges.

RAVAUT indique les proportions suivantes : 10 cc eau dist. pour 0,45 à 0,60 de néo-Salvarsan; 15 cc eau dist. pour 0,75 à 0,90 de néo-Salvarsan[1]. La technique à suivre est très simple : employer des flacons, ou mieux des ampoules à large ouverture — pour permettre l'introduction d'une seringue — de la contenance voulue et renfermant de l'eau distillée récemment, ou tout au moins conservée à l'abri de l'air (remplir les ampoules d'azote au besoin pour prévenir toute oxydation possible). Au moment de l'injection, briser l'ampoule à sa partie supérieure et verser le néo-Salvarsan qui se dissout immédiatement. On utilise pour l'injection une seringue stérile de la capacité voulue.

Pour faire passer aseptiquement les *solutions aqueuses concentrées* (ou de volume faible) de *néo-Salvarsan* du récipient où elles se trouvent dans la seringue qui doit servir à l'injection, RAVAUT adapte à l'extrémité de la seringue un petit tube de verre (construit par ROBERT); à l'intérieur de ce tube se trouve un petit tampon de gaze stérile destiné à retenir les particules mal fondues ou les impuretés, et qui fait ainsi l'office de filtre. Avec la seringue munie de cet *aspirateur-filtre*, on puise le liquide dans le

---

1. Actuellement RAVAUT préconise une concentration plus forte : 2 cc. d'eau quelle que soit la dose de novarsénobenzol; l'injection doit être poussée très lentement dans une veine du pli du coude. Voir pour la technique : notice des Etablissements *Poulenc*.

flacon; il suffit au moment de l'injection de remplacer le tube en question par une aiguille de platine.

Pour les injections de *solutions diluées* (technique de MILIAN par exemple : 1 cc. d'eau environ par centigramme de sel), on utilise, comme pour les injections de sérum, de grosses ampoules. Celles-ci renferment l'eau distillée (récente) stérilisée à 120°; on y fait tomber la poudre qui se dissout immédiatement; on adapte à la partie inférieure de l'ampoule, au moyen d'un tube de caoutchouc, un *tube filtrant* analogue à celui dont nous avons parlé plus haut, on adapte enfin le tube de caoutchouc et l'aiguille.

Pour les injections *intra-musculaires* de *suspension huileuse*, voici la technique suivie par BALZER[1].

Enfoncer l'aiguille au point voulu et perpendiculairement au muscle, introduire dans la douille un cône de coton hydrophile. On s'assure ainsi sans se hâter que le coton ne s'imprègne pas de sang et que la pointe de l'aiguille n'a pas pénétré dans un vaisseau, précaution nécessaire avec toutes les injections huileuses. Sectionner ensuite l'extrémité d'une ampoule contenant la suspension huileuse, saisir la seringue en bouchant son bec avec le doigt, verser le contenu de l'ampoule dans la seringue, ajuster le piston et enfin adapter l'aiguille[2].

---

1. *Presse médicale*, 2 avril 1913, n° 27, p. 261. BALZER recommande aussi comme véhicule une solution glucosée hypertonique additionnée de gaïacol et de stovaïne. On injecte également dans les muscles, ou mieux sur l'aponévrose recouvrant le muscle fessier, des solutions *aqueuses* de 914 (0 gr. 10 à 0 gr. 45 dissous dans 1 cc. d'eau salée).

2. Pour les injections sous-cutanées. A. POULAND a proposé d'introduire dans une ampoule contenant 0 gr. 15 de novarsénobenzol : 1 cc. de novocaïne à 1 p. 100 (*Pr. méd.* 9 juin 1920).

Autres dérivés arsenicaux.

Mouneyrat a préparé deux composés plus ou moins dérivés du *606* : le Galyl ou *1116* et le Ludyl ou *1161*.

Ces composés ont été employés en suspension huileuse (injections intra-musculaires), ou en solution aqueuse (injections intra-veineuses intra-musculaires ou sous-cutanées).

Le *Galyl* (35 p. 100 d'arsenic), présenté d'abord à l'état de sel acide, devait être alcalinisé avant l'injection ; depuis quelque temps le *Galyl acide* est remplacé par le sel sodique du Galyl qu'on dissout simplement dans l'eau distillée.

Le *Galyl sodique* varie du jaune franc au jaune verdâtre ; il est moins soluble dans l'eau que le novarséno-benzol, aussi place-t-on souvent dans l'ampoule où il est renfermé quelques perles de verre pour faciliter la dissolution. Il est conservé dans des ampoules remplies d'azote, car il s'oxyde rapidement à l'air.

Les flacons de Galyl sont accompagnés d'une ampoule contenant l'eau distillée destinée à la préparation des solutions concentrées. Cette eau est additionnée d'une petite quantité de caféine.

Le Galyl est également livré en tubes scellés non accompagnés d'ampoules d'eau distillée, quand il est destiné à la préparation des solutions étendues.

Les doses de Galyl varient de 0,10 à 0 g. 80.

La solution de Galyl sodique est jaune verdâtre ; si elle est louche ou contient des particules insolubles, on doit la filtrer au moyen d'un *tube filtrant* spécial.

Il existe dans le commerce, outre les ampoules de galyl *poudre*, des ampoules de *solution* de Galyl, qui se con-

conserveraient quatre mois (?) : la coloration de ces solutions devient cependant assez rapidement rouge, puis brune, et le produit est alors à rejeter complètement.

Les solutions de Galyl ne doivent pas être chauffées, on les prépare suivant la méthode aseptique.

L'amino-arséno-phénol, ou *Eparséno*, ou *132* (JEANSELME et POMARET) est à rapprocher du 592 de la série d'EHRLICH; mais stabilisé en milieu organo-alcalin, il est devenu plus maniable et peu toxique.

Il se présente sous la forme d'un liquide brun, limpide, contenant 40 p. 100 d'arsenic (soit deux fois plus environ que le 914). Il n'est pas plus toxique que ce dernier à poids égal d'arsenic, et il aurait l'avantage d'être plus stable, de résister même à 70°, ce qui permet de tyndalliser les solutions.

Ce composé s'emploie surtout en injections intra-musculaires; les doses ordinaires sont de 0 gr. 12 tous les deux ou trois jours (1 cc. 2 = 0 gr. 12); quelquefois 0,24 ou 0,36, mais à intervalles plus espacés[1].

Le Sulfarsénol (sel de soude de l'éther sulfureux acide du monométhylaminoarsénophénol) s'emploie le plus souvent en injections sous-cutanées, quelquefois en injections intra-musculaires ou intra-veineuses (teneur en arsenic 21 p. 100 environ) doses habituelles 1 cgr. 5, 2, 6 centigr., et multiples de 6 jusqu'à 0,60. On prépare la solution dans l'ampoule originale qui renferme la poudre; on projette à cet effet sur celle-ci l'eau stérile et froide ; 1 cc. par 6 centigrammes de produit pour les injections sous-cutanées; pour les injections intra-veineuses : 1 à 2 cc. en tout suffisent même pour les doses fortes; pour les injections intra-mus-

---

1. Voir *Acad. de méd.*, 2 nov. 1921; et *Presse méd.*, p. 397, 1921.

culaires 1 cc. d'eau pour 6 centigrammes, et 1 cc. pour 12 centigrammes quand la dose dépasse 24 centigrammes. On doit utiliser toujours des solutions fraîches ; cependant le sulfarsénol s'altérerait à l'air moins vite que le 606 ou le 914. Suivant DE MYTTENAERE (article cité) les échantillons commerciaux ne présenteraient pas une composition toujours absolument identique (teneur en arsenic : de 21, 71 à 24, 90 p. 100). ~

Le glycarsénobenzol est une combinaison de glucose et de novarsénobenzol, additionnée de gaïacol et de stovaïne.

Le *102* ou Luargol (composé bromo-argentique antimonié de 606) a été introduit pour la première fois en thérapeutique par DANYSZ, et désigné plus tard en Allemagne sous le nom de *Silbersalvarsan*.

Au début, comme l'Arsénobenzol et le Galyl, le *Luargol* était un sel acide que l'on devait alcaliniser au moment de l'emploi ; puis DANYSZ a préparé un sel disodique nommé Disodoluargol qu'il suffit de dissoudre dans l'eau distillée. C'est une poudre couleur gris foncé qui donne avec l'eau une solution brune. DANYSZ recommande de filtrer celle-ci avant de l'injecter, car il y reste parfois quelques grumeaux non solubilisés. On étend alors la solution en absorbant avec la seringue déjà en partie remplie, la quantité d'eau nécessaire pour obtenir la dilution voulue. Ces opérations doivent être faites, bien entendu, le plus aseptiquement possible.

Pour les injections isolées, faites à la seringue, on emploie uniformément 10 cc. d'eau, quelle que soit la quantité de *Disodoluargol* à dissoudre.

Pour les séries, on utilisera la solution à 1 p. 100 et le bock de verre comme pour l'arsénobenzol.

Certains praticiens ajoutent à la solution de disodoluargol

une trace de soude (1/10 de cc. de la solution normale de soude à 4 p. 100 pour 0 gr. 15 de sel). Danysz a préparé également le **Cuproluargol** (combinaison de cuivre et de luargol).

Récemment, il a remplacé la soude par la lithine et présenté un **Cuproluargol lithiné**.

Ces préparations ont le même aspect que le disodoluargol, et leur coloration noire a l'inconvénient d'empêcher d'apprécier les altérations du sel qui pourraient résulter d'oxydations partielles. Broden a préparé du *sulfarsénol cuprique*.

Le **Métharsénobenzol**, dont la formule est identique au néosalvarsan allemand, en différerait par sa composition moléculaire (?), et pourrait, en milieu spécial, être même toléré en injections sous-cutanées (jusqu'à 0 gr. 50).

En somme, ce dernier produit, ainsi que le Sanar, le **Rhodarsan**, le **Musclarsénol**, l'olarsol, etc., sont à ranger à côté du novarsénobenzol; ils diffèrent surtout entre eux par la nature de l'excipient.

L'**Hectine** n'appartient pas au groupe arsénobenzol; c'est le benzosulfone para-aminophénylarsinate de soude. Il est à ranger dans le groupe phénylarsenic (atoxyl, arsacétine, etc.).

L'Hectine s'emploie en solution faible (10 p. 100) ou en solution concentrée (20 p. 100). La solution se fait dans l'eau distillée stérilisée; on la stérilise par filtration à la bougie ou par tyndallisation (quatre chauffages de 20 minutes à 60°, quatre jours de suite).

Le produit s'emploie le plus souvent en injections intramusculaires.

On associe quelquefois l'hectine à des sels mercuriels : les ampoules d'Hectargyre contiennent par cc. : 0 gr. 10

d'hectine et 0 gr. 01 d'oxycyanure de Hg (ampoules A);
ou 0 gr. 20 d'hectine et 0 gr. 015 d'oxycyanure de Hg
(ampoules B.).

On associe aussi parfois aux solutions d'hectine et d'hectargyre la novocaïne (0,5 à 1 p. 100).

L'Enésol (appelé encore salicylarsinate de Hg) serait,
selon de MYTTENAERE[1] un mélange de salicylate basique
de Hg et de méthylarsinate disodique en milieu saccharosé.
Il renferme pour 100 : 38,46 de Hg et 14.4 de As sous forme
dissimulée.

Les solutions sont incolores, elles ne coagulent pas
l'albumine; elles renferment 3 p. 100 d'énésol et 9 p. 100
de saccharose par cc et s'emploient en injections intra-musculaires ou intra-veineuses.

La stérilisation pourra s'effectuer par tyndallisation.

Le Dr HENRI MARTIN[2], rappelant les dangers de toxicité
que peuvent présenter tous les produits arsenicaux en général, a relaté les essais qui figurent dans le dernier supplément de la *Pharmacopée germanique* et les procédés de
contrôle qui ont cours en Angleterre et aux États-Unis, notamment pour le *606* et le *914*. On trouvera des détails et
une mise au point très complète de la question des arsénobenzols et des accidents qu'ils peuvent produire en certains cas, dans le rapport de GASTOU[3].

Sels de Bismuth.

Il semble que c'est BALZER qui, le premier eut l'idée, en

1. Voir *Bruxelles médical*, 1/1, 1922.
2. *Journ. de Pharm. et de Chim.* (7). XXV, p. 122, 1922.
3. *Bull et Mém. Soc. de Méd. de Paris*, n° 7, avril 1920. — Voir aussi *Gazette méd. du Centre*, article de CLAIRET (15 avril 1922).

1889, d'utiliser le bismuth comme antisyphilitique, et PORTES prépara à cette époque une solution de *citrate de bismuth* ammoniacal et une suspension huileuse d'*oxyde de bismuth*.

Les accidents d'intolérance observés firent momentanément renoncer à cette méthode de traitement. ROBERT et SAUTON reprirent la question et essayèrent contre les spirilloses divers sels de bismuth[1].

Récemment SAZERAC et LEVADITI[2] communiquèrent les résultats obtenus avec le **tartro-bismuthate** de K et Na.

Dans le commerce, ce produit dont la formule chimique n'a pas été publiée, est délivré en ampoules stérilisées à 120°[3], renfermant par cc. : 0 gr. 10 de substance active en *suspension huileuse* destinée aux injections intra-musculaires. Les ampoules contiennent de petites perles de verre destinées à faciliter l'émulsion car on doit agiter l'ampoule une ou deux minutes avant de l'ouvrir.

On a préparé aussi des *solutions* de *tartrobismuthate* de *K et Na*, dosées à 0 gr. 10 par cc.

Ces solutions étaient faites dans l'eau distillée (*Luatol* soluble) ou dans un soluté hypertonique sucré (*Curaluès* soluble) ou glucosé phéniqué[4].

L'oxyde de bismuth a aussi été utilisé en suspension huileuse radio-activée (*Muthanol*) dosée à 0 gr. 10 par cc.

---

1. Voir *Ann. Inst. Past.*, 30, 1916, p. 261. — La formule est la suivante : S. N. Bismuth : 70 gr. ; tartrate de K et Na : 64 gr. 50 ; Azo^3H (d : 1,420) : 57 cc., et bicarbonate de Na : 57 gr. On dissout le sous-nitrate dans l'acide dilué de son volume d'eau, on ajoute le tartrate dissous dans un peu d'eau, puis le bicarbonate également dissous. Quand l'effervescence a cessé, on filtre et on lave le précipité jusqu'à ce que l'eau de lavage soit neutre; on ajoute au précipité 250 cc. de solution normale d'hydroxyde de Na.
2. *C. R. Ac. Sc.* t. 172, p. 1391 ; t. 173, p. 338, 674 (1921).
3. *Trépol, Luatol,* noms déposés.
4. Voir *Bull. Société de Thérap.*, séance du 14 déc. 1921.

Enfin P. AUBRY a préparé un iodobismuthate de quinine.

HUERRE a fait une huile grise contenant 40 gr. d'amalgame de Bi pour 100 cc. d'huile, almalgame renfermant 75 gr. *Bi* et 25 gr. *Hg* pour 100 gr.

Nous avions, pour notre part, préparé en 1914 une huile bismuthée[1] et plus récemment un alliage triple Hg, Bi, Ag, en suspension huileuse renfermant 40 p. 100 de Hg, 40 p. 100 de Bi et 20 p. 100 de Ag[2].

Toutes ces préparations sont faites aseptiquement comme l'*huile grise* du Codex.

J'ai parlé, chemin faisant, de diverses substances qu'on ne peut que préparer aseptiquement, sans leur faire subir de stérilisation réelle : *huile grise, mélanges mercuriels altérables à chaud, lactate et oxycyanure vrai de Hg, glycérophosphate de chaux, solutions de sérums desséchés, toxines, éther,* etc.... Je n'y reviendrai pas. On trouvera d'ailleurs plus loin, un tableau général comprenant la plupart des substances utilisées, actuellement en hypodermie avec leur mode de stérilisation.

1. Voir *Journ. de Pharm. et de Chim.* 1er juin 1914, et *Bull. gén. de Thérap.* avril, mai, juin 1916.
2. *Arquéritol bismuthé* LESURE (nom déposé).

VI. — QUELQUES INCOMPATIBILITÉS OBSERVÉES AU COURS DES STÉRILISATIONS[1]

Sels d'Alcaloïdes (strychnine, quinine, cocaïne, stovaïne, etc.)
Glycérophosphates, Cacodylates, Arrhénal, etc.

Les *sels d'alcaloïdes* sont incompatibles avec les solutions de carbonates, bicarbonates, sulfates, chlorures, phosphates, glycérophosphates, borates, salicylates, etc., si le liquide résultant a une réaction nettement *alcaline*, c'est-à-dire si ces sels sont alcalins ou s'ils se dissocient par la chaleur en donnant des sels alcalins.

On devra donc éviter de prescrire des solutions de sels de strychnine, codéine, quinine, cocaïne, avec des chlorures, borates, phosphates, carbonates. La morphine seule, qui a une fonction phénol, se dissout bien dans ces liquides. Cette incompatibilité générale est d'autant plus intéressante à signaler que les docteurs prescrivent souvent des associations telles que les suivantes :

Arrhénal et sulfate de strychnine ;
Phosphate de soude et sulfate de strychnine ;
Glycérophosphate de soude et sulfate de strychnine ;
Arséniate de soude et sulfate de strychnine, etc.

C'est également une incompatibilité de ce genre qu'on observe quand on associe l'arrhénal et la caféine, le cinnamate de soude (qui est souvent alcalin dans le commerce) avec la stovaïne, etc. ; en neutralisant l'arrhénal ou le cinnamate de soude, la précipitation ne se produit plus.

---

1. Voir aussi l'article de R. CERBELAUD : Incompatibilités générales des solutés injectables (*Bull. Sc. Pharm.*, 1912 (2ᵉ semestre), p. 289).

Th. Dunlop[1], puis Rutherford Hill[2] ont étudié quelques-unes de ces incompatibilités.

On sait que le *phosphate* et l'*arséniate de soude*, par exemple, donnent des solutions alcalines au tournesol et il semble que ces deux sels se comportent avec les sels d'alcaloïdes comme s'ils étaient dissociés en phosphate et arséniate monosodiques et *soude libre*. Cette soude s'empare alors de l'acide du sel d'alcaloïde et la base est précipitée. On peut éviter cette précipitation en ramenant le sel de soude à l'état de sel monométallique, c'est-à-dire en ajoutant une quantité suffisante d'acide suivant l'équation :

$$AsO^4HNa^2 + HCl = AsO^4H^2Na + NaCl$$

La solution officinale de *glycérophosphate de soude* est nettement alcaline, elle aussi; de plus, elle n'est pas d'une pureté absolue puisqu'elle retient souvent, dit le Codex, au cours de sa préparation, du sulfate et du carbonate alcalins[3]. On ne peut donc pas, en général, l'associer aux sels d'alcaloïdes et notamment au sulfate de strychnine, à moins d'ajouter un peu d'acide.

Le *cacodylate de soude pur* doit donner une solution aqueuse neutre au tournesol (Codex), mais suivant le Dr P. Lemaire, si certains échantillons commerciaux sont parfois acides, beaucoup présentent au contraire une alcalinité libre. C'est peut-être une des raisons pour lesquelles le cacodylate de soude est incompatible avec le sulfate de strychnine.

Cependant, dans la pratique pharmaceutique, on a souvent à exécuter des formules renfermant des mélanges de glycérophosphate ou de cacodylate de soude et de sulfate de strychnine; je vais donc donner à ce sujet quelques détails complémentaires.

Parmi les nombreuses formules publiées, quelques-unes sont d'une exécution facile, par exemple celle-ci : cacodylate de soude + glycérophosphate de soude; mais la plupart demandent un tour de main spécial, telles par exemple les associations suivantes :

1. An incompatible strychnine mixture. *Pharm. Journ.*, [4], vol. IX, p. 604; 1899.

2. Strychnine hydrochloride and sodium arseniate. *Pharm. Journ.*, [4], vol. X, p. 45; 1900.

3. En utilisant le glycérophosphate de soude pur et cristallisé *Poulenc*, dont nous avons déjà parlé, on peut remédier à cet inconvénient.

1. Sulfate de strychnine + phosphate de soude.

2. Sulfate de strychnine + phosphate de soude + cacodylate de soude.

3. Sulfate de strychnine + glycérophosphate de soude.

4. Sulfate de strychnine + cacodylate de soude.

5. Sulfate de strychnine + cacodylate de soude + glycérophosphate de soude.

6. Sulfate de strychnine + cacodylate de strychnine + glycérophosphate de soude.

7. Glycérophosphate de soude + cacodylate de soude + cacodylate de strychnine.

8. Glycérophosphate de soude + cacodylate de strychnine.

9. Cacodylate de soude + cacodylate de strychnine.

Les avis sont très partagés au sujet de l'exécution de ces diverses formules.

Selon A. Salvert[1], qui a spécialement étudié les formules suivantes :

$$
A \left\{
\begin{array}{ll}
\text{Phosphate de soude} \ldots\ldots\ldots\ldots\ldots & \left.\vphantom{\begin{array}{l}1\\1\end{array}}\right\} \text{ââ. 1 gr.} \\
\text{Cacodylate de soude} \ldots\ldots\ldots\ldots\ldots & \\
\text{Sulfate de strychnine} \ldots\ldots\ldots\ldots & \text{10 milligr.} \\
\text{Eau distillée} \ldots\ldots\ldots\ldots\ldots\ldots & \text{10 gr.}
\end{array}
\right.
$$

$$
B \left\{
\begin{array}{ll}
\text{Glycérophosphate de soude} \ldots\ldots\ldots & \left.\vphantom{\begin{array}{l}1\\1\end{array}}\right\} \text{ââ. 1 gr.} \\
\text{Cacodylate de soude} \ldots\ldots\ldots\ldots\ldots & \\
\text{Sulfate de strychnine} \ldots\ldots\ldots\ldots & \text{5 ou 10 milligr.} \\
\text{Eau distillée} \ldots\ldots\ldots\ldots\ldots\ldots & \text{10 gr.}
\end{array}
\right.
$$

l'association de ces différents sels ne peut se faire sans donner lieu à un précipité, à chaud, ou même à la longue à froid. Salvert en attribue la cause à l'alcalinité du milieu qui précipite la strychnine, et aussi à la faible solubilité du cacodylate de strychnine qui se forme sans doute dans la réaction (?). En admettant d'ailleurs que ce dernier sel se dissolve, sa dissociation s'effectue, même à froid, au bout d'un temps plus ou moins long.

Cerbelaud[2] avait déjà émis antérieurement, en ce qui concerne les

1. *Bull. des Travaux de la Soc. de Pharm. de Bordeaux*, reprod. dans *Union Pharm.*, 15 mai 1913, p. 210.

2. Ouvrage cité. Édition 1912, p. 794 et suivantes; pp. 916, 917.

formules étudiées par SALVERT, une opinion analogue. Cet auteur considérait comme exécutables les formules 3, 7, 8, 9 et comme défectueuses les formules 4, 5, 6, et il ajoutait qu'en substituant dans ces dernières formules le cacodylate de strychnine au sulfate de strychnine on pouvait les préparer sans difficulté.

Cette opinion semble en contradiction avec ce que nous avons dit du cacodylate de strychnine, sel instable et peu soluble, et s'accorde difficilement avec l'opinion de BARONI[1] qui considère comme possible la formule n° 5 (dans l'eau glycérinée), et qui conseille même de remplacer d'une façon générale le cacodylate de strychnine par l'association : sulfate de strychnine + cacodylate de soude, dont la double décomposition donne d'ailleurs naissance à du cacodylate de strychnine.

Comme on le voit, la question n'est pas encore tout à fait au point et, à mon avis, on peut dire que d'une façon générale toutes les formules citées plus haut ne peuvent pas se réussir directement sans donner lieu à un trouble ou à un précipité; les divergences d'opinion que j'ai signalées me paraissent dues à ce que les corps chimiques mis en œuvre sont très souvent d'une pureté imparfaite, notamment le glycérophosphate de soude.

Récemment P. FLEURY et HOURVITZ[2] ont étudié de nouveau cette question. Ils ont constaté que les mélanges de sulfate de strychnine et de cacodylate de soude ou de sulfate de strychnine et de glycérophosphate de soude donnent en réalité un précipité de *strychnine libre* et non de cacodylate ou de glycérophosphate de strychnine.

1° Pour obvier à cet inconvénient, CROUZEL[3] avait proposé de modifier le solvant, de remplacer par exemple une partie de l'eau par de l'alcool et de la glycérine. Le Dr CABANNES[4] avait antérieurement proposé un procédé analogue. En fait, on est amené à employer des quantités élevées de ces deux substances (40 p. 100 d'alcool à 90° et 20 p. 100 de glycérine), ce qui rend les injections un peu douloureuses.

2° Un autre moyen consiste à neutraliser l'alcalinité de la solution, puisque c'est la réaction alcaline (à l'hélianthine) du sel et non sa

1. *Boll. Chim. Farm.*, 1907, p. 688, reprod. dans *Journ. de Pharm. et de Chim* , [6], t. XXVI, p. 406; 1907.

2. *Journ. de Pharm. et de Chim.*, [7], XX, 369, 1919.

3. *Répert. de Pharm.*, XXX, p. 193, 1919.

4. Formule de CABANNES : cacodylate Na : 0 gr. 50; sulfate de strychnine : 2 centigr.; alcool à 90° : 4 gr.; glycérine à 30° : 2 gr.; eau dist. : qs. 10 cc. (*Rép. de Pharm.*, 1919, p. 193). — Ces injections seraient indolores.

nature propre qui est la cause du phénomène. R. Bertrand, s'occupant seulement du cacodylate, a proposé[1] d'ajouter une certaine quantité d'acide à la solution (acide lactique). Sa formule est la suivante :

> Cacodylate de soude................... 3 gr. 20
> Sulfate de strychnine................. 0 gr. 05
> Alcool phéniqué à 10 p. 100........... 10 gouttes
> Acide lactique officinal.............. 3 gouttes
> Eau distillée .... q. s. pour 50 cc.
> (Tyndallisez à 80°).

D'autres praticiens ont employé les acides citrique ou tartrique. Fleury et Hournitz, dont nous venons de citer le travail, conseillent l'acide chlorhydrique, dont la quantité nécessaire est très minime et qui se transformera en NaCl dans l'économie.

Le cacodylate employé est soit le sel anhydre, soit le sel à $5H^2O$ Pour le sel à $2H^2O$ on peut prendre une moyenne entre les 2 séries de chiffres obtenus.

Le glycérophosphate de soude sera de préférence le sel cristallisé en petits cristaux, contenant $5H^2O$ comme l'a montré Rogien[2]. Voici les quantités d'acide nécessaires :

Pour 10 cc. de solution		Centimètres cubes de HCl décinormal	
		Sel à 5 H^2O	Sel anhydre
1° Avec sulf. strychnine : 0 gr. 02. — 1 cc. = 2 milligr............	cacodylate *seul* 0,50 cacodylate 0,50 + glycéro... 1 gr.	3 cc. 5 7 cc. »	6 cc. 12 cc.
2° Avec sulf. strychnine : 0 gr. 01. — 1 cc. = 1 milligr............	cacodylate *seul* 0,50 cacodylate 0,50 + glycéro... 1 gr.	1 cc. 8 3 cc. 5	
3° Avec sulf. strychnine 0 gr. 02 ; glycéro phosphate de soude.................... 1 gr.		4 cc. 5	

1. *Bull. Sc. Pharmacol.*, XXVI, p. 407, 1919 et 110, 1920.
2. *Thèse Doct. Pharm.*, 1912, p. 44.

On voit que la quantité d'acide est très faible, puisque même dans le cas le plus défavorable (12 cc. de HCl décinormal) elle ne représente que 4 milligr. 4 de HCl pour 1 cc. de solution. Il est à noter que si dans la formule : sulfate de strychnine 0 gr. 02, cacodylate de soude 0 gr. 50 eau 10 cc., on calcule la quantité de HCl décinormal nécessaire pour obtenir la *neutralisation* à l'hélianthine, on trouve que cette quantité (20 cc.) est très supérieure, c'est-à-dire que l'acide empêche la précipitation de la strychnine bien avant que la solution ne soit devenue neutre. Cela tiendrait à ce fait que la réaction entre le sulfate de strychnine et le cacodylate de soude (ou le glycérophosphate) est une réaction d'équilibre, et il suffit d'une petite quantité d'acide pour modifier cet équilibre. La strychnine dans ces solutions est dans un état d'équilibre tel que, sans être précipitée, elle peut être cependant enlevée en totalité au liquide par un solvant neutre.

3° A. Leclère[1] a indiqué comme dissolvant de la strychnine la saccharose et il propose la formule suivante :

Glycérophosphate de soude................ 100 gr.
Cacodylate de soude...................... 50 gr.
Sulfate de strychnine.................... 1 gr.
Saccharose............................... 250 gr.
Eau........................... q. s. pour 1.000 cc.

On fait une solution avec le glycérophosphate de soude et le cacodylate d'une part, puis avec le sel de strychnine et la saccharose d'autre part. Il ne reste qu'à mélanger, compléter à un litre et répartir en ampoules. On pourrait sans inconvénient augmenter la teneur en saccharose et diluer pour cela la solution des sels, etc.

4° Banoni conseille, nous l'avons dit, de préparer le cacodylate de strychnine par double décomposition et en opérant dans des conditions bien déterminées[2]. Le sulfate de strychnine du commerce étant souvent *plus* ou *moins* hydraté, de même d'ailleurs que le cacodylate de soude, il est préférable, dit l'auteur, de préparer extemporanément, d'une part, la solution de cacodylate alcalin en saturant l'acide cacodylique pur par de la soude, et de faire, d'autre part, une solution de *nitrate* de strychnine pur (sel qui cristallise anhydre); on réunit ensuite

1. *Journal de Pharm. et de Chim.*, [7], XXI, p. 183, 1920.
2. Article cité.

les deux solutions. On peut également ajouter à ce mélange une solution préparée de glycérophosphate de soude.

Soit à préparer une solution contenant par centimètre cube : 0 mil. 5 cacodylate de strychnine et 0 gr. 10 glycérophosphate de sodium; on pèsera exactement 0 gr. 1725 d'acide cacodylique pur qu'on dissoudra dans 100 cc. d'eau, puis on ajoutera 12 cc. 5 de solution décinormale de soude, on complètera avec de l'eau de façon à obtenir un volume total de 200 cc : 1 cc. de cette solution contient 1 milligramme de cacodylate. D'autre part, 0 gr. 5 nitrate de strychnine seront mis en dissolution dans 30 gr. d'eau bouillante, puis on ajoutera de la glycérine pure et stérilisée pour compléter le poids de 500 grammes : 1 gramme de cette solution = 1 milligramme de nitrate de strychnine.

On pèsera 420 gr. 5 de solution glycérinée, on ajoutera 169 cc. 5 de solution de cacodylate. D'autre part, on aura préparé une solution de 100 grammes glycérophosphate de sodium pur dans 150 cc. d'eau bouillante que l'on ajoutera au mélange et l'on complètera à 1.000 cc. Selon Baroni on obtiendrait de cette façon une solution stable et pouvant être stérilisée à 112° à l'autoclave (?).

5° Certains auteurs conseillent enfin de délivrer les substances incompatibles dans des ampoules séparées; ainsi, pour la formule 5, le pharmacien devrait préparer des ampoules contenant la solution de sulfate de strychnine et, d'autre part, des ampoules contenant le glycérophosphate et le cacodylate de soude en solution.

En résumé, étant donné les procédés que nous venons d'énumérer, mon avis est que le meilleur mode opératoire, quand le pharmacien aura à exécuter les formules plus ou moins complexes que nous avons indiquées (et notamment celles qui renferment du cacodylate de strychnine) sera le suivant :

1° Employer des produits rigoureusement purs.

2° Employer un verre neutre et non calcaire (Iéna, Serax).

3° Essayer à *blanc* si, avec les produits employés, la solution se fait sans précipité ni trouble appréciable; dans ce cas, faire la solution et la filtrer sans autre précaution spéciale.

4° Si, au contraire, on obtient un précipité, avoir recours aux procédés Fleury-Hournvitz ou Leclère, quand cela sera possible.

5° Si ces derniers procédés sont impraticables, délivrer des ampoules séparées en avertissant le médecin.

Stérilisation. — La stérilisation de ces diverses solutions pourra s'effectuer dans de bons verres (Serax) au bain-marie à 90°, ou même à 100°, mais sans prolonger trop longtemps l'action de la chaleur (15 à 30' au plus). Si l'on a le temps nécessaire et si l'on veut assurer une asepsie plus rigoureuse, on fera une tyndallisation en répétant trois ou quatre jours de suite un chauffage de 30' à 80-90°. Enfin il sera bon de ne pas utiliser les solutions trop anciennes qui auraient perdu leur limpidité primitive.

Je n'ai parlé dans tout ce qui précède que des incompatibilités chimiques proprement dites; il va sans dire que la stérilisation à chaud est susceptible de provoquer en outre des précipités analogues à ceux dont nous avons parlé à propos des sérums artificiels, précipités dus à l'attaque du verre par les phosphates, arséniates, glycérophosphates (ces derniers dissociables à chaud, on le sait, avec formation de phosphates). C'est pour cette raison que l'on devra utiliser de bons verres, *non calcaires*, et ne pas chauffer au delà de 100°.

Citons, pour terminer, quelques exemples d'associations médicamenteuses dans lesquelles on fait rentrer les divers composés que nous venons d'indiquer :

Une solution contenant par centimètre cube 0 gr. 05 *arrhénal* et 0 gr. 10 *glycérophosphate de soude* donne à 100° un très léger trouble.

Une solution contenant par centimètre cube 0 gr. 05 *arrhénal* et 0 gr. 002 *cacodylate de strychnine* donne un précipité.

Une solution contenant par centimètre cube 0 gr. 05 *arrhénal* et 0 gr. 001 ou 0 gr. 002 *sulfate de strychnine* donne un précipité.

En employant dans les essais précédents, comme véhicule, de *l'eau glycérinée* (glycérine : 0 cc. 1 ; eau : 0 cc. 9) : mêmes résultats.

Une solution contenant par centimètre cube 0 gr. 05 *cacodylate de soude* et 0 gr. 001 *sulfate de strychnine* donne un précipité.

Une solution (dans l'eau simple ou glycérinée) contenant 0 gr. 05 *cacodylate de soude* et 0 gr. 002 *cacodylate de strychnine* également.

Au contraire, des solutions contenant : *cacodylate de strychnine* : un demi-milligramme, et *glycérophosphate de soude* : 0 gr. 10; ou : *cacodylate de strychnine* : 0 gr. 002 et *glycérophosphate de soude* : 0 gr. 20 ne précipitent pas quand on les chauffe à 100° dans de bons verres.

Le *cacodylate de soude* est incompatible avec le *formiate de quinine*, certains *alcaloïdes* (*sulfate de strychnine*, etc.).

Les solutions de *glycérophosphate de soude* sont incompatibles avec le *chlorhydrate*, le *chlorhydrosulfate*, le *bromhydrate de quinine*, et aussi avec un mélange de *cacodylate* et de *sulfate de strychnine*.

Les solutions de *sulfate de strychnine* sont incompatibles avec le *glycérophosphate de soude*, le *cacodylate de soude*, les *sels alcalins*.

Autres incompatibilités : Les solutions de *chlorhydrate d'apomorphine* et de *sulfate ou salicylate d'ésérine* sont incompatibles avec les alcalis ou les sels alcalins.

Les solutions d'*atoxyl* également.

Les solutions de *sels de mercure* sont incompatibles avec les *solutions alcalines* (phosphates, borates, etc.).

Les solutions de *bromhydrate de cicutine* sont incompatibles avec les alcalis et les *sels alcalins*.

Les solutions de *benzoate de mercure* (à 1 ou 2 p. 100) additionnées, par centimètre cube, de plus de 0 gr.003 de *chlorhydrate de cocaïne* précipitent

Les solutions de *biiodure* de *mercure* dans l'huile, sont incompatibles avec la *cocaïne* (base), l'*eucaïne*, la *stovaïne*, la *novocaïne*.

L'*huile de vaseline au calomel* additionnée de *cocaïne* noircit.

Le *biiodure de mercure* dans l'*huile d'olive non lavée à l'alcool* donne un précipité (oléate de Hg?).

L'*iodure de sodium,* s'il renferme des traces d'iode ou s'il est exposé à la lumière (ce qui provoque la mise en liberté d'un peu d'iode) est incompatible avec les *alcaloïdes* (la *spartéine* par exemple).

Le *collargol* et l'*argent colloïdal électrique* sont incompatibles avec certains sels : chlorures, sulfates, etc., ou certaines substances *tanniques*.

Le *nitrate d'argent* est incompatible avec les chlorures, bromures, iodures, sulfates, carbonates, phosphates alcalins, et en général avec les matières organiques.

L'*acide chromique* est incompatible avec les substances organiques en général, la glycérine, le tanin, l'alcool, l'éther, l'ammoniaque, l'eau oxygénée.

L'*arséniate de soude* et l'*arséniate de potasse* avec les sels de fer et de magnésie.

Le *salicylate de soude* avec les *alcaloïdes* (cocaïne, stovaïne, etc.).

Selon certains auteurs, il y aurait incompatibilité entre l'*eau de laurier-cerise* et les sels de *cocaïne, d'atropine,* l'*ergotinine,* et surtout le *chlorhydrate de morphine.* Selon F. DE MYTTENAERE[1], c'est aux traces

---

1. L'eau de laurier-cerise (*Revue pharmaceutique des Flandres*, août 1910). d'après *Bull. Comm.*, P. C., 38ᵉ année, p. 477.

de cuivre, que renferment les eaux de laurier-cerise qui ont été distillées dans des alambics ordinaires, qu'il faudrait attribuer les précipitations qu'on a parfois observées. Une autre incompatibilité de *l'eau de laurier-cerise*, à signaler, est celle qu'elle présente avec l'*arrhénal* ou le *cacodylate de soude*. Une solution de 0 gr. 50 pour 10 gr. se trouble en moins de 24 heures. Il faut opérer des solutions très diluées pour éviter la précipitation (1 p. 250 par exemple); Reddé[1] attribue avec raison à l'alcalinité de l'arrhénal ou du cacodylate cette incompatibilité et conseille, pour l'éviter, d'ajouter de l'acide citrique. Si l'on craint de rendre ainsi l'injection douloureuse, il n'y aura pas d'autre moyen que de supprimer l'eau de laurier-cerise, et de la remplacer par de l'eau distillée simple. L'eau de laurier-cerise est également incompatible avec le saccharose (Bougault); avec les sels alcalins en général (benzoate, borate, bicarbonate de soude); il y a notable diminution du titre et en outre formation d'un précipité dû probablement à l'essence.

1. *Journ. de Pharm. et de Chim.*, [7], VII, 585; 1913.

VII. — INFLUENCE DE LA COMPOSITION DU VERRE DANS LA PRATIQUE PHARMACEUTIQUE ET PLUS SPÉCIALEMENT AU POINT DE VUE DE LA STÉRILISATION DES LIQUIDES INJECTABLES.

I

Il était utile, à mon avis, de consacrer à la composition des verres et à leur influence au cours des stérilisations un chapitre d'ensemble.

Le sujet a été effleuré, notamment à propos des solutions de morphine, de cocaïne, et à propos des sérums artificiels. Mais il mérite d'être traité plus en détail, et sa place vient naturellement à la fin de ce travail, en manière de conclusion.

La composition du verre peut se modifier à l'infini ; aucun verre cependant n'est capable de résister à l'action prolongée de l'eau.

Les verres, disent MYLIUS et FŒRSTER[1], sont décomposés par l'eau avec formation d'*alcali libre* et de *silice*; une partie de celle-ci (variable avec le temps, la température, la concentration et la nature du verre) étant hydratée par l'alcali et restant dissoute.

Cette altération par l'eau se produit plus ou moins rapidement suivant la nature du verre.

Ce qu'on appelle *verre soluble*, produit facilement fusible, pourrait être considéré comme le verre le plus alté-

---

1. *Bull. Soc. Chim.*, [3], II, p. 499; 1889.

rable; il se compose de silice et d'alcali, sans addition d'oxyde terreux.

Au contraire le *verre de quartz*, obtenu par fusion de la silice pure, n'est pas altérable, car il ne contient pas d'alcali. Il ne subit aucune action de la part de l'eau[1]. Il est vrai d'ajouter que ce n'est plus du verre proprement dit. Mes essais sur la stérilisation des solutions de chlorhydrate de cocaïne m'ont permis de constater cette résistance particulière de la silice fondue.

Entre ces *deux types extrêmes* se placent les différents verres utilisés dans la pratique.

Les verres à forte teneur en alcalis et teneur faible en matières terreuses sont les plus attaquables, et cela d'autant plus qu'ils se rapprochent davantage du verre soluble dépourvu de sels terreux.

Mylius et Fœrster ont observé que les verres à base de potasse sont bien plus solubles que ceux à base de soude, mais qu'à mesure que la quantité de chaux augmente, la différence de solubilité entre ces deux sortes de verres s'évanouit.

Il semble donc que dans les verres, qui sont de véritables silicates doubles alcalino-calciques, les alcalis sont retenus grâce à la chaux.

Revenant encore sur ce sujet à propos de la *composition et du choix des verres destinés aux usages chimiques*, Mylius et Fœrster constatent qu'il ne suffit pas qu'un verre soit *riche en silice*, il faut encore que les alcalis ne soient pas en trop grande proportion par rapport à la chaux. Selon eux, la meilleure proportion paraît être de 1,3 à 1,5 molécule d'alcali $(Na,K)^2O$ pour une molécule de chaux[2].

---

1. *Moniteur Quesneville*, juin 1909. « Sur l'altération du verre » (Mylius).
2. *Bull. Soc. Chim.*, [3], p. 688; 1892.

Dans une autre note[1], FŒRSTER donne pour le verre le plus résistant à l'action de l'eau ou des solutions alcalines, la formule $R^2O, CaO, 7SiO^2$ (renfermant poids égaux de potasse et de soude).

LECRENIER[2] qui a constaté également que la *dureté* des verres va en augmentant avec l'accroissement de la teneur en chaux et la diminution de la teneur en soude, pour une même quantité de silice a, en outre, observé que l'*acide borique*, introduit à la place d'une certaine quantité de silice communique au verre une grande dureté.

KOHLRAUSCH[3] a mentionné des verres d'Iéna exempts d'alcalis et moins attaquables que les meilleurs verres usités jusqu'à cette époque[4].

Pour ma part, j'ai expérimenté un verre fabriqué à Iéna par la maison Shott et Genossen.

Ce verre, *recuit* dans des gaz combustibles mélangés d'acide sulfureux (ce qui a pour effet d'augmenter encore la résistance du verre), n'a cédé aucune alcalinité à l'eau,

1. *Ibid.*, [3]. XII. p. 212 : 1894.
2. *Ibid.*, [3]. XXXIV, p. 1090 : 1905.
3. *Ibid.*, [3], XII, p. 214 ; 1894. Ces verres sont à base de silicoborate de baryum avec un peu d'alumine et d'oxyde de zinc.
4. *Le Dictionnaire de Würtz* (2ᵉ Suppl.) mentionne les formules suivantes pour les verres borosilicatés fabriqués à Iéna sous les noms de 59 III, 16 III, etc :

Silice	65,42	67,5	76
Alumine	0,93	1	5
Chaux	13,67	7	»
Soude	»	14	11
Anhyd. borique	»	2	12
Potasse	19,46	»	»
Oxyde de zinc	»	»	»

Ces verres résistent bien aux brusques changements de température.

du moins après 20 minutes d'autoclave à 120°. Cette absence d'alcalinité a été vérifiée au moyen de l'*alizarine sulfoconjuguée*.

MYLIUS a eu recours à un autre indicateur également très sensible : la solution éthérée d'*iodoéosine* (0 gr. 10 iodoéosine $C^{20}H^8I^4O^5$ pour 100 cc. d'éther saturé d'eau). Il a pu constater ainsi, *qu'à chaud et même à froid, tous les verres, à la longue abandonnent à l'eau une certaine quantité d'alcali.*

Les dosages de MYLIUS ont été effectués sur des surfaces mesurables ; la quantité d'alcali a été évaluée en milligrammes de soude et rapportée au mètre carré.

En outre, MYLIUS a eu soin d'opérer sur des verres préalablement nettoyés[2], pour se mettre à l'abri d'une cause d'erreur possible : la différence de composition entre la partie superficielle du verre et sa profondeur. Chacun des verres était ensuite soumis à l'action de l'eau à 18°, pendant une semaine.

Les chiffres obtenus donnent une mesure moyenne de l'altérabilité à froid.

A chaud, celle-ci est beaucoup plus rapide. Je donne également dans le tableau ci-contre, les chiffres obtenus après un traitement de trois heures par l'eau à 80°.

Un fait à noter est que l'action de l'eau sur le verre est toujours incomplète ; l'eau peut dissoudre de grandes quantités d'alcali, mais il reste toujours un résidu constant.

En opérant avec du *verre pulvérisé*, l'attaque est évidemment plus intense ; dans une de nos expériences, 1 gr. 50

---

1. Nous avons utilisé des ballons de 100 cc. longuement lavés à l'eau acidulée d'abord, puis à l'eau distillée neutre.

2. Les verres étaient soumis à l'action de l'eau à 18° pendant trois jours.

de verre blanc a cédé à 30 cc. d'eau neutre : 10 cc. en soude décinormale, après 20 minutes d'autoclave à 120°[1].

On a remarqué qu'avec le temps la perte d'alcali diminue progressivement, si bien que les récipients de verre sont susceptibles de *s'améliorer* peu à peu, quand on fait agir

	Action de H^2O	
	1 semaine à 18°	3 heures à 80°
Quartz..............................	0	0
Verres d'Iéna résistant (59 III).......	0 à 0,4	0 à 1,5
— résistant (Stas)..............	0,4 à 1,2	1,5 à 4,5
— d'Iéna (16 III)..............	1,2 à 3,6	4,5 à 15
— tendre (cristal).............	3,6 à 15	15 à 60
— défectueux................	plus de 15	plus de 60

sur eux d'une façon continue de l'eau qu'on renouvelle jusqu'à ce que l'on n'y constate plus de quantités notables d'alcali. Avec des verres de qualité médiocre, on n'arrive jamais à réaliser cette amélioration complètement.

Voici les chiffres obtenus après traitement d'un très bon verre par l'eau *à froid,* pendant 20 jours[2] :

Attaque du verre par l'eau à froid renouvelée.

Premier jour....................................	2 milligr. 3
2 jours...................................	0 milligr. 3
3 —.................................	0 milligr. 3
10 —.................................	0 milligr. 07
20 —.................................	0 milligr. 00

1. La poudre de verre était passée au tamis de soie n° 100.
2. *Moniteur Quesneville,* juin 1909, article cité.

A *chaud*, voici les chiffres que j'ai trouvés pour un verre blanc (ballon de 50 cc. plein d'eau distillée neutre, chauffé 20′ à 120°).

Alcalinité cédée au cours de stérilisations successives.

1re stérilisation........	3 cc. 3	soude centinormale.	
2e —	....	1 cc. 7 —	—
3e —	....	1 cc. 5 —	—
4e. —	....	1 cc. 5 —	—

Il m'est même arrivé, en ne remplissant un ballon d'Iéna qu'au tiers environ, de le purger peu à peu, par des chauffages répétés, de son alcalinité soluble, pour la partie du verre en contact avec l'eau; tandis que ce même ballon, *rempli* d'eau, cédait encore à chaud une petite quantité d'alcali. Cette méthode d'*amélioration des verres par l'usage* a d'ailleurs été proposée par WARBURG et IHMORI[1].

L'altération des verres par l'eau, telle que je viens de la décrire, peut avoir de multiples inconvénients. Sans parler de ceux qui intéressent la physique (attaque des instruments d'optique), ou la chimie (causes d'erreurs dans la détermination des poids atomiques), on peut signaler au seul point de vue pharmaceutique :

Les *erreurs d'analyse* causées par la dissolution des éléments du verre, aux dépens des récipients, ballons, etc., les *modifications du titre* des solutions alcalines ou acides conservées quelque temps dans des récipients de verre; l'altération des réactifs d'analyse : VILLIERS[2] signale la nécessité de vérifier la potasse qu'on emploie quand on veut séparer l'alumine des autres sesquioxydes, ce réactif pou-

1. *Wiedemann's Ann.*, XXVII, p. 481; 1885.
2. *Analyse qualitative des sels*, p. 94. DOIN, édit., Paris, 1908.

vant contenir lui-même un peu d'alumine que lui aurait, à la longue, cédée le verre[1].

Enfin, au cours des *stérilisations à l'autoclave* des solutions hypodermiques, l'altération du verre peut : 1° Amener des précipitations rendant la solution ininjectable; 2° diminuer l'activité du médicament; 3° donner naissance à des produits de décomposition dont l'action est toute différente de celle des composés primitifs; 4° produire des isomérisations[2].

De nombreux auteurs se sont préoccupés de ces questions. KREBÈRE (Journ. Pharm. et chim. 1er février 1916, p. 82), indique comme réactifs sensibles pour l'alcalinité du verre et dans l'ordre décroissant suivant : narcotine, strychnine, phénol-phtaléine, sublimé, morphine. La narcotine à 0,1 p. 100 agirait même à froid en présence d'un verre alcalin. GRUBLER[3] recommande pour les stérilisations de chlorhydrate de morphine et d'adrénaline, de vérifier les verres d'après la méthode de SCHNEIDER et SUSS :

Les fioles bien lavées sont remplies d'eau distillée, additionnées de un demi-centième de solution de phénol-phtaléine à 1 p. 100, et chauffées 30′ dans la vapeur fluente. Les verres restés incolores après ce traitement sont bons. Les autres doivent subir un 2e traitement semblable; on ne devra employer que les verres ayant subi sans se colorer cette 2e épreuve.

BARONI vérifie autrement la qualité des verres[4] :

1. JAVILLIER a mentionné la dissolution de traces de zinc aux dépens du verre d'Iéna dans ses expériences sur la croissance des champignons inférieurs.
2. Par exemple, l'isomérisation de la *sambunigrine* signalée par BOURQUELOT et HÉRISSEY. Voir aussi à ce sujet : l'action de traces d'alcalis sur *l'amygdaline*, par WALKER (*Bull. Soc. chim.*, [3], XXX, p. 1189).
3. *Pharm. Post.*, XL, p. 579; 1907.
4. *Journ. de Pharm. et de Chim.* [6], XXI, p. 510; 1905.

On prend des solutions de chlorhydrate de morphine à 1 ou 2 p. 100, de nitrate de strychnine à 0, 50 p. 100, de sublimé à 1 p. 100; on les chauffe à la vapeur sous pression 30′ à 112°. Si le verre est alcalin, la solution de morphine brunit et dépose des cristaux d'alcaloïde libre, la solution de nitrate de strychnine laisse déposer de la strychnine cristallisée, la solution de sublimé abandonne de l'oxyde de mercure jaune ou rouge.

Au sujet de la première de ces méthodes de vérification, je ferai remarquer que l'essai des verres à la phtaléine peut convenir, en effet, bien qu'un peu rigoureux, pour la plupart des substances stérilisables.

Mais dans le cas de la morphine et de l'adrénaline, où Grubler veut précisément rendre le procédé applicable, je le trouve insuffisant.

En ce qui concerne la méthode de Baroni, je ferai remarquer que, s'il est facile de trouver dans le commerce des verres ne produisant pas la précipitation des alcaloïdes libres, il est en revanche impossible, même avec les meilleurs verres d'Iéna, d'éviter le brunissement à l'autoclave des solutions de morphine et d'adrénaline.

D'ailleurs, pour expliquer ces diverses altérations, il est nécessaire de préciser leur nature réelle ainsi que leur vraie cause.

Le verre des ampoules est généralement assez résistant, mais celui des fioles ordinaires de pharmacie l'est beaucoup moins[1].

---

1. Dubrisay (mémoire présenté à la *Soc. chimique*, 26, 3, 1920), a indiqué un procédé très sensible pour apprécier l'altération des flacons en verre employés dans les laboratoires. Ce procédé est basé sur l'étude de la tension superficielle qui se manifeste à la surface de séparation de l'eau et d'un liquide organique (benzine) tenant en solution un acide gras (ac. oléique). Cette tension est abaissée par la présence de traces d'alcali dans le liquide aqueux. Ces variations de la tension superficielle sont suivies par la méthode

C. Jacobsen, d'Iéna, à l'instigation du Pr Matthes, a fait à ce sujet quelques remarques intéressantes[1].

Plusieurs verres ont été rincés à plusieurs reprises dès la réception, puis séchés et conservés dans une petite boîte à l'abri de la poussière. Comme les flacons ainsi lavés présentaient à l'intérieur, après repos, un dépôt blanc, celui-ci fut dissous dans 10 cc. d'eau, et le titrage opéré avec la liqueur acide centinormale, en présence de phtaléine, donna les résultats suivants :

Capacité des flacons	Quantité de liqueur acide employée
60 gr..........................	4 cc. »
125 gr..........................	7 cc. 6
175 gr..........................	18 cc. »
175 gr..........................	18 cc. 4

du poids de la goutte (nombre de gouttes pour 1 cc.). Il suffit de faire écouler lentement au sein du liquide aqueux à analyser, de la benzine additionnée de 10 p. 100 d'acide oléique, contenue dans une pipette courbe. Plus le nombre de gouttes correspondant à l'écoulement de 1 cc. est grand, plus le liquide aqueux contient d'alcali. Les fioles françaises essayées, fabriquées en France pendant la guerre et depuis, se sont montrées à peu près aussi résistantes que des verres d'Iéna. Chacun des récipients contenant 50 cc d'eau, on chauffait au B. M. une heure environ pour réduire à 10 cc. On transvasait dans une éprouvette le liquide résiduel et on y faisait écouler lentement la benzine oléique. Le nombre de gouttes observé dans une eau pure était de 33 ; de 39 dans une solution à 1/2000 mol. par litre, de 54 dans une solution à 1/1000 mol. par litre. En faisant agir sur les mêmes récipients des solutions alcalines (10 cc. soude normale et 40 cc. d'eau), chauffant 1 heure environ, évaporant presque à siccité, puis ajoutant 10 cc. d'acide normal pour neutraliser la soude primitive, l'excès d'alcali cédé par le verre, et toujours apprécié par le nombre de gouttes atteignait 64 pour le verre d'Iéna et 70 à 100 environ pour les autres espèces de verres.

1. *Ap. Ztg.*, n° 30, p. 262 ; 1910.

Ces verres, on le voit, sont *très défectueux*. Avec d'autres flacons, JACOBSEN a obtenu dans les mêmes conditions, des chiffres très inférieurs, et même, avec certaines espèces de verres, des quantités infinitésimales.

Si l'on opère à chaud (pendant 1 heure par exemple dans un courant de vapeur d'eau) la quantité d'alcali cédée par le verre est évidemment beaucoup plus élevée. Ces faits sont déjà connus, et JACOBSEN n'apporte à cet égard aucun fait nouveau. Mais le même auteur a étudié aussi l'action que peut exercer l'alcali, ainsi cédé par le verre, sur les solutions de *chlorhydrate de morphine* [à 0,5 p. 100]. Il a constaté que, dans certains verres très alcalins, la quantité d'alcaloïde déplacée peut atteindre au moins le quart de la quantité qui se trouvait en solution, après une stérilisation d'une heure dans un courant de vapeur d'eau[1]. Le fait intéressant, signalé par JACOBSEN, est que *le déplacement de l'alcaloïde ne correspond pas à la quantité d'alcali cédée par le verre*. Ainsi, un récipient dont l'alcalinité, exactement calculée, devrait théoriquement précipiter 0 gr. 047 de morphine, en déplace en réalité *4 ou 5 fois plus*.

Ajoutons que le même auteur, recherchant dans le liquide les éléments cédés par les verres qu'il avait employés, y a constaté la présence de *potasse*, de *soude* et aussi d'*acide carbonique*.

L. KRŒBER prétend que les verres les plus courants cèdent assez d'alcali pour déplacer l'alcaloïde dans les solutions de *nitrate de strychnine,* quand on les stérilise à l'autoclave ; de simples traces d'une solution centinormale de potasse produiraient déjà cette altération[2]. Pour ma

1. En réalité le dépôt n'était recueilli, lavé, séché et pesé que 24 heures après la stérilisation.
2. *Ap. Ztg.*, 487 : 1908.

part, je n'ai jamais observé de décomposition appréciable avec les bons verres que j'ai essayés (Iéna-Serax).

L'examen du verre devant servir à contenir les solutions de sels d'alcaloïdes, et spécialement de chlorhydrate de morphine et des sels de strychnine, est donc absolument indispensable.

Mais en dehors de cette altération, et lorsqu'il s'agit en particulier des solutions de chlorhydrate de morphine, il se produit une autre altération, plus fréquente encore, et qui consiste, ainsi que je l'ai démontré, en une oxydation de l'alcaloïde.

Cette oxydation est réalisée, surtout à chaud, par la petite quantité d'air qui reste dans les récipients et dans le liquide lui-même.

Elle se produit en milieu *neutre*, plus aisément encore en milieu *alcalin*; et pour l'empêcher de se produire, il faut un excès d'acide assez notable. Dans les très bons verres d'Iéna, et même dans les récipients de silice fondue rigoureusement neutres, les solutions jaunissent à l'auto-clave, c'est-à-dire qu'une légère oxydation ne peut être évitée. Comme on le voit, l'alcali du verre peut exercer une double action; il peut, d'une part, précipiter la base de son sel, et de l'autre favoriser l'oxydation de l'alcaloïde et sa transformation en oxymorphine; c'est pourquoi dans les verres défectueux on voit les solutions de chlorhy-drate de morphine prendre une teinte jaune de plus en plus accentuée, et laisser déposer des aiguilles cristal-lines[1].

---

1. Il faut remarquer que de faibles traces d'alcali exercent une action favorisante sur l'oxydation de l'alcaloïde, et que d'ailleurs, même en milieu neutre, celle-ci ne peut être évitée; tandis qu'il faut une quantité d'alcali assez notable pour précipiter la morphine et que, dans les bons verres, ce

Il en est tout autrement pour les solutions de *chlorhydrate de cocaïne*. Dans les tubes de silice fondue, on n'observe à chaud aucune décomposition de l'alcaloïde; au contraire, avec la presque totalité des verres du commerce, qui cèdent plus ou moins d'alcali à l'eau, quand on les chauffe à l'autoclave, une très petite quantité de cocaïne se trouve dédoublée.

Dans le cas de la cocaïne, les petites quantités d'alcali cédées par le verre peuvent donc être considérées comme responsables de l'altération, parce qu'il s'agit d'une *hydrolyse*, tandis que pour la morphine, il s'agit d'une *oxydation*, laquelle peut être évitée (même en milieu alcalin,[1] en opérant *à l'abri de l'air*. On est donc fondé à dire que les *petites* quantités d'alcali cédées par le verre :

1° *Causent la légère altération des solutions de chlorhydrate de cocaïne;*

2° *Facilitent ou accentuent seulement l'oxydation des solutions de chlorhydrate de morphine.*

A côté de la cocaïne, on peut ranger la *stovaïne* qui d'après les recherches de Fourneau, tout en présentant une résistance plus grande, s'altère cependant à l'autoclave à 120°, notamment avec mise en liberté d'acide benzoïque.

Cette décomposition est nette avec les mauvais verres, négligeable avec les bons, nulle avec les récipients de silice fondue.

Dans le même ordre d'idées, on peut citer la *scopola-*

déplacement ne se produit pas. Nous avons donc raison de dire que l'altération la plus habituelle dans le cas de la morphine est une *oxydation*.

1. A condition que l'alcalinité ne soit pas trop forte, auquel cas une quantité d'alcaloïde appréciable risquerait d'être déplacée de son chlorhydrate.

mine, l'*atropine*, dont le chauffage avec des lessives alcalines ou même avec l'eau à 130° amène, on le sait, le
dédoublement, l'*arécoline*, qui, chauffée avec des alcalins, est décomposée en *arécaïdine* et *alcool méthylique*.
J'ai recherché la présence de ce dernier corps dans des
solutions de bromhydrate et de chlorhydrate d'arécoline à
1 p. 200, chauffées en vase clos 30' à 130° dans des ballons
de verre blanc de 50 cc., et j'ai pu le caractériser nettement[1]. En principe, on pourra observer des décompositions du même genre avec les composés organiques possédant une fonction *éther* facilement dissociable par les
agents hydratants (l'eau de baryte, la lessive de soude,
l'acide chlorhydrique, l'*eau pure* elle-même, si elle agit
à une température assez élevée et pendant un temps assez
prolongé).

D'autre part, les sels d'*apomorphine*, d'*ésérine*, d'*adrénaline*, la *résorcine*, l'*acide pyrogallique*, certains *phénols*
(ou composés organiques possédant une fonction phénol),
sont comparables à la morphine dans leur façon de se comporter lors des stérilisations à l'autoclave. La sensibilité
des deux premiers de ces corps à l'action oxydante de l'air
est seulement plus grande encore que dans le cas de la
morphine, car il est impossible, même en opérant à l'abri
de l'air, d'obtenir après chauffage des solutions rigoureusement incolores; elles sont cependant beaucoup moins
colorées que celles qui ont été chauffées en présence d'air.

Si, au lieu de céder de petites quantités d'alcali, les
verres en abandonnaient à l'eau des quantités assez
notables, les solutions de sels d'alcaloïdes pourraient alors,
ainsi que nous l'avons dit plus haut, subir une altération

---

1. Par le procédé Trillat.

d'un autre ordre : *le déplacement de la base*, signalé par
Berlioz[1] et par Baroni[2].

II

Que l'attaque du verre soit réalisée par l'eau ou par les
solutions de sels d'alcaloïdes à leur titre habituel, elle est
sensiblement de même importance, et se traduit par la
seule décomposition du silicate alcalin [à moins que l'on
n'opère, comme l'a fait Kohlrausch, avec du verre pulvérisé, auquel cas on peut trouver en solution, outre la
silice, la potasse et la soude, de la chaux, de l'acide
borique, etc.].

Il n'en est plus de même quand il s'agit de solutions
nettement *acides* ou *alcalines*, ou bien encore de certaines
solutions salines.

Les *solutions alcalines* attaquent le verre plus que l'eau
pure ; par contre les *acides étendus* agissent, dit Fœrster[3].
moins énergiquement que l'eau.

En effet, les lessives alcalines attaquent le verre plus fortement que l'eau pure ; or celle-ci, en contact avec le verre,
lui soustrait peu à peu de l'alcali, et se chargeant de ce
dernier, exerce alors sur le verre au bout de quelque temps
une action dissolvante plus énergique qu'au début. Si, au
lieu d'eau pure, on emploie un acide étendu, celui-ci,
s'emparant au fur et à mesure de l'alcali cédé par le verre,
tend à diminuer l'action décomposante de la liqueur, à peu

1. *Journ. de Pharm. et de Chim.*, [5], XXIX, p. 410 ; 1894.
2. *Ap. Ztg.*, n° 12, p. 101 ; 1905.
3. *Bull. Soc. Chim.*, XII, p. 212 ; 1894.

près comme si le verre ne subissait le contact que d'eau maintenue constamment pure.

Quand l'eau renferme en dissolution des *sels minéraux*, les altérations peuvent être plus complexes; Fœrster[1] dit que l'action exercée est alors la *résultante de l'action de l'eau et de l'action propre du sel*. Elle varie donc pour un même verre avec la nature du sel dissous.

On peut envisager deux cas :

1° L'attaque du verre par la solution saline est analogue à celle que l'eau pure aurait produite dans les mêmes conditions (solutions de chlorures, bromures, iodures[2], cacodylates, sels de Hg, etc.).

Citons un exemple : J'ai stérilisé 50 cc. d'eau distillée bien neutre à 120°, 20′ dans un ballon en verre blanc de capacité correspondante; l'alcalinité cédée a été de 1 cc., 4 soude centinormale. Avec 50 cc. d'une solution de NaCl à 7 p. 1.000 rigoureusement neutre, stérilisée dans les mêmes conditions, j'ai trouvé 1 cc. 3 soude centinormale.

J'ai eu l'idée de rechercher dans les solutions stérilisées (toutes d'ailleurs très limpides) les éléments étrangers susceptibles d'avoir été empruntés au verre : *chaux, baryte, alumine, zinc* et; pas plus que dans l'eau pure chauffée à l'autoclave dans les mêmes conditions, je n'ai trouvé ces diverses substances.

L'altération s'est donc traduite par la décomposition du seul *silicate alcalin*. Celle-ci, avec les bons verres du commerce, reste assez faible et ne présente, du moins pour les substances citées plus haut, aucun inconvénient. Au contraire, avec les verres défectueux, la quantité d'alcali

---

1. *Bull. Soc. Chim.*, X, p. 5; 1893.

2. Nous parlons des verres courants du commerce, à l'exclusion des verres plombiques.

cédée à l'autoclave, peut être assez élevée pour amener une précipitation partielle de la base, des sels de mercure HgI^2, $HgCl^2$, par exemple[1].

2° L'altération du verre peut être plus accentuée, plus complexe, et peut ne pas atteindre seulement le silicate alcalin, mais aussi l'élément qui lui est associé dans la composition du verre.

On a observé que, généralement, avec les *verres calcaires*, les sels dont l'action décomposante est la plus énergique sont ceux qui engendrent des sels *insolubles* avec la chaux du verre. Au contraire les sels qui peuvent former des sels de chaux *solubles* attaquent le verre moins fortement que ne le fait l'eau pure.

Avec les *verres plombiques*, on observe quelque chose d'analogue.

C'est ainsi que les *phosphates* attaquent les verres *calcaires*, tandis que les *chlorures* attaquent les verres *plombiques* avec, dans les deux cas, formation de précipités insolubles.

Pour le cristal ou les verres plombiques, on en a depuis longtemps reconnu les inconvénients, et nous avons vu que CHEVRETIN avait entrepris des recherches à ce sujet à la suite d'un empoisonnement causé par des injections de sérum artificiel.

Mes essais personnels avec des solutions d'iodure ou de bromure de potassium et de sulfate de soude à 7 p. 1.000, m'ont permis de constater aussi la présence du plomb emprunté au verre pendant le chauffage à l'autoclave (1 heure à 130°).

S'il est facile de se procurer des verres dépourvus de

----

1. Par analogie avec ce que l'on observe pour les sels d'alcaloïdes.

plomb, il est à peu près impossible de trouver dans le commerce des verres non calcaires, et c'est là un grand obstacle pour la stérilisation des solutions phosphatées.

PAILLARD, nous l'avons vu, à propos des sérums *Chéron* et *Trunececk*, a constaté que les solutions phosphatées troublent à l'autoclave, tandis qu'elles ne troublent plus si, laissant les autres sels, on en supprime seulement les phosphates.

J'ai constaté personnellement un fait analogue avec les solutions d'*arséniates*.

Dans le précipité formé avec les sérums phosphatés j'ai caractérisé et dosé : l'*acide phosphorique*, la *chaux*, la *silice* et des traces d'*alumine*. Ces précipités sont d'autant plus abondants, nous l'avons vu, et renferment d'autant plus de chaux, ainsi que j'ai pu le constater, que les solutions sont plus concentrées en *phosphate* (il en est de même pour les arséniates[1]).

Les verres où l'on a associé la chaux au silicate alcalin, dans le but d'augmenter la résistance et l'insolubilité, sont donc inutilisables dans ces cas particuliers; heureusement le remplacement d'une partie de l'alcali (partie du verre la plus attaquable) peut se faire par d'autres substances que la chaux; par les bases des métaux suivants par exemple : *plomb, aluminium, magnésium, zinc, cadmium, bismuth, baryum, strontium...* etc., et, pour certaines au moins de ces bases, la substitution semble très favorable.

MARGOT[2] a signalé l'adhérence particulière du magnésium, de l'aluminium, du cadmium et du zinc, pour le

---

1. J'ai opéré avec des solutions à 0,15, 4, 5. 10 p. 100.
2. *Arch. Sc. phys. et nat.* de Genève, [3], XXXII, p. 138.

verre. Ces métaux, dit-il, laissent sur celui-ci des traces
métalliques qu'aucun lavage ne peut enlever.

APPERT[1] a insisté aussi sur les avantages de l'alumine.
Mais nous trouvons ces détails plus abondamment déve-

Verres	Teneur p. 100								
	SiO^2	K^2O	Na^2O	CaO	Al^2O^3 Fe^2O^3. MgO	PbO	ZnO	B^2O^3	Al^2O^3
1. Verre médiocre de Thuringe	68	15	7	5	2 35	»	»	»	»
2. Bon verre de Thuringe.....	69	3	16	7	3 50	»	»	»	»
3. Verre d'Iéna nᵒˢ XVIII.....	66	»	13	»	»	10	7	3	»
4. — XXII......	66	14	14	6	»	»	»	»	»
5. — 3 III......	62	»	16	16	»	»	»	4	2
6. — 6 III......	73	5	15	»	»	»	»	2	5
7. — 15 III......	67	9	8	7	»	»	7	»	2
8. — 13 III......	58	15	»	»	»	»	20	7	»

loppés dans un article de KRŒBER sur les ampoules[2] et
surtout dans un ouvrage de HOVESTADT[3] où il est fait
mention des essais de SHOTT[4] sur huit espèces de verres,
au point de vue de leur résistance vis-à-vis de l'eau et de
la chaleur. L'auteur a évalué la perte de poids subie dans
des conditions déterminées.

1. *Bull. Soc. Chim.*, XV, p. 1071 ; 1896.
2. *Ap. Ztg.*, nᵒ 51, p. 458 ; 1908.
3. *Jenaer Glas und seine Verwendung in Wissenschaft und Technik.* Iéna,
édit. Fischer ; 1900.
4. pp. 353, 355.

On verra dans le tableau ci-dessus la composition des verres expérimentés[1].

SHOTT a calculé les pertes subies par ces huit sortes de verres. Il en résulte que les verres n°s 1 et 4 sont les plus altérables, ce qui est dû vraisemblablement à ce qu'ils sont trop riches en alcali et pas assez en chaux.

Les verres n°s 2 et 5 sont meilleurs, car la teneur en chaux y est plus élevée par rapport à l'alcali et, de plus, ils contiennent de l'alumine ou bien encore de l'acide borique.

Le n° 3 contient très peu d'alcali et une forte proportion d'oxydes de plomb et de zinc.

Le n° 6, une assez grande quantité d'alcali, mais en revanche de l'alumine en proportion élevée.

Le n° 7 peu d'alcali, et en quantité notable : de la chaux de l'alumine et de l'oxyde de zinc.

Le n° 8, peu d'alcali et beaucoup d'oxyde de zinc.

Ajoutons que les verres n°s 3, 6, 8 ne contiennent pas de *chaux*[2].

Or, les verres n°s 3, 6, 7, 8, sont presque *inaltérables*.

Dans le même ouvrage, il est fait mention[3] des essais de KOHLRAUSH sur 19 bons verres d'Iéna, parmi lesquels on trouve 8 verres plombiques, 4 verres calcaires et 4 verres où la chaux et le plomb sont remplacés par de la *baryte*; les 3 derniers sont : l'un à base d'*oxyde de zinc*, le deuxième à base d'*alumine*, le troisième à base d'*alumine*

---

1. Pour *l'analyse du verre* voir dans les *Annales des Falsifications et des fraudes.* N°s 111-112 (Janvier-février 1918) l'article de L. RONNET. Cet auteur indique les conditions d'échantillonnage, les procédés de dosage des éléments suivants : silice, fer, alumine, chaux, manganèse, magnésie, soude et potasse dans le verre ordinaire.

2. Ces trois verres renferment un peu d'acide borique.

3. p. 379.

et de *magnésie*; tous trois d'ailleurs contenant aussi de l'acide borique.

J'en ai conclu, à propos des solutions phosphatées, que l'on fabriquait d'excellents verres *dépourvus de chaux*, et j'en ai expérimenté quatre qui n'en contenaient que des traces : verre Serax, verre Legras, verre d'Iéna, verre de Cologne.

Un fait que j'ai noté également est que ces quatre verres préalablement lavés, essayés au point de vue de leur résistance vis-à-vis de l'eau, se comportent différemment. Trois d'entre eux ne cèdent pas d'alcali après 20 minutes de chauffage à 120°. Le verre Legras (au zinc) cède, au contraire, une quantité d'alcali qui équivaut sensiblement à celle qu'abandonnent les verres blancs du commerce. Le fait que le verre au zinc (verre alcalin) se comporte aussi bien que les verres neutres, pour la stérilisation des solutions phosphatées, prouve que le but unique à atteindre, dans ce cas, est de priver totalement le verre d'éléments calcaires. Malheureusement, nous l'avons vu, cette élimination n'est jamais absolument *totale*, du moins dans tous les verres que j'ai pu essayer.

Il en résulte que pratiquement on devra utiliser :

1° Pour les solutions de composés hydrolysables (type cocaïne) des verres *neutres*, c'est-à-dire ne cédant pas d'alcali appréciable à l'alizarine sulfo conjuguée, dans les conditions habituelles de la stérilisation à l'autoclave. Ex. : verre d'Iéna (Shott et Genossen), Serax (Appert), de Cologne (Ehrenfeld). Ajoutons les verres Pyrex.

2° Pour les solutions salines formant avec les chaux des composés insolubles (phosphates, arséniates), des verres *non calcaires* (verres à base d'alumine, de zinc, de magnésie) : verres précédemment cités, par exemple, et verre Legras.

3° Pour les substances un peu moins altérables (méthylarsinate de soude, sels de strychnine, de spartéine, de mercure, etc.), on aura cependant recours de préférence aux verres très *peu alcalins,* cédant par exemple moins de 5 cc. en soude centinormale pour 100 cc. d'eau, dans un ballon de capacité correspondante et après 30′ de chauffage à 120°.

4° Pour les solutions de chlorures, bromures, iodures, on devra exclure les verres qui renferment du *plomb.*

On comprend enfin que les récipients de quartz et de silice fondue, qui sont à la fois non calcaires, non plombiques, et neutres dans toutes les conditions de température et de durée de chauffe (alors que les meilleurs verres contiennent encore de la chaux et cèdent de l'alcali à l'eau pour peu que l'on prolonge le chauffage), réalisent l'idéal en matière de stérilisation.

Malheureusement, le travail en est difficile et le prix de revient encore très élevé; mais il n'est pas impossible que l'on arrive à des perfectionnements rendant ces produits utilisables commercialement.

Il ressort, en outre, de cet exposé qu'il existe peu de substances médicamenteuses vraiment décomposables par la *chaleur seule,* c'est-à-dire dont la stérilisation à 100° et même à 120°, à l'autoclave (seule méthode vraiment pratique, assurant une rigoureuse asepsie), soit absolument impossible[1].

---

1. Signalons comme méthode de stérilisation de l'eau mise récemment à l'étude le procédé de COLIN, de l'Institut catholique de Paris, au moyen de l'acide carbonique, sous pression de 15 à 25 kgr. (appareil ESLOUS) voir communication du Professeur BRANLY à l'Académie des Sciences, nov. 1915).

VIII. — TABLEAU GÉNÉRAL ET RÉCAPITULATIF[1]

A. — SUBSTANCES STÉRILISABLES A L'AUTOCLAVE
(15 ou 20 minutes à 115°)

	TITRE COURANT	EXCIPIENT	REMARQUES
Acide lactique.		Eau	Vers 110°
Acide phénique.	1 p. 100	Eau glycérinée huiles[2]	Verres colorés.
Antipyrine.	30 p. 100	Eau	
Arbutine.		—	
Argent (nitrate).		—	Verres colorés.
Bakankosine.		—	
Bromures (K. Na).		—	
Benzoate de soude.		—	
Cacodylate de fer.	3 p. 100	—	Les solutions rougissent à l'autoclave; à 5 p. 100 : injection douloureuse.
— de gaiacol[3].	5 p. 100	Eau ou huile d'olive	Verres colorés; absence d'air.
— de soude.	5 ou 10 p. 100	Eau	Au delà de 10 p. 100 : injection douloureuse.
Caféine[4].	25 p. 100	Eau	
Camphre droit[5].	10 à 20 gr. p. 100 cc.	Huile	
— —	2 p. 100	Eau chlorurée ou solution sucrée isotonique.	
Carbonates (K. Na).		Eau	Voir pages 161 et 306.
Chlorures (K. Na. Ba. Ca)[6].		—	Eviter les verres plombiques.
Citrate de soude[7].	0,30 p. 100	Eau chlorurée à 0,8 p. 100	Solution isotonique.
Créosote.	7 gr. p. 100 cc.	Huile	

	TITRE COURANT	EXCIPIENT	REMARQUES
Créosote (camphorate).	20 p. 100 cc.	Huile	
Eucalyptol.	10 gr. p. 100 cc.	—	
Eucalyptol + gaiacol.	10 gr. + 5 gr. p. 100 cc.	—	
Formiate de soude.	5 p. 100	Eau	Ne pas dépasser 110°.
Gaiacol.	10 gr. p. 100 cc.	Huile	Ampoules colorées.
Gaiacolate de K (oxy ou sulfo) ou *thiocol*.	10 p. 100	Eau	Verres colorés.
Gaiacol (sulfate double de gaiacol et de chaux, *gaiacyl*).	5 p. 100	—	
Gélatine.		Eau	On peut ajouter du phénol.
Glucose[8].	4,7 p. 100 5,66 p. 100 (isotonique) 25 à 30 p. 100 (hyperto-nique[9]).	—	
Glycérine.	10 à 20 gr. p. 100 cc.	—	
Huiles simples.	V. aux prin-cipes ac-tifs.		Voir aux principes actifs.
— composées.			
Huile de vaseline.			
Huile de ricin.			On ne peut pas laver l'huile de ricin à l'alcool, car elle est trop soluble dans ce milieu.
Hypophosphite de soude.	10 p. 100	Eau	
Hyposulfite de soude.		Eau	Employer un sel très pur.
Iode et peptone[10].		Eau	
Iodure de potassium.	5 à 10 p. 100	Eau	Ajouter hyposulfite de soude : 0,01 ou 0,02.

	TITRE COURANT	EXCIPIENT	REMARQUES
Iodures (K. Na).	1 p. 100	Eau	
Lanoline.			
Mannite.	5 p. 100	—	Isotonique.
—	25 p. 100	—	Hypertonique.
Mercure (bibromure).	1,80 p. 100	—	Solubilité à froid, 1 p. 95. Ajouter 1 gr. 40 Na Br.
— (bichlorure)[11].	1 p. 100	—	Ajouter 1 gr. Na Cl. (ou mieux : 5 gr.).
— (biiodure)[12].	1 ou 2 p. 100	Eau chlorurée isotonique	Ajouter NaI pour dissoudre.
— (cyanure)[13].	1 p. 100	Eau ou plutôt : Eau chlorurée à 0,75 p. 100	
Magnésie (voir sulfate).			
Nitrates (K. Na).		Eau	
Paraffine.			
Peptone de Witte.	5 p. 100	Eau chlorurée à 0,5 p. 100.	
Peptone iodée (voir Iode).			
Phosphore.	1 p. 1.000	Huile	A 115°.
Potassium (permanganate).	1 p. 100	Eau	Filtrer sur amiante calcinée.
Quinine (bromhydrate basique).	10 à 25 p. 100	Eau	Ajouter antipyrine 20 p. 100.
— bromhydrate neutre ou bibromhydrate.	—	—	
Quinine chlorhydrate basique.	30 p. 100	—	Ajouter antipyrine 20 p. 100 (*codex*).
— idem[14].	—	—	Ajouter uréthane 20 p. 100.
— —	10 p. 100	—	Ajouter uréthane 5 p. 100.
— — [15].	5 ou 10 p. 100	Eau chlorurée à 0,75 p. 100	
— chlorhydrate neutre ou bichlorhydrate[16].	25 ou 50 p. 100	Eau	

	TITRE COURANT	EXCIPIENT	REMARQUES
Quinine chlorhydrosulfate [17].	25 p. 100	Eau	
— formiate.	5 p 100	—	
— lactate neutre.	25 p. 100	—	Formule P. VIGIER.
— lactate basique.	8 p. 100	—	
— sulfate basique.	30 p. 100	—	Ajouter antipyrine 20 p. 100.
— sulfate neutre ou bisulfate [18].	20 p. 100	—	
— Id.	30 p. 100		Ajouter antipyrine 20 p. 100.
— sulfovinate basique.	25 p. 100	—	
— valérianate basique.		—	Ajouter antipyrine ou uréthane, car ce sel est douloureux à l'injection.
Radium (bromure) [19].	0,0001 p. 1.000	—	10 minutes à 115°
Salicine.		—	
Saccharose (ou sucre candi) [20].	10,35 p. 100	—	Solution isotonique.
Saccharose (ou sucre candi).	25 ou 50 p. 100	—	— hypertonique.
Sucre de lait (lactose).	10,89 p. 100	—	Solution isotonique (si on ajoute un sel alcalin : tyndalliser).
— —	25 à 30 p. 100	—	Solution hypertonique.
Sulfate de Magnésie [21].	0,73 p. 100	—	Solution isotonique.
— —	25 p. 100	—	— hypertonique.
Sulfates (K. Na).		—	
Sulfate de soude.	3,5 p. 100	—	Solution isotonique.
Solutés salins ou sérums artificiels [22].		Eau	
Vaseline.			

B. — SUBSTANCES STÉRILISABLES A L'AUTOCLAVE EN PRENANT CERTAINES PRÉCAUTIONS

	TITRE COURANT	EXCIPIENT	REMARQUES
Arséniate de soude.	0,1 à 0,5 p. 100	Eau	Éviter sels de fer et de magnésie. Voir précautions p. 204.
Brucine (sulfate).	1 p. 100	—	Verres neutres.
Cocaïne (chlorhydrate).	1 à 2 p. 100	Eau ou solution chlorurée à 8 ou 9 p. 1.000.	Verres neutres. Voir page 184.
Codéine (sels) : Bromhydrate acide, chlorhydrate, iodure, phosphate....	1 ou 2 p. 100	Eau	Ajouter au besoin benzoate de soude; verres neutres; ne pas dépasser 110°.
Eau de mer synthétique[23]. Morphine bromométhylate, chlorhydrate ou sulfate.	1 ou 2 p. 100	Eau ou solution chlorurée à 8 p. 1.000[24].	Verres non calcaires. Verres colorés et neutres; absence d'air; milieu très légèrement acidifié. On peut ajouter sulfate d'atropine, ch. cocaïne, etc.
Morphine (*Dionine*, ou chlorhydrate d'éthylmorphine :)[25]	1 p. 100	Eau	Verres neutres.
Pilocarpine (nitrate ou chlorydrate).	0,5 p. 100	—	Id.
Spartéine (sulfate). .	5 p. 100	—	Verres neutres, éviter les iodures.
Stovaïne (chlorhydrate)[26].	1 ou 2 p. 100	Eau ou solution chlorurée à 8 p. 1.000.	Verres neutres.

	TITRE COURANT	EXCIPIENT	REMARQUES
Strychnine (sulfate ou nitrate).	0,10 p. 100	Eau ou solution isotonique chlorurée ou saccharosée.	On associe aussi quelquefois sulfate d'atropine : 0,025 p. 100; ou sulfate de spartéine 5 p. 100, verres neutres.
Tropacocaïne.	2 p. 100	Eau chlorurée à 5 p. 1000.	
Solutés ou sérums artificiels phosphatés [27].			

C. — SUBSTANCES STÉRILISABLES A 100°

Un chauffage de 30 minutes, ou mieux : 3 chauffages semblables (tyndallisation à 100°) vapeur fluente ou bain marie.

Remarque. — Certaines parmi les substances de ce tableau seraient sans doute susceptibles d'être autoclavées à 115°; une étude spéciale pourrait être entreprise pour chacune d'elles.

	TITRE COURANT	EXCIPIENT	REMARQUES
Acide arsénieux.	0,10 à 0,20 p. 100	Eau	On peut ajouter 0,01 ch\u1d57ᵉ de cocaïne.
Acide chrysophanique.	0,10 p. 100	—	Verres colorés.
Acide cyanhydrique (solution à 1 p. 100). Eau de laurier-cerise.	5 gr. de solution p. 100 cc.	—	
Aconitine (azotate).	0,01 p. 100	—	—
Adonidine.	0,02 p. 100	—	
Adrénaline [28].	1 p. 1.000	Eau légèrem\u1d57 acidifiée	Verres neutres et colorés (Voir p. 225).
Allocaïne S.		Eau	Solutions irritantes.

	TITRE COURANT	EXCIPIENT	REMARQUES
Apiol.		Huile	
Apocodéine (ch[te]).	1 p. 100	Eau	
Apomorphine (ch[te]) [29].	1 p. 100	Eau légèrem[t] acidifiée	Verres colorés et bien neutres (V. p. 230).
Aponarcéine (ch[te]).	1 p. 100	Eau	
Arécoline (brom[te] ou chlorhydrate).		—	
Arséniate de soude.	1 p. 1.000	—	Verres non calcaires (Voir aussi tableau précédent).
Arsénite de K (Liq. de Fowler sans alcool).		Eau ou eau glycérinée	Éviter les récipients de nickel.
Aspidospermine (ch[te]).	2 p. 100	Eau	
Atropine (sulfate).	0,01 p. 100	—	Verres neutres.
— (valérianate).	—	=	Id.
— (bromure de méthylatropine).	1 p. 200	—	
Benzoate d'eugénol.	10 p. 100	Huile d'olive	
Bleu de méthylène.	5 p. 100	Eau	
Brucine.	1 p. 100	Huile	
Camphre et cocaïne (base).	10 gr. et 1 gr. p. 100	Huile d'olive [30]	Pour les solutions concentrées on peut ajouter un peu d'acide oléique à l'huile d'olive.
— et morphine (—)	10 gr. et 1 gr. p. 100	—	
— et huile phosphorée au centième.	10 gr. et 1 gr. p. 100	—	
Cantharidine.	0,01 p. 100	Eau alcalinisée avec KOH ou NaOH : 0,02 p. 100.	
Cantharidate de soude.	0,01 p. 100	Eau	
Cinnamate de soude.	1 à 2,5 p. 100	Eau ou solution physiologique.	
Cocaïne (base) [31].	1 à 2 p. 100	Huile d'olive	L'addition d'acide oléique est inutile.

	TITRE COURANT	EXCIPIENT	REMARQUES
Cocaïne (ch^te) et adrénaline (ch^te) (sol. à 1 p. 1.000).	1 gr. et 5 gr. p. 100	Eau	Verres neutres, ampoules colorées et remplies.
Cocaïne (ch^te) et phénol.		—	Id.
Colchicine.	0,10 p. 100	Eau alcoolisée : (15 cc. alcool p. 100 cc.).	Verres colorés.
Cyanure d'or (tri).	0,5 p. 100	Eau	
Duboisine (sulf^te ou ch^te).	0,01 p. 100	—	
Emétine (ch^te).	1 à 5 p. 100 (4 p. 100)	Eau ou solution chlorurée à 0,58 p. 100 pour isotoniser.	Verres neutres, colorés.
Emétique.	1 p. 100	Eau	
Eosine.	2,5 p. 100	—	
Ergotine.	20 gr. p. 100	Glycérine : 20 gr. et eau : q. s. 100 cc.	
Ergotine + morphine (ch^te).		Eau	
Ergotine Yvon.			
Esérine (sels).	0,10 p. 100	Eau légèrem^t acidifiée	Verres colorés, neutres, bien remplis, les solutions sont toujours un peu colorées [32].
Essence de Niaouli (goménol).	10 à 30 p. 100	Huile	
Ether amylvalérianique.	25 p. 100	—	
Etoxycaféine.	10 p. 100	Eau	Ajouter 12 gr. 50 salicylate de soude.
Eucaïne B.	1 à 2 p. 100	—	Verres neutres.
Eucaïne B et adrénaline.		—	Verres colorés et neutres.
Fer (citrate) ammoniacal.	1 à 2 p. 100	Eau	
Fleig (solutés diurétiques) [33].		—	

	TITRE COURANT	EXCIPIENT	REMARQUES
Fluorure de sodium.	0,30 p. 100	Eau add. de 0,30 NaCl	
Glycérophosphate de potasse.		Eau	Ne pas prolonger trop longtemps l'action de la chaleur; 15 minutes au plus.
Glycérophosphate de fer[34].	—	—	
Glycérophosphate de soude.	25 p. 100 (ou 50 de sol. à 50 p. 100).	Eau ou eau glycérinée à 10 p. 100	
Glycérophosphate de soude + cacodylate de soude.	20 gr. et 5 gr. p. 100	Eau ou eau glycérinée à 5 p. 100.	Id.
Glycérophosphate de soude + cacodylate de strychnine.	Doses variables (Ex : 20 et 0,10 p. 100).	Eau salée à 7 p. 1.000, ou eau acidifiée avec HCl ou eau saccharosée voir p. 342, 343.	Id.
Glycérophosphate de soude + cacodylate de soude + sulfate de strychnine[35].	20 ; 5 ; et 0,10 p. 100.		Id.
Glycogène.	2,5 p. 100	Eau	
Goménol (Voir ess. de niaouli).		Huile	
Gomme[36].		Eau	
Holocaïne (ch^{te}).		—	Verres neutres; chauffer peu (Voir p. 215).
Homorénone (ch^{te}).			
Hordénine (sulfate).	10 p. 100		Maximum de solubilité : 25 p. 100.
Huile lécithinée (Voir lécithine).			
Huiles (Voir aux principes actifs).			
Hydrastinine (ch^{te}).	5 p. 100	Eau	
Hyoscine (Voir scopolamine).			
Hyoscyamine (ch^{te}).	0,05 p. 100	Eau	
Hypophosphite de soude pur[37].	10 p. 100	Eau	Voir aussi tableau A.

	TITRE COURANT	EXCIPIENT	REMARQUES
Iode (teinture).			Verres non colorés.
Iode.	1 p. 100	Huile	Verres colorés.
Iode et KI.	Titres divers	Eau	Id.
Iodique (acide).	5 p. 100	—	Id.
Iodate de soude.	0,10 p. 100 ou 7 p. 100	—	
Lécithine [38].	Voir page 182	Huile d'olive ou huile de vaseline.	10 à 15 minutes seulement.
Menthol.	5 p. 100	Huile d'olive	Ampoules scellées.
Mercure (ortho amidobenzoate).	1 p. 100	Sol. chlorurée hypertonique : 2 à 3 p. 100 NaCl.	Chauffer peu longtemps à 100° ou tyndalliser.
Mercure (amido propionate).	1 p. 100	Eau glycérinée à 5 p. 100	Id.
Mercure (antipyrinate?).	3 p. 100	Eau	Id.
— (asparaginate?)	1 p. 100	—	Id.
— (benzoate) [39].	1 ou 2 p. 100	Sol. chlorurée isotonique ou hypertonique (2 à 2,5 p. 100 NaCl)	Id.
Mercure (bichlorure : formule WALSON [40].		Eau	Id.
Mercure *hermophényl* ou phénoldisulfonate de Na et de Hg [41].	1 p. 100	Eau	Id.
Mercure (solutés iodo-cacodyliques).	(V. page 235)	Eau	Id.
Mercure (mercure-phényl ou *zsquirrol*).	1 p. 100	—	Id.
Mercure (salicylate neutre).	1 p. 100	Sol. chlorurée à 7 p. 1.000	Id.
Mercure (salicylate double de Hg et d'amido-oxyisobutyrate de Na (?) ou *asurol* [42].	1 p. 100	Eau	Id.

	TITRE COURANT	EXCIPIENT	REMARQUES
Mercure sozoiodolate.	2 p. 100	Huile d'olive	Id.
— Id.	2,50 p. 100	Eau + KI : 2,50	Id.
— succinimide.	1,50 p. 100	Eau	Id. (Ampoules colorées).
— calomel.	~5 p. 100	Huile d'olive Huile de vaseline *neutre* glycérine ou sirop de sucre.	Ne pas ajouter de cocaïne; le mélange deviendrait gris.
Méthylarsinate de sodium (*arrhénal*).	5 ou 10 p. 100	Eau	Verres neutres.
Morphine (base).		Huile d'olive	Ajouter ac. oléiqué.
— (acétate).		Eau	Verres neutres.
— (chlorhydrate) + atropine (sulfate).	1 gr. et : un, deux ou cinq cgr. p. 100.	—	Solution hypotonique.
Morphine (chlorhydrate) + spartéine (sulfate).	1 et 5 p. 100	—	Ne pas dépasser 0,05 de spartéine par jour.
Morphine (éther diacétique) ou *chlorhydrate d'héroïne*).	1 p. 100	—	Verres neutres.
Morphine oléate [43].		Huile d'olive	
Napelline.	0,5 p. 100	Eau	
Narcéine (chlorhydrate) [44].	1 p. 100	—	
— (chlorhydrate d'éthylnarcéine ou *narcyl*).	1 p. 100	—	
Nirvanine.	5 p. 100	—	
Nitrite de soude [45].	1 ou 2 p. 100	—	Ampoules colorées.
Novocaïne (base).	5 p. 100 cc.	Huile d'olive	
Novocaïne (chlorhydrate) ou *syncaïne* française.	1 ou 2 p. 100	Eau ou sol. chlorurée à 7,5 p. 1 000.	
Novocaïne + adrénaline [46].		Eau	Ampoules colorées, verres neutres (V. aussi à adrénaline).

	TITRE COURANT	EXCIPIENT	REMARQUES
Opium (extrait).		Eau	Voir page 212.
Pantopon.	2 p. 100	Id.	
Pavéron.	Id.	Id.	
Permanganate de K.		Id.	
Phosphates alcalins.		Id.	Verres non calcaires.
Phosphate de cuivre.	8,33 p. 100	Eau glycérinée 20 gr. p. 100 cc.	
Phosphotal (phosphite de créosote).		Eau	
Picrotoxine.	0,10 p. 100	Id.	
Piperazine (hydrate).	10 p. 100	Id.	
— (chlorhydrate).	10 p. 100	Id.	
Pyrogallol.		Eau légèremᵗ acidifiée	Verres neutres, colorés, absence d'air.
Quinine (chlorhydrate de quinine et d'urée.	0,25 ou 1 p. 100	Eau	
Résorcine.	5 p. 100	Eau ou huile d'olive ou huile camphrée.	Fond à 119°. — Insoluble dans l'huile de vaseline.
Salicylate de soude.	25 p. 100	Eau	Incompatible avec les alcaloïdes; verres colorés, absence d'air.
Salol.	10 à 25 p. 100	Huile d'olive	
Salicylate de soude + caféine.	17,50 et 2,50 p. 100	Eau	
Scopolamine (bromhydrate ou chlorhydrate).	0,10 p. 100	Eau	On peut ajouter morphine, glycérophosphate de Na; verres colorés.
Sérums artificiels phosphatés[47].			Verres très peu calcaires, avec des verres *non calcaires* on peut autoclaver.
Strophantine cristallisée.	0,01 p. 100	Eau	
— amorphe[48].	0,01 p. 100	Eau	
Strychnine (base).	0,10 p. 100	Huile d'olive	

	TITRE COURANT	EXCIPIENT	REMARQUES
Strychnine (sulfate) (associations diverses).		Eau	Voir à cacodylate et à glycérophosphate de soude.
Stypticine (ch^te) ou cotarnine.	5 p. 100	Eau	
Subcutine (*subcutol*) (ou paraphénolsulfonate d'a-*nesthésine*).	1 p. 100	Eau chlorurée isotonique	En cas de trouble ou précipité chauffer à 40°.
Terpinol.	5 p. 100	Huile d'olive ou huile de vaseline.	
Théobromine (et lithine).			
Thiodine (thiosinnamine + iodure d'éthyle).	20 gr. p. 100	Eau	
Urotropine.		Eau	Ne pas conserver trop longtemps les solutions.
Vitaline (solution) formule russe[49].		Eau bouillante	
Yohimbine (ch^te)[50].	1 ou 2 p. 100	Eau	

D. — SUBSTANCES A TYNDALLISER

(Quatre ou cinq chauffages au moins à 60°-70° en général)

Remarque. — La tyndallisation est quelquefois impraticable pour le pharmacien; dans les cas urgents, par exemple, si l'on se contente d'*un seul* chauffage à 60-70° un peu prolongé, ou seulement de la méthode aseptique déjà décrite page IX on inscrira sur l'étiquette : *Produit préparé aseptiquement, non stérilisé à l'autoclave, et de conservation limitée.*

	TITRE COURANT	EXCIPIENT	REMARQUES
Acide nucléinique.	2,5 p. 100	Eau	Ajouter glycérophosphate de soude pur 10 p. 100.

	TITRE COURANT	EXCIPIENT	REMARQUES
Acoïne C[51].	0,5 à 1 p. 100	Eau	
Alypine.		—	Voir page 233.
Amygdaline.		—	
Atoxyl.	10 p. 100	—	Verres neutres; éviter alcalis ou sels alcalins.
Benzoate de magnésie[52].		—	
Bicarbonates.		—	Vases *clos*, résistants (Voir à la fin de ce tableau : solutions, eaux minérales, sérums, etc.
Chloral.		—	Vers 95° le chloral se dissocie en partie.
Chlorure de zinc[53].	10 p. 100	—	Dissoudre le précipité d'oxy-chlorure par une trace de HCl à 1 p. 10.
Cholestérine.	5 p. 100	Huile	
Cicutine (bromhydrate).	1 p. 100	Eau	Verres neutres, pas de sels alcalins.
Colchicine.	0,10 p. 100	Eau alcoolisée à 15 cc. p. 100	Verres colorés.
Curare.	1 p. 100	Eau glycérinée à 5 p 100 cc	
Digitale (intrait).	1 p. 100	Eau chlorurée isotonique	A 60°.
Emétique d'aniline.	1 p. 100	Eau	A 60°.
Ergotine.	(Voir aussi tableau précédent.		
Ergotine Yvon.			
Ergotamine (ou Tyramine).	1 p. 100		A 60° au maximum.
Esérine (salicylate ou autres sels).	0,10 p. 100	Eau très légèrement acidifiée.	Voir page 230.
Fluorescéine.	1 p. 100	Eau	Ajouter 1 gr. CO$_3$Na$_2$.
Formanilide.	Id.	—	
Gaiacol (phosphite).	5 p. 100	—	A 60°.

	TITRE COURANT	EXCIPIENT	REMARQUES
Glycérophosphate de soude + cacodylate de strychnine [54].	Titres variables	Eau	On peut chauffer à 80-90°. Voir pages 342 à 345 pour les précautions à prendre.
Glycérophosphate de soude + cacodylate de soude + sulfate de strychnine.	Voir aussi tableau précédent.	—	
Glycérophosphate de soude + sulfate de strychnine.	Titres variables	—	Il se fait un léger précipité qu'on peut éviter par addition d'une trace d'acide pour neutraliser le glycéro
Glycérophosphate de soude + cacodylate de soude + cacodylate de strychnine.	—	—	Voir pages 342 à 345.
Hectargyre [55].		—	
Hecline (benzosulfone para-aminophénylarsinate de soude).	1 ou 2 p. 100	—	
Hémoglobine (oxy).		—	A 60-70° : altération.
Huiles (Voir aux principes actifs).			
Huile biiodurée [56].		Huiles	Ne pas ajouter cocaïne ou stovaïne; on peut ajouter gaiacol 3 p. 100.
Huile bromée.		Huile de sésame	A 60°.
Huile iodée (*Lipiodol*).		Huile d'œillette	
Huile lécithinée (Voir tableau précédent).			
Mercure (sels divers).	Voir aussi tableau précédent.	Eau	
— (biiodure).	Voir huile biiodurée	Huile	

	TITRE COURANT	EXCIPIENT	REMARQUES
Mercure (cacodylate).	1 p. 100	Eau	
— (cacodylhydrargyre).		—	
Mercure (chlorhydrargyre ou chloromercurate d'Az H[4].	1 p. 100	Eau (NH[4] Cl : 1 gr.)	Douloureux à l'injection.
Mercure méthylarsinate.	(V. plus loin)	—	
Mercure oxycyanure vrai[57].	1 p. 100	—	Dissocié à 75-80°.
— salicylarsinate (énésol).	3 p. 100	Eau saccharosée à 9 p. 100.	
Méthylarsinate de fer.		Eau	Se colore en rouge à l'autoclave.
— de magnésie.		—	
Méthylarsinate de mercure.	Voir pages 210-211	—	
Méthylarsinate de quinine.		—	
— de strychnine.		—	
Nitroglycérine (trinitrine).	Solution à 1 p. 100 : 400 gouttes p. 100 cc.	—	
Nucléinate de soude.		Eau ou solution chlorurée.	
Quinine (cacodylates).		Eau	
— (oléate)[58].		Eau	
Sérums thérapeutiques.	Voir page 244		
Soufre colloïdal.	0 033 p. 100	Eau	A 55°.
Strophantus (intrait).	0,20 p. 100	Eau glycérinée à 10 p. 100	A 60°.
Sulfure d'allyle.	0,50 p. 100	Huile d'olive	
Thymol biiodé (aristol).		Huile	
Solutions ou sérums bicarbonatés[59].		Eau	

E. — SUBSTANCES A FILTRER

(Voir pages 64 et suivantes les précautions nécessaires et la description succincte des appareils).

	TITRE COURANT	EXCIPIENT	REMARQUES
Bicarbonates (eaux ou sérums) ex. : sérums Sydmann, Fleig[60] Schiess, etc., etc.		Eau	On peut aussi tyndalliser en récipients scellés et résistants.
Blondel (Voir lacto-sérum).			
Eaux minérales.			Voir page 303.
Eau de mer isotonique[61].			— — 311.
Extraits organiques.			— — 298.
Glycérophosphate de chaux.	5 p. 100	Eau	
Glycérophosphate de magnésie.	Id.	—	
Hédonal.	0,75 p. 100	—	
Lacto-sérum de Blondel.		Coagulation du lait de vache par ac. *citrique*.	Neutraliser par de la soude l'excès d'acide.
Levure[62].		Eau chlorurée	
Nucléinique (acide).	2,5 p. 100	Eau alcalinisée[63]	Ajouter glycérophosphate de soude.
Nucléinate de soude.	5 p. 100	Eau ou sol. chlorurée à 0,7 p. 100.	
Nucléine de levure.		Eau alcalinisée	
Produits opothérapiques.			Voir page 298.
Solutions et sérums bicarbonatés.	Voir tableau précédent et aussi p. : 161 et 307.		
Spermine (chlorhydrate).	2 p. 100	Eau	
Venin de crotale.	0,166 p. 100	Eau glycérinée à 30 cc. p. 100	

F. — SUBSTANCES A PRÉPARER ASEPTIQUEMENT (voir p. ɪx)

Remarque. — Un grand nombre des substances
de ce tableau peuvent aussi être filtrées à la bougie.

	TITRE COURANT	EXCIPIENT	REMARQUES
Acide benzoïque [64].	5 p. 100	Alcool à 60°	En injections intra-musculaires (douloureux).
Acide chromique [65].	1 p. 100	Eau	
Acide cinnamique.	5 p. 100	—	
Acide osmique.	1 p. 100	—	
Acide salicylique camphré.	aa. 5 p. 100	Alcool et huile [66]	
Acide thymique [67].	5 p. 100	Huile d'olive	
Acoïne C.			Voir aussi tableau précédent.
Aconitine cristallisée [68].	0,01 p. 100	Huile de vaseline	
Amalgames divers (suspensions).		Huile de vaseline et lainine	
Ammoniaque.			
Ammoniaque (uranate).	5 p. 100	Huile d'olive ou huile de vaseline.	
Argent colloïdal (collargol).	1 p. 100	Eau	Eviter les substances organiques; chlorures, bromures, iodures, sulfates.
Argent colloïdal (électrargol) [69].	0,40 à 0,50 Argent p. 1.000.	Sol. chlorurée	Conservation limitée.
Argent colloïdal (électrargol).	Isotonie différée [70]	Sol. chlorurée à part	
Argent chlorure [71].			
Arsacétine.	10 p. 100	Eau acidifiée [72]	
Arsénobenzol (salvarsan, 606).			Voir page 320.

	TITRE COURANT	EXCIPIENT	REMARQUES
Néo-arsénobenzol (néo-salvarsan, 914).			Voir page 327.
Calomel colloïdal.			
Camphre et caféine (CLARET).		Eau alcoolisée glycérinée [73]	
Camphre et éther.	10 gr. et 20 cc. p. 100 cc.	Huile d'olive	
Camphre (solution éthérée ou éther camphré.	10 gr. p. 100 cc.	Ether	
Chloroforme.	10 gr. p. 100 cc.	Huile	Verres colorés.
Id.	1 p. 100	Eau	
Cholestérine.	5 p. 100	Huile d'olive	
Colloïdes (métaux et autres corps [74]).			Altérés à 70°-80.
Créosote + aristol.		Huile	
Créosote + iodoforme.	2 et 5 p. 100 cc.	Ether : 50 cc. huile q. s. 100 cc.	
Cryogénine.		Eau	Jaunit à l'air, peu soluble.
Digitaline cristallisée.	0,01 p. 1.000	Eau alcoolisée et glycérine	Soluté du codex dilué à 1 p. 10.
— —	Id.	Huile d'am. douces	On peut aussi ajouter 1 gr. chloroforme.
Ergotinine [75].	0,10 p. 100	Eau	Solution de conservation limitée.
Essence de girofles.			
Essence de térébenthine [76].			Pure ou additionnée de 1 p. 100 gaiacol.
Ether [77].			
Ether iodoformé [78].	10 p. 100 cc.	Ether	
Ether camphré.	10 gr. p. 100 cc.	Ether	
Eucalyptol + gaiacol + iodoforme.	15, 5, 3 p. 100 cc.	Huile	
Europhène.		Huile	
Extrait de bile.		Huile	

	TITRE COURANT	EXCIPIENT	REMARQUES
Ferments divers.			Voir page 313.
Gaiacol + chloroform.	10 et 40 p. 100	Huile	
Gaiacol + iodoforme.	5 et 1 p. 100	Huile	
Gaiacol (phosphite).		Eau	Ampoules colorées et remplies (voir aussi tableau D).
Gaïacyl.		—	On peut aussi filtrer à la bougie.
Galyl.		—	Faire la solution au moment du besoin. Voir page 332.
Glycérophosphate de chaux.	5 p. 100	—	Voir aussi tableau E. Mauvaise formule.
Glycérophosphate de magnésie.	2,5 p. 100	Eau	Voir aussi tableau E.
Huiles (Voir aux principes actifs).			
Huiles bromées.		Huile de sésame	On peut aussi tyndalliser à 70-80°.
Huiles iodées.			On peut ajouter camphre ou gaiacol.
Huile grise (Voir mercure).			
Huiles au calomel, à l'oxyde de Hg, etc. (Id.).			
Hydroxydase. (Eau minérale de Breuil, Puy-de-Dôme).			
Hypochlorites alcalins. (Ex.: solution de Becker[79].			Verres colorés.
Ichthyol.		Eau	
Iodoforme.	5 p. 100	H. d'olive ou d'am. douces, glycérine, éther, etc...).	Id. — On peut ajouter créosote, gaiacol, etc., etc.
Iodoforme + éther.	Voir éther iodoformé		
Lécithine[80].	5 p. 100	Huile d'olive	

	TITRÉ COURANT	EXCIPIENT	REMARQUES
Mercure (métal)[81].			
— (huile grise)[82].	40 p. 100 gr. (en Hg)	Lanoline anhydre, huile de vaseline, etc.	Voir Codex; et p. 238.
— colloïdal (chimique[83].	1 p. 100	Eau	1 cc. = 0,01 Hg colloïdal soit 0,0079 Hg métallique.
Mercure — électrique[84].		Sol. chlorurée isotonique	0,05 Hg p. 100 cc.
Mercure (protochlorure : calomel)[85].	5 p. 100	H. d'olive ou de vaseline ou sirop de sucre.	Ne pas ajouter de cocaïne.
Mercure (protochlorure : précipité blanc.	Id.	Huile de vaseline et lanoline anhydre.	On peut ajouter camphre ou gaiacol 5 p. 100.
Mercure (calomel colloïdal : calomelol).	Id.	Eau	
Mercure (gallate).	10 p. 100	Huile de vaseline	
— (protoiodure).	10 p. 100	H. de vaseline, h. d'olive ou sirop simple.	
— (lactate mercurique).	1 p. 100	Eau	Douloureux; se conserve mal.
Mercure (oxyde jaune).	10 p. 100	H. d'olive ou h. de vaseline.	Douloureux.
— peptonates[86].		Eau	Id.
— phénate.	10 p. 100	Huile de vaseline	
— salicylate basique.	10 p. 100	Id.	
Mercure tannate.	10 p. 100	H. de vaseline, h. d'olive ou sirop de sucre.	
— thymol-acétate.	10 p. 100	Id.	

	TITRE COURANT	EXCIPIENT	REMARQUES
Mercure urate neutre.	10 p. 100	H. de vaseline, h. d'olive ou sirop de sucre.	
— oxycyanure vrai, cacodylate et méthylarsinate.	Voir tableau précédent		
Musc (teinture)[87].			
Naphtol camphré.			
Or (colloïdal).			
— (bromure).	1 p. 100	Eau + Na Br : 2 gr.	
— (chlorure).	Id.	Eau + Na Cl : 2 gr.	
— (chlorure d'or et de sodium).	Id.	Id.	
Or (cyanure).	Id.	Id.	
Orsudan.	2 p. 100	Eau	
Ouabaïne[88].	1/8 de mgr. p. cc.	—	
Oxygène[89].			
Palladium colloïdal.		Eau	
Paraldéhyde.		Eau	
Persulfate de soude.	5 p. 100	Eau	
Platine colloïdal.			
Protargol.		Eau	
Quinine (arsacétate) (ou monoarsacétine).	10 p. 100	Huile d'olive	
Quinine (oléate).		Id.	
Radium insoluble (sulfate)[90].		Liquide isotonique	
Salvarsan et néosalvarsan.	(Voir arsénobenzol)		
Scopolamine (ou hyoscine) bromhydrate.	0,10 p. 100	Eau	
Scopolamine (bromhydrate) + chlte de morphine.	0,10 et 3 p. 100	—	

	TITRE COURANT	EXCIPIENT	REMARQUES
Scopolamine (bromhydrate) + dionine + spartéine.	0,02 ; 0,50 et 2 p. 100	Eau	
Scopolamine + glycérophosphate de soude.	0,01 et 20 gr. p. 100	—	
Sels arsenicaux organiques.	V. page 332		
Sels de bismuth.	— — 336		
Soufre.	1 p. 100	Huile de sésame	
Spermine (ch^{te})	(V. aussi tableau précédent).	Eau	
Sulfure d'allyle.		Huile	
Thisinnamine (formule Michel).	10 gr. et antipyrine 10 gr. p. 100.	Eau tiède à 40°	
Thisinnamine (formule Merck).	Addition de salicylate Na	Eau	Solubilité du composé salicylé dit *fibrolysine*: 15 p. 100.
Thisinnamine (formule Rénon).	2,5 p. 100	Eau	Solution opolescente.
Uranate d'ammoniaque.	(Voir plus haut)		
Terres rares[91].			
Thymol.	Voir acide thymique		

ADDENDA

	TITRE COURANT	EXCIPIENT	REMARQUES
Hélénine.	1 p. 100	Huile	Tynd. à 70°.
Hypophosphite de chaux.	5 p. 100	Eau	Id.
Phénate de soude.	10 p. 100	—	Méthode aseptique, conservation limitée.
Vératrine.	0,10 p. 100	Eau sulfurique	Tynd. à 70°.

NOTES

1. Mentionnons dès le début que de nombreux renseignements, en ce qui concerne les formules sont tirés du Formulaire de Cerbelaud déjà cité précédemment.

Il est bien entendu que par « *Eau* », nous entendons *l'eau distillée pure*, et par *huile*, l'huile purifiée ou lavée et stérile.

2. En dehors de l'usage hypodermique proprement dit, l'huile phéniquée et stérile, à 5 p. 100 par exemple, peut servir à conserver aseptiquement les aiguilles à injection. Au moment de l'emploi, on les sort de l'huile phéniquée, on adapte à la seringue, et on aspire du chloroforme dont on utilise ainsi non seulement le pouvoir dissolvant à l'égard des graisses, mais le pouvoir antimicrobien.

3. La solution aqueuse est la plus altérable. Le cacodylate de gaiacol est d'ailleurs très instable, il ne constitue pas une véritable combinaison. Pour éviter l'action de l'air, il faut employer de l'eau récemment bouillie, et bien remplir les flacons ou ampoules. Le maximum de solubilité dans l'eau est de 4 pour 100 ; dans l'huile, la solubilité est moindre encore ; les formules à 5 et 10 pour 100 données par certains auteurs ne sont guère réalisables dans la pratique ; l'acide cacodylique reste en solution, mais le gaiacol insolubilisé se résout en gouttelettes huileuses qui s'oxydent au contact de l'air contenu dans le récipient ou les ampoules (cf. Bourdet ; *Bull. sc. Pharmacol.* 1911, p. 351).

4. Employer pour favoriser la dissolution : benzoate de soude : 35 p. 100, ou salicylate, ou cinnamate (20 gr.).

5. On a employé l'huile camphrée en injections à très fortes doses : 20, 30, et même 50 cc. par jour, un inconvénient de ces doses massives répétées est la formation de nodosités ou même de véritables abcès. Vinox a préconisé pour éviter cet inconvénient l'emploi d'une *huile éthero-camphrée* plus fluide et mieux résorbable répondant à la formule suivante : *camphre, 1 gr.; éther anesthésique : 1 gr.; huile d'olive purifiée et stérilisée, 10 gr.* — Crouzon a employé cette préparation à la dose quotidienne de 24 cc. pendant 24 jours consécutifs.

6. Les solutions de NaCl le plus fréquemment utilisées sont à 7 ; 7, 5 ; 8 p. 1000 ; en réalité, ces solutions sont hypotoniques ; la formule isotonique serait sensiblement

celle à 9 p. 1000 (9,3). — On sait que l'on reconnaît expérimentalement qu'une solution est isotonique avec le serum sanguin à ce que son point de congélation $\Delta = - 0°56$ (voir page 26). Toutefois la concentration du serum sanguin *en NaCl seul* est comprise entre 7 et 8 p. 1000. — On sait enfin que la loi de RAOULT, applicable seulement aux substances organiques, permet d'obtenir par calcul et connaissant le poids moléculaire d'une substance, la quantité de celle-ci nécessaire pour obtenir la solution isotonique.

7. Nous avons vu que la solution de citrate de soude, à 10 p. 100 par exemple, permettait d'éviter la coagulation du sang, lorsque l'on veut recueillir celui-ci en vue d'une transfusion sanguine. Cette même solution peut être utilisée pour faire bouillir au préalable les instruments (aiguilles, seringues, etc.) qui devront servir à l'opération. Il suffira de remplir la seringue avec la solution citratée au dizième de sa capacité, au moment du prélèvement du sang; on aspirera ensuite la quantité de celui-ci (les 9 dizièmes restant) et l'on obtiendra ainsi du sang contenant un dizième de solution citratée, et renfermant par conséquent un centième de citrate de soude.

8. On associe aussi le glucose de la manière suivante; (Formules FLEIG; isotoniques) :

A : Glucose : 15 à 20 gr.; $CaCl^2$ anhydre : 0,30 à 0,50; glycérophosphate de Na à 50 p. 100 : 0,50 à 0,70; eau distillée qs. 100 cc.

B : Glucose : 10 gr.; CO^3NaH : 3 gr.; eau distillée : qs. 100 cc.

C : Glucose : 3 à 3,50; NaCl anhydre : 0,20 à 0,40; glycérophosphate de Na à 50 p. 100 : 0,40 à 0,60; eau distillée qs. p. 100 cc.

D : Glucose : 1,50; NaBr : 1 gr.; eau distillée : qs. 100 cc.

(Voir aussi plus loin les solutés *diurétiques* de FLEIG.)

9. ENRIQUEZ et GUTTMANN ont injecté dans les veines du pli du coude, *très lentement* (250 à 300 cc. en une heure) des solutions hypertoniques de glucose (à 300 p. 1000) à la dose de 1 litre en 24 heures. Le taux de la glycémie ne dépasse que rarement 3 p. 1000 (seuil au dela duquel le sucre apparaît dans l'urine (CL. BERNARD). Le glucose au fur et à mesure de cette lente pénétration se transforme en glycogène et se fixe plus spécialement dans les cellules hépatiques et dans les muscles. Ces auteurs n'ont constaté chez les malades traités aucun trouble hémolytique.

Citons encore à propos du glucose, la formule du *serum-Rhum* (solution de glucose à 47 p. 1000, alcoolisée avec du rhum (43-50°) à un titre variant de 2 à 12 p. 100) voir thèse de méd. de R. ENGEL (Paris, 1913.)

10. Formule : Peptone iodée à 5 p. 100 : 20 cc.; glycérine à 30° : 5 cc.; eau distillée : qs. 100 cc.

11. Formules : *A*. $HgCl^2$: 1 gr.; KI : 2 gr.; sucre candi blanc : 10 gr.; eau distillée : qs. 100 cc. (Dissoudre le sucre dans l'eau *chaude*; ajouter $HgCl^2$ et KI, laisser refroidir, ajouter l'eau : qs. 100 cc.

B : $HgCl^2$: 0 gr. 05 à 0,10 pour 100 cc. de soluté.

C : $HgCl^2$: 1 gr.; NaCl : 5 gr.; ch. de cocaïne : 0,25; eau distillée : qs. 100 cc. (Cette solution se stérilisera de préférence à 100° seulement.

Il est à remarquer que toutes les solutions de sublimé sont un peu caustiques; elles peuvent aussi, introduites dans le sang, coaguler les albumines.

12. Formules : *A* : HgI^2 : 1 gr.; NaI : 1 gr. 50; solution chlorurée isotonique : qs.
100 cc (BARTHELEMY).

B : HgI^2 : 1 gr. · KI : 1 gr.; phosphate neutre de Na : 2 gr.; eau : qs. 100 cc. (YVON).

13. Pour les solutions *intramusculaires* seulement, on peut ajouter 0 gr. 25 à 0 gr. 50
de chl. de cocaïne, novocaïne ou stovaïne. — Une formule plus diluée est quelquefois employée (en injections intramusculaires et non intraveineuses) : cyanure Hg :
0,03; stovaïne : 0,50; NaCl : 0 gr. 75; eau : qs. 100 cc. — Les solutions de cyanure
de Hg sont employées le plus souvent en injections *intraveineuses* ; elles ne coagulent
pas l'albumine. Il faut éviter les solutions hypotoniques qui pourraient produire des
hémolyses.

14. Ce soluté, neutre au Tournesol, cristallise à une température inférieure à 10°;
il faut chauffer dans l'eau à 40° avant l'injection. Cette formule semble bien être
excellente mais la formule moins concentrée est encore mieux tolérée.

15. Cette formule a été employée quelquefois, exceptionnellement, en injections
intraveineuses ; la solution à 10 grammes précipité souvent; il faut la chauffer vers
40° avant l'injection. Elle n'est pas sans présenter quelques dangers.

16. Ces deux formules sont très douloureuses en raison de leur acidité; on peut les
additionner de novocaïne ou de stovaïne. La formule à 50 p. 100 surtout, trop concentrée, est à rejeter.

17. Sel mal défini ; vérifier si la réaction n'est pas trop acide, car l'injection serait
douloureuse.

18. Mauvaise formule; voir cependant : *Journ. de Pharm. et de Chim.*, 1er juin 1918.

19. Voir JABOIN et BEAUDOIN : *Journ. de Pharm. et de Chim.* ; 1er janvier 1909 et
16 mai 1919. — *Bull. Assoc.* des Docteurs en pharmacie, nov. 1906; D'après CERBE-
LAUD (ouvrage cité, édition 1920).

Il existe deux sortes de médicaments : 1° : *Les médicaments radifères*, dans lesquels le Radium existe *lui-même*, associé à la substance pharmaceutique et produisant constamment de l'irradiation (Notons d'ailleurs que l'émanation maxima n'est
pas atteinte de suite; on peut traduire le phénomène par une courbe qui se termine
lorsque l'équilibre est atteint. L'équilibre sert de base pour faire la mesure adoptée
par le Congrès de Bruxelles).

Les médicaments radifères sont caractérisés par les réactions principales suivantes :
ils impressionnent la plaque photographique; ils déchargent un électroscope sensible.

2° *Les médicaments radioactivés* qui sont obtenus par l'action du radium, et dans
lesquels ce dernier ne joue que le rôle d'adjuvant. Ces produits sont obtenus par
l'action *indirecte* du radium, c'est-à-dire par simple exposition à ses rayons. La
radioactivité de ces composés est temporaire (elle diminue de moitié en quatre
jours).

Il semble que les propriétés de certains médicaments sont exaltées par l'incorpo-
ration du radium ou de ses sels (c'est le cas des sels de quinine (LE PILEUR), de la
théobromine (HUCHARD).

Au point de vue dosage : le *microgramme* ou millième de milligramme est l'unité
de dose pour les sels de radium ; ce dosage est donné par gramme ou par centimètre-
cube de substance.

Un microgramme donne un *microcurie* d'émanation (en équilibre). Le microgramme représente déjà une quantité assez considérable, puisque un vingtième de microgramme donne environ un milligramme minute d'émanation quand l'équilibre est atteint. Les Allemands mesurent la radioactivité en *unité Mache* qui dépend de la capacité de l'électroscope qui sert à mesurer.

Cette unité est faible; il faut plusieurs milliers d'unités Mache pour arriver même au simple microgramme-minute.

On peut stériliser par la chaleur les sels de radium, mais on ne doit les employer que deux ou trois jours après la stérilisation, car celle-ci diminue *temporairement* la radioactivité, et au bout de deux jours environ, ils reviennent à leur état d'équilibre.

Les solutions de bromure de radium s'emploient en injections intramusculaires ou sous-cutanées. On peut y associer divers médicaments tels que : iodoforme, cacodylate de soude, menthol, gaïacol, thiocol, les serums artificiels, etc....

Les remarques ci-dessus s'appliquent, pour la plupart, aux sels de *mésothorium*.

On sait qu'un physicien de Halle : Schmidt démontra peu après la découverte du radium que le *thorium*, métal depuis longtemps connu, possédait des propriétés analogues à celles du radium. Or, le thorium existe dans beaucoup de minerais, dans les sables monazités par exemple. Certains sels de thorium, on le sait, ont été utilisés pour imprégner les manchons des becs à incandescence.

Le Professeur Hahn, de Berlin, a isolé en partant du thorium : le *radiothorium* et le mésothorium. Ce dernier se détruit 300 fois plus vite que le radium, et par conséquent émet, à quantité égale 300 fois plus de rayons que le radium.

Les rayons émis sont des rayons α, β et γ; ces derniers, les seuls qui traversent les enveloppes métalliques, ont été employés contre le cancer (*Journ. de Pharm. et de Chim.,* 16 nov. 1913). Formule de solution injectable : NaCl : 7,50; $CaCl^2$: 0,20; eau : 1000 gr.; bromure de thorium X : N microgrammes (isotonique).

20. Le saccharose a été employé comme antisécréteur et hémostatique. Exemple de formule ; saccharose pur : 5 gr., ch. de stovaïne : trois centigr., eau qs : 10 ou 20 cc. Tyndalliser à cause de la stovaïne (Injections intramusculaires ou intraveineuses) ; Voir : Injections de saccharose dans le traitement de la tuberculose par Lo Monaco (*Maloine*, édit.).

21. On associe aussi parfois le chlorure de magnesium au sulfate : a. a. 25 grammes.

Proposée il y a déjà longtemps (par Lutton (1874), Armaingault) la méthode des injections sous-cutanées de sels purgatifs a été préconisée de nouveau il y a quelques années par A. Robin puis Gaillard, Carnot, Gléxard (Gazette des Hop. 10 mars 1914).

On injecte 1 cc. de solution de SO^4Mg à 25 p. 100, ou 2 à 20 cc. d'une solution au centième.

Cette méthode ne semble applicable à l'heure actuelle qu'à des cas très spéciaux, par exemple quand la voie digestive est inutilisable; elle est d'un effet moins sûr que l'emploi de le voie gastrique. Selon Carnot et Gléxard le SO^4Mg joindrait à une action purgative une action antispasmodique et par suite serait utilisable dans les cas de constipation par contracture spasmodique de l'intestin, tandis que les sels ou glucosides péristaltiques (*SO'Na²*, *extraits de Rhamnées*) permettraient de lutter contre la constipation atonique.

SO'Na² et les infusions de *séné* favoriseraient le péristaltisme du gros intestin (constipation rectale, sigmoïdienne ou colique), tandis que les injections d'extraits de *cascara*, *bourdaine*, *rhubarbe* agiraient sur la constipation de l'intestin grêle.

En Allemagne FROXMÜLLER a employé autrefois les injections sous-cutanées de solutions d'*aloès*.

22. Nous rangerons les divers solutés salins et sérums artificiels (terme impropre) en 4 grands groupes; au point de vue de la stérilisation :

1° Solutions renfermant des *chlorures*, seuls ou additionnés de *sulfates*; ces solutions pourront être stérilisées à l'autoclave à 115° sans difficulté.

2° Solutions renfermant des chlorures, seuls ou additionnés de sulfates, et en outre des *carbonates*; ces solutions pourront-être stérilisées à 115° mais pendant un temps assez court (10 à 15 minutes seulement) ou sinon à 100° seulement.

3° Solutions renfermant (outre les sels précédents) des *phosphates* : ces solutions ne pourront être autoclavées ni même chauffées à 100° qu'en prenant certaines précautions (voir page 202; par exemple : emploi de verres non calcaires; ou : addition d'acide citrique; ou bien encore comme l'a proposé CERBELAUD : remplacement des phosphates par des hypophosphites (qui ont l'avantage de ne pas modifier la réaction du milieu). Dans ce cas toutefois comme il s'agit d'une transformation de la formule, ce remplacement ne devrait s'effectuer qu'après accord avec le médecin.

Si les précautions indiquées ne peuvent être réalisées, on se bornera à effectuer une tyndallisation.

4° Solutions renfermant entre autres sels minéraux des *bicarbonates*; ces solutions seront tyndallisées en vases bien clos et résistants, ou filtrées.

Nous citerons ici des formules des deux premiers groupes.

Premier groupe.

1° *Solution de Hayem* : NaCl : 0,50; sulfate de Na : 1 gr.; eau dist. 100 cc. — *Soluté ou eau physiologique*, ou *eau chlorurée dite isotonique*, dite aussi : *sérum de Hayem* : NaCl : 0,70; eau dist. qs. 100 cc.

Solution chlorurée réellement isotonique : NaCl : 0,90 à 0,93 (Eau dist. qs. 100 cc.) ($\Delta = - 0°56$); employé pour les suspensions colloïdales.

Solution chlorurée hypertonique : NaCl : 2 à 3 gr. NaCl p. 100 cc. (Eau dist. qs.).

Solution de Schwartz : NaCl : 0,6; solution de soude caustique offic. : 1 cinquième de goutte, eau dist. : qs. 100 cc.

Deuxième groupe.

Solution de Cantani : NaCl : 0,40; sous-carb. de Na : 0,30; eau dist. qs. 100 cc.

Solution de Latta : NaCl : 1,50; sous-carb. de Na : 0,05; eau dist. qs. 100 cc.

Solution de Lichtenstein ou Kronecker : NaCl : 0,70; carbonate de soude : 0,01; eau dist. : qs 100 cc.

Solution de Samuel : NaCl : 0,6; carbonate de soude . 0,3; eau dist. : qs. 100 cc.

23. Ces eaux renferment par exemple : NaCl : 0,8; SO⁴Na² : 0,05; SO⁴Mg : 0,10; NaBr : 0,0125; NaI : 0,0025; p. 100 cc. d'eau (isotonique). On a fait des solutions plus concentrées, surtout en NaCl.

24. On emploie aussi comme dissolvant : 1/3 d'eau de laurier-cerise et 2/3 d'eau distillée; et on ajoute parfois également 2 gr. d'acide phénique neige p. 100 cc.

25. Les composés dérivés de la morphine dans lesquels l'hydroxyle phénolique est éthérifié sont assez stables pour être stérilisés par la chaleur, même au dela de 100°.

26. La solution de *stovaïne* (Ch⁴ᵉ) à 0,5 p. 100 est employée pour l'anesthésie générale; cependant pour la rachistovaïnisation, il faut éviter d'employer des solutions susceptibles de précipiter avec les liquides céphalo-rachidiens alcalins; on aura recours par exemple à la formule suivante : stovaïne (Ch⁴ᵉ) : 10 gr.; NaCl : 10 gr.; acide lactique officinal : X gouttes; eau distillée qs. p. 100 cc.

27. Nous citerons ici des formules du groupe *N° 3* indiqué précédemment (voir page 397).

Solution de Bardet : NaCl : 1 gr.; phosphate de soude : 3 gr.; sulfate de soude : 2 gr.; acide phénique neigeux : 0,50; eau dist. qs. 100 cc.

Solution de Chéron : NaCl : 2 gr.; phosphate de soude : 4 gr.; sulfate de soude : 8 gr.; acide phénique neigeux : 1 gr.; eau dist. qs. 100 cc.

Solution de Crocq : Phosphate de soude : 2 gr.; eau dist. qs. 100 cc.

Solution de Dujardin-Beaumetz : Carbonate de soude; sulfate de potasse; sulfate de soude : aa 0,10; phosphate de soude : 0,05; NaCl : 0,31; eau dist. qs. 100 cc.

Solution de Hérard : Chlorate de soude : 0,05; chlorure de potassium : 0,025; phosphate de soude 0,125; NaCl : 0,450; eau dist. : qs. 100 cc.

Solution de Huchard : NaCl : 5 gr.; phosphate de soude : 10 gr.; sulfate de soude 2 gr. 50; ac. phénique neigeux : 1,50 : eau dist. : qs. 100 cc.

Solution de Luton : Phosphate de soude : 4 gr.; sulfate de soude : 10 gr.; eau dist. : qs. 100 cc.

Solution de Mathieu : Sulfate de soude : 6 gr.; phosphate de soude : 4 gr.; NaCl : 1 gr.; glycérine à 30° : 20 gr.; eau dist. qs : 100 cc.

Solution de Morard : phosphate de soude et phosphate de potasse : aa. 2 gr. 50; NaCl : 2 gr.; sulfate de soude : 10 gr.; eau dist. qs. 100 cc.

Solution de Roussel : Phosphate de soude : 5 gr.; eau dist. qs. 100 cc.

Solution de Sapellier : NaCl : 6 gr.; KCl : 0,50; carbonate de soude : 3 gr. 10; phosphate de soude : 0,45; sulfate de potasse : 0,45; eau dist. qs. : 100 cc.

Solution de Trunececk : Sulfate de soude : 0,44; NaCl : 4,42; phosphate de soude : 0,15; carbonate de soude : 0,21; sulfate de potasse : 0,40; eau dist. : qs. 100 cc.

Le sérum de Trunececk est employé en injections hypodermiques à la dose de 1 ou 2 cc. (5 à 7 cc. au maximum) contre l'hypertension artérielle et l'asthénie des artérioscléreux (Hallion, Merklen, Léopold Lévy).

Solution de Vandevelde : NaCl : 3 gr.; KCl : 3 gr.; carbonate de soude : 2 gr. 50; phosphate de soude : 3 gr.; sulfate de potasse : 2 gr.; eau dist. qs. 100 cc.

Remarque : Les solutions *concentrées* en phosphates seront de préférence *tyndallisées* seulement.

28. *Formule Parke-Davis* : Adrénaline, 0,10 ; NaCl : 0,90 ; HCl à 1 p. 10 : XV gouttes ; chlorétone : 0,50 ; eau dist. qs. 100 cc.

Formule française : Adrénaline : 0,10 ; ac. citrique et ac. borique : aa. 0,10 ; NaCl : 0,90 ; eau dist. qs. : 100 cc. ou : adrénaline : 0,10 ; HCl dilué à 1 p. 10 : 1 gr. ; sol. chlorurée à 0,9 p. 100 : qs. 100 cc. — Opérer en l'absence d'air, c'est-à-dire avec de l'eau récemment bouillie et en remplissant bien les ampoules ou récipients. Il résulte des expériences du *Prof. Richaud* (*Journ. de Pharm., et de Chim.* : (7, XXVI, p. 81, 1922) que l'adrénaline *racémique* quand on l'emploie à doses très faibles, voisines du centième de milligramme, a un pouvoir hypertensif un peu inférieur à celui de l'adrénaline *gauche*. La différence d'activité n'est pas constante, elle se maintient le plus souvent entre 10 et 15 p. 100.

Cette différence d'activité semble s'effacer au fur et à mesure que s'élève la dose administrée, et dès qu'on atteint la dose de 4 à 5 centièmes de mgr., les deux isomères produisent sensiblement les même effets.

Les doses thérapeutiques habituelles (par la voie veineuse) oscillant précisément entre 1/25 et 1/10 de mgr. il n'y a aucun inconvénient dans la pratique à faire usage d'adrénaline *racémique*.

29. On peut ajouter une très petite proportion d'acide (V gouttes d'ac. acétique à 8° par exemple p. 100 cc.).

30. On emploie aussi quelquefois l'huile de vaseline.

31. On peut aussi ajouter de l'acide phénique neige.

32. Pour éviter cette coloration, on peut employer la formule donnée p. 230 et tyndalliser seulement.

33. *Formules* : A : Caféine : 0,10 ou 0,40 dans eau glucosée à 4 p. 100 : 100 cc.
      (isotonique).
      B : Théobromine : 0,20 ; phosphate de soude : 0,80, même dissol-
      vant.
      C : Diurétine : 0,40 dans le même dissolvant ou dans des solutés
      hypertoniques (glucose : 24 p. 100).

34. La plupart des solutions de sels ferriques (lactate, tartrate de fer et de potasse, glycérophosphate, etc...), doivent être conservées dans des fioles jaunes ; il faut aussi renouveler fréquemment les solutions.

35. Les associations du glycérophosphate de soude avec le cacodylate de soude et le sulfate de strychnine peuvent à la rigueur être stérilisées à 100° ; mais *avec certaines précautions* : nous les rangerons de préférence dans le tableau suivant (Tyndallisation). Formule souvent prescrite : cacodylate de soude : 0,50 ; sulfate de strychnine : un, deux ou trois centigrammes ; glycérophosphate de Na : 2 gr. ; eau dist. qs. : 10 cc. (voir pages 342, 343).

36. Pour augmenter la pression sanguine après des hémorragies, on a utilisé des solutions de gomme arabique dans le liquide de Locke ; on doit employer ces solutions le plus vite possible après leur préparation (*Journ. de Pharm. et de Chim.*, 7, XVI, 3, 84).

37. Sans sels de chaux. — Avec un sel imparfaitement pur : tyndalliser seulement.

38. L'huile lécithinée s'emploie en injections intramusculaires ou sous-cutanées; en cas de trouble, chauffer légèrement au moment de l'emploi.

39. Formules Delépine :

	Isotonique	*Hypertonique*
HgCl^2	0,589	0,589
NaCl	0,496	2,246
Benzoate Na	0,704	0,704
Eau dist.	Qs. 100 cc.	Qs. 100 cc.

On ajoute parfois aux solutions de benzoate de Hg : 0,25 à 0,30 pour 100 *au maximum* de sels anesthésiques, cocaïne, stovaïne ou novocaïne); mais il faut alors employer nécessairement le soluté hypertonique. Quelquefois aussi on associe le cacodylate de soude.

On a employé également les formules avec excipient sucré : benzoate de Hg : 1 gr., NaCl : 1 gr., soluté isotonique saccharosé : qs. 100 cc. (on mettra 2 gr. NaCl au lieu de 1 gr. si on ajoute un anesthésique (novocaïne par exemple). Les formules en milieu salé hypertonique sont assez bien tolérées (les solutés à 2 p. 100 légèrement mieux que celles à 1 p. 100) Les diverses formules de solutions de benzoate de mercure avec anesthésique se préparent ainsi qu'il suit : On fait dissoudre NaCl dans l'eau, on divise le soluté obtenu en deux parties égales. Dans la première, on fait dissoudre l'anesthésique, dans la seconde le benzoate de Hg; on verse la solution n° 1 dans la solution n° 2, en agitant sans cesse; après repos, on filtre.

40. Formule (A) HgCl^2, 1 gr. ; eau dist. qs. 50 cc.
—   (B) Chorhyd. de quinine et d'urée : 1 gr ; eau dist. qs. 50 cc.
Mélanger A et B; faire bouillir et filtrer.

41. Obtenu par combinaison d'oxyde jaune de Hg. et de phénol di sulfonate de Na.
42. Comme dans le cyanure, Hg existe dans ce composé à l'état dissimulé.
43. *Formule* : Morphine (base) 1 gr.; ac. oléique pur : 3 gr.; d'huile d'olive : qs. 100 cc.
44. Faire dissoudre à chaud, en ajoutant au besoin 1 goutte de HCl à 1 p. 10.
45. Quelquefois, on associe au nitrite de soude. *l'extrait de gui* : 3 p. 100, et on emploie de l'eau glycérinée (15 gr. pour 100 cc.); on tyndallise de préférence vers 60°

46. *Formules* : 1 (Reclus) : Ch. novocaïne : 0,30; sol. d'adrénaline à 1 p. 1000 : XV gouttes; eau dist. qs. pour 60 cc.

2 : A Ch. novocaïne : 1 gr	0,25 à 0,50
NaCl 0,90	0.80
B Sol. adrénaline au millième 3 ou 5 gr	2,50
Eau dist. stéril. qs. 100 cc	qs. 100 cc.

On verra plus haut les formules de solution d'adrénaline à 1 p. 1000. On aura avantage à ajouter 0,30 à 0,45 de HCl liquide pur, par litre, pour assurer la conservation.

47. *Formules* : Pour les formules : voir le tableau précédent (B).

48. Pour les injections intraveineuses, on emploiera comme dissolvant l'eau chlorurée à 9 p. 1000.

49. Borate de soude crist. : 33 gr. 33; glycérine neutre à 30° : 33 gr. 33; eau distillée bouillante qs. 100 cc.

50. On peut ajouter uréthane : 10 gr. pour 100 cc. — Les ampoules dites *davoliennes* sont dosées à 0,005 ou 0,01 de principe actif.

51. On peut ajouter NaCl : 8 p. 100; et chlorhydrate de cocaïne : 2 h. 100.

52. Une solution renfermant par cc. : 0 gr. 06 benzoate de Na et 0,006 benzoate de Mg, est stérilisable à 100° sans trouble ni changement de réaction dans les bons verres.

53. Il faut s'arrêter à l'opalescence; on risque sans cela d'introduire un trop grand excès d'acide qui rendrait l'injection intolérable; on filtre, et on ajoute souvent un peu de ch. de cocaïne.

54. Formule souvent adoptée : glycérophosphate de soude *neutre* à 50 p. 100 : 20 gr.; cacodylate de strychnine : 0,05; eau dist. ou eau glycérinée (à 10 p. 100) : qs. 100 cc.

55. Formule A : Cyanure Hg : 1 gr.   Hectine : 10 gr.   Eau qs. 100 cc.
      B : Cyanure Hg : 1,50   Hectine : 20 gr.   Eau qs. 100 cc.
           On peut ajouter novocaïne : 0,50

56. *Formules* : HgI^2 : 0,40 p. 100 cc. huile d'olive lavée (PANAS).
      HgI^2 : 0,50 p. 100 cc. huile d'olive lavée, et gaiacol : 3 gr. (BAZIN).
      HgI^2 : 1 gr.; huile de ricin : 25 gr.; huile d'olive lavée qs. 100 cc.
           (l'huile de ricin, par suite de sa solubilité dans l'alcool,
           n'est pas *lavée*).
      HgI^2 : 1 gr.; huile de noix lavée qs. 100 cc.
      HgI^2 : 1 gr.; huile d'œillette à 40 p. 100 d'iode : 60 gr. et huile d'œillette lavée qs. 100 cc. (LAFAY).

57. L'oxycyanure mercurique est d'un maniement dangereux; des explosions avec production de gaz toxiques peuvent parfois se produire; on doit éviter la trituration au mortier (d'après E. *Merck*). Pharm. Ztg.; 1922, p. 284.

58. *Formule* : Quinine (base) 10 gr.; ac. oléique : 30 gr.; huile d'olive stérilisée qs. 100 cc.

59. Nous citerons ici les formules du groupe 4 (voir page 397) :
Solution de Calvagni : NaCl : 0,75; bicarb. de soude : 0,50; eau dist. qs. 100 cc.
Solution de Locke n° 1 : NaCl : 0,600; KCl : 0,040; $CaCl^2$: 0,026; bicarb. de chaux : 0,003; eau dist. qs. 100 cc.
Solution de Locke n° 2 : NaCl : 0,90; KCl : 0,0075; $CaCl^2$: 0,01; bicarb. de soude : 0,01; glucose : 0,10; eau dist. qs. 100 cc. et oxygène à saturation.
Solution de Locke modifiée par Carrel : NaCl : 0,65; KCl : 0,03; $CaCl^2$; 0,10; bicarb. de soude : 0,05; glucose : 0,15; eau dist. qs. 100 cc.
Solution de Ringer : NaCl : 0,600; KCl : 0,0075; $CaCl^2$: 0,010; bicarb. de soude : 0,010; eau dist. qs. 100 cc.
Solution de Ringer modifiée par Netter : NaCl : 0,70; KCl : 0,03; bicarb. de soude : 0,02; eau dist. qs. 100 cc.
Solution de Sydmann : NaCl : 0,60; bicarb. de soude : 1 gr.; eau dist. qs. 100 cc.

Solution de Schiassi : NaCl : 0,65; KCl : 0,03: CaCl² fondu : 0,10: bicarb. de soude: 0,05; glucose : 0,15; eau dist. qs. 100 cc.

Solution de Schiess : NaCl : 7 gr.; bicarb. de soude : 5 gr.; eau dist. qs. 100 cc.

La multiplicité des formules est expliquée par le but suivant : remplacer les anciens solutés dits *physiologiques*, riches en NaCl et qui peuvent compromettre le fonctionnement normal des tissus, puisque le sodium appauvrit les cellules et surtout celles du système nerveux en potassium et en calcium (voir *Semaine Médicale*, 10 Déc. 1913, p. 589).

60. *Formule :* NaCl : 0,65: KCl : 0,03; CaCl² fondu : 0,02; SO⁴Mg : 0,03; CO³NaH : 0, 10; glycérophosphate de Na à 50 p. 100 : 0,20; glucose : 0, 10; eau distillée qs. 100 cc. et oxygène : qs. pour saturer (isotonique).

CERBELAUD fait observer que lorsqu'on fait le vide pour filtrer à la bougie, tout l'oxygène est déplacé. Il existe une autre formule à peu près analogue avec du phosphate de soude en plus. Le soluté de Fleig doit être préparé au moment du besoin.

61. L'eau de mer renferme une oxydase qui disparait en quelques heures. La minéralisation varie suivant les régions; celle de la Méditerranée varie de 29 à 40 gr. par litre, celle de l'Atlantique de 32 à 38; l'eau du voisinage des côtes renferme une assez grande quantité de carbonate de chaux. L'eau de mer contient par litre : 25 à 28 gr. de NaCl: 3 à 4 gr. de SO⁴Mg qui lui donnent son amertume ; des traces de bromures, iodures, des sels de chaux, de potassium, lithium ; des sels de métaux rares : cesium, rubidium.

62. Les levures de raisin qui sont acides sont impropres à l'injection: on emploie les levures de bière et même les levures de grain. On prend par exemple des cultures de levure de bière sélectionnées. On vérifie au microscope si les cellules sont nettes et régulières, bien vivantes, ellipsoïdales (les cellules rondes ou irrégulières peuvent être en voie de dégenerescence et renfermer une toxine active (O. BENOIT). On broie les cellules avec du sable lavé, puis calciné, ou avec de la poudre d'émeri ; la masse est pressée à 500 atmosphères. On verse un peu d'eau sur le résidu ; on le comprime une seconde fois. Le suc de presse est étendu de 9 fois son volume d'eau chlorurée isotonique (à 0,9 p. 100) et filtré à la bougie stérilisée.

Les levures renferment des *nucléines* (quelques solutés de levures injectables ne sont même que des solutions alcalines de nucléine de levure et sont souvent très douloureux à l'injection); de l'*alcoolase*, une *oxydase*, une *catalase*, un *ferment glycolytique*, de l'*invertine*, etc... On peut vérifier le pouvoir zymotique par la méthode de BUCHNER.

Les solutions sont altérées en quelques heures.

63. Lessive de soude : qs. pour dissoudre; on peut ajouter : acide phénique : 0,50 p. 100.

64. On peut ajouter camphre : 5 grammes.

65. Éviter de filtrer, car il y a incompatibilité avec les substances organiques des filtres. On emploie l'acide chromique contre les morsures de vipère.

66. Alcool : 5 gr.; huile de sésame : qs. 100 cc.

67. On peut ajouter du gaïacol.

68. On peut ajouter : chloroforme 20 cc. pour cc. de mélange.

69. Pour titrer : verser dans 100 cc. de solution d'electrargol : 10 cc. NO³H (Den-

sité : 1,39), puis dans le liquide décoloré ajouter 1 cc. de solution d'alun de fer et d'ammoniaque. Titrer avec une solution décinormale de AzH⁴CyS jusqu'à coloration rose. N cc. × 0,0108 = poids d'argent. Même technique pour le collargol, mais porter le mélange avec l'acide nitrique à l'ébullition, pour dissoudre l'argent, laisser refroidir, et opérer ensuite comme ci-dessus.

70. *Isotonie différée* : mélanger 10 volumes de suspension colloïdale avec 1 volume de solution hypertonique de NaCl à 90 gr. p. 1000 (procédé applicable à tous les colloïdes électriques).

71. Ajouter hyposulfite de Na : 0,30.

72. Environ 5 cc. HCl à 1 p. 10.

73. Stériliser à part la solution de caféine et la glycérine, mélanger ; ajouter l'alcool camphré qs.

Formule (A) : caféine et salicylate de soude aa 5 gr. ; eau distillée qs. 20 cc.
— (B) : glycérine neutre à 30° : 55 cc.
— (C) : alcool camphré à 1 p. 10 : 25 cc. En injections intramusculaires (douloureuses).

74. Salon BARDET (*Les nouveaux remèdes*) il y aurait des différences notables entre les solutions de colloïdes électriques et les solutions de colloïdes chimiques (ex. : collargol). Ce dernier se rapprocherait des sels d'argent solubles et dans tous les cas, représenterait une combinaison argentique très différente de l'argent colloïdal électrique.

75. *Formule* : ergotinine : 0,01 ; acide lactique : 0 gr. 015 ; eau de laurier cerise : 2 gr. ; eau dist. stérile : qs. 10 cc. (Formulaire hopitaux militaires), dans un verre de montre, pulv. *finement* l'ergotinine avec une baguette de verre, puis délayez à froid avec l'acide lactique jusqu'à ce que vous ayez obtenu une solution sirupeuse *limpide sans trace blanchâtre*, ajoutez l'eau de laurier cerise, puis l'eau dist.

76. Pour abcès de fixation.

77. Pour l'anesthésie générale on a employé en injections intraveineuses une solution d'éther anesthésique à 5 p. 100 dans le soluté de NaCl à 9 p. 1.000 On injecte 50 cc. par minute, l'anesthésie complète s'obtient en 7 à 8 minutes environ.

78. Formule avec huile : Iodoforme : 5 gr. ; éther : 40 cc. ; huile d'olive qs. 100 cc.

79. Formules : A Potasse caustique pure : 0,50 ⎫
Soude — — : 0,40 ⎬ faire passer un courant de
Eau dist. bouillie qs. : 100 cc. ⎭ chlore gazeux lavé.

B Hypochlorite de Na ⎫
— — K ⎬ aa. 5 gr.
— — Li ⎭
Méthylarsinate de Na
Eau distillée. qs. 100 cc.

On emploie la liqueur de Labarraque (Na), la liqueur de Javel (K) ; ces solutions doivent titrer 2 degrés chlorométriques. On mélange les solutions d'hypochlorites, on fait dissoudre l'arrhénal dans 70 gr. d'eau environ ; on mélange et on complète avec eau distillée à 100 cc. — Selon Cerbelaud, on peut tyndalliser à 80° les hypochlorites alcalins ou alcalino-terreux.

80. Chauffer à 45° l'huile stérilisée dans un mortier flambé; dissoudre lentement par trituration la lécithine dans l'huile stérilisée; chauffer à 45°. On peut aussi ajouter 5 gr. d'ac. oléique dans 100 cc. et employer de l'huile d'amandes douces.

81. E. Richter. (Voir *Journ. Pharm. et Chim.*; 7, II, p. 443, 1910) a signalé les injections de Hg métallique : 0 cc. 5 (soit environ six centigrammes) dans le courant circulatoire ou les muscles fessiers; ces injections ne provoqueraient ni induration, ni douleur.

82. Les huiles grises faites avec l'huile d'olive sont moins bien tolérées à l'injection. On a fait aussi des huiles grises à d'autres titres, mais elles doivent être remplacées par la formule à 40 p. 100 *en volume* du Codex (pour éviter les confusions avec les huiles titrées *en poids*, car les excipients employés ne peuvent être absolument identiques et varient plus ou moins qualitativement et quantitativement suivant les fabricants). Citons cependant l'huile à 10 p. 100 de Hg qui convient pour les *ampoules* de 1 cc.; la formule est la suivante, Hg stérilisé à 150° : 10 gr., teinture éthérée de benjoin au cinquième: 5 gr.; gaiacol : 5 gr.; camphre : 5 gr.; vaseline : 20 gr., huile de vaseline stérilisée : qs. 100 cc.

83. Triturer au mortier avec un peu d'eau d'abord, puis compléter le volume de 100 cc.

84. Voir préparation électrique des solutions de Hg colloïdal par A. Charpentier et Th. Guilloz (Ext. *de Union Pharm.* d'après *C. R. Soc. Biologie*). Ces auteurs ont obtenu rapidement de grandes quantités de solution colloïdale présentant de la stabilité en opérant de la manière suivante :

Un flacon renversé V de 1 litre et demi à deux litres, dont le fond a été sectionné, reçoit par son goulot un tube de verre épais de 5 millimètres de diamètre intérieur, relié par l'intermédiaire d'un tube de caoutchouc sur lequel se trouve une poire P, à un entonnoir E placé latéralement.

On verse du Hg dans le système, soit par l'entonnoir E, soit par le vase V, puis on place l'entonnoir à une hauteur telle que le Hg étant au niveau de l'orifice du tube dans le vase V, il vienne un peu plus bas dans le tube, à 3 ou 4 millimètres de son extrémité. On forme ainsi une interruption dans la continuité du Hg. Le vase V est rempli presque complétement d'eau distillée, recouvert d'une cuvette renversée pour empêcher les projections qui se produisent parfois violentes dans la préparation. Des électrodes de fer plongent dans le Hg des vases V et E et sont connectées avec les pôles par l'intermédiaire d'un interrupteur et d'un rhéostat. On obtient une bonne marche, pas trop brutale, en employant des courants de 80 à 120 volts, avec une faible résistance ou sans résistance interposée dans le circuit.

En exerçant une pulsation sur la poire P, on produit un court-circuit Hg-Hg qui donne un arc, et les oscillations qui se produisent sous l'influence de cette déflagration entretiennent les courts-circuits et ruptures successives, un certain nombre de fois suivant le réglage de l'appareil. On peut, par exemple, obtenir de ces déflagrations pendant une demi-minute sans toucher à la poire. Au bout de quelques instants, on peut considérer l'opération comme terminée, le liquide est syphoné, puis, après être resté un peu au repos, décanté et filtré. On obtient ainsi un liquide très légèrement opalescent, présentant un léger dichroïsme, et qui, examiné à l'ultramicroscope, montre les mouvements des particules en suspension colloïdale. Evaporé il laisse un résidu sec de 1 p. 8000 à 1 p. 4000 en poids présentant les caractères des sels de Hg et cela après plusieurs mois de préparation. Les injections sous-cutanées sont indolores. les injections intra-veineuses n'ont pas été pratiquées.

85. *Formule* : Calomel : 5 gr.; camphre : 2gr. 50; gaïacol : 2 gr. 50; vaseline pure : 42 gr.; huile de vaseline qs. 100 cc. — On peut aussi remplacer vaseline et huile de vaseline par 22 gr. de lanoline anhydre et qs. d'huile d'olive purifiée pour 100 cc.

86. *Formules* : YVON (ou Codex 1908), PETIT, DELPECH, etc...

87. *Formule* : Teinture de musc à 1 p. 10 : 2 gr. 50, eau distillée : qs. 100 cc.

88. Pour la bibliographie de *l'ouabaïne* voir notamment : RICHAUD (*Journ. de Pharm. et de chim.*; 1er sept. 1921) et communication *Acad. Méd.*; 12 avril 1921. — TIFFENEAU (*Bull. Sc. Pharm.* 1922); et enfin l'article de mise au point de DESESQUELLE (*Bull. Méd.* 1er juillet 1922, p. 5a0). — L'ouabaïne, peu soluble dans l'eau (1 p. 150 à 8°) est très soluble dans l'eau chaude, et les dissolutions ainsi obtenues ont une grande tendance à la sursaturation. Le meilleur dissolvant serait l'alcool moyennement concentré (100 p. d'alcool à 85° dissolvent à 11° : 3,7 d'ouabaïne). Non toxique par la voie stomacale, toxique par la voie sous-cutanée ou intraveineuse, celle-ci étant d'ailleurs la plus efficace. Les doses indiquées par VAQUEZ et LUTEMBACHER (1/4 puis 1/2 milligr. dans 1 cc. d'eau) ont été trouvées un peu fortes par certains auteurs (DANIELOPOLU, RIBIERRE, GINOUX) qui recommandent comme dose journalière : 1 huitième de milligr. seulement pendant 8 ou 10 jours au plus, pour éviter l'accumulation. L'injection doit être introduite *dans les veines* bien exactement, car son contact avec le tissu cellulaire avoisinnant provoquerait des réactions douloureuses. D'autres auteurs ont conseillé aussi de commencer par des injections intramusculaires, moins toxiques, mais plus douloureuses à moins de mélanger un volume de solution glucosée à 10 p. 100 et cocaïnée, et un volume de solution d'ouabaïne (R. LEGRAND).

89. JULES RICHARD, constructeur, a imaginé sur les conseils du Dr BAYEUX un oxygénateur très pratique pour effectuer les injections d'oxygène dans le tissu sous-cutané. Cet appareil se compose d'un tube métallique en acier fondu argenté, de forme allongée, et pouvant contenir 15 litres de gaz. Ce récipient peut se fixer sur l'oxygénateur, lequel est essentiellement formé d'un *détendeur*. Deux réducteurs de pression amènent le gaz à une tension minime constante et l'écoulement se fait par un robinet qui permet de distribuer l'oxygène à 10 cc. par minute, ou bien à 20, à 30 (ou peut aller dans certains cas chirurgicaux jusqu'à 500 et même 1000 cc. — Un manomètre renseigne avec précision sur la marche de l'insufflation et indique la pression que rencontre le gaz dans les tissus ou les cavités organiques. Une aiguille de platine qui se place automatiquement à 45° complète l'appareil.

On fait des injections sous-cutanées à la cuisse (partie médiane externe) ou à la paroi abdominale. On peut aussi plus simplement utiliser un ballon de caoutchouc, l'oxygène, ayant barboté dans l'eau de chaux, passe dans un tube de verre à boule contenant du coton hydrophile (le tout stérile). On a pratiqué aussi, mais elles offrent d'assez grands dangers, des injections intraveineuses.

90. Préconisé par DOMINICI, FAURE BEAULIEU, PETIT (*C. R. Ac. Sc.* mai 1903 et mars 1910). *Soc. Biol.* (janv. 1910) pour obtenir une action plus prolongée du corps radio-actif par action lente d'une réserve insoluble injectée dans l'organisme, dégageant de l'émanation dans le milieu sanguin et dans toute l'économie. Le sulfate de radium est obtenu par précipitation directe dans un soluté isotonique. Il est neutre, les particules très fines, ne se voient qu'au microscope.

91. Formule de la *Pelospanine C* (nom déposé) : sulfate de Didyme : 0,004; lipoïdes colloïdaux : 0,008; eau distillée : qs. 1 cc.

Remarque : Pour les substances non citées dans cette table, consulter l'index alphabétique des noms et des matières.

INDEX ALPHABÉTIQUE

TABLE DES NOMS D'AUTEURS

TABLE DES MATIÈRES

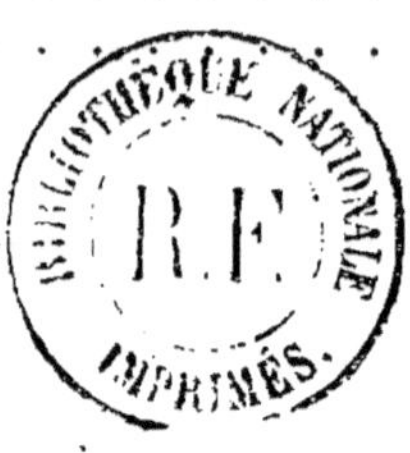

FIN.

LA ROCHE-SUR-YON. — IMPRIMERIE CENTRALE DE L'OUEST